FLUOROSCOPY REDUCTION TECHNIQUES
for Catheter Ablation of Cardiac Arrhythmias

心律失常的零 X 线或极低 X 线导管消融治疗

U0370311

FLUOROSCOPY REDUCTION TECHNIQUES
for Catheter Ablation of Cardiac Arrhythmias

心律失常的零 X 线或极低 X 线导管消融治疗

原　著　MANSOUR RAZMINIA
　　　　PAUL C. ZEI

主　译　段江波　吴寸草　何金山

主　审　李学斌

审校人员名单
　　　　张海澄　王　龙　李　鼎
　　　　王立群　苑翠珍　昃　峰
　　　　周　旭　杨　丹　周晶亮

北京大学医学出版社

XINLÜSHICHANG DE LING X XIAN HUO JIDI X XIAN DAOGUAN XIAORONG ZHILIAO

图书在版编目（CIP）数据

心律失常的零 X 线或极低 X 线导管消融治疗 /（美）曼
苏尔·雷兹米尼尔（Mansour Razminia），（美）保罗·
兹（Paul C. Zei）原著；段江波，吴寸草，何金山主译
. —北京：北京大学医学出版社，2020.11
书名原文：Fluoroscopy Reduction Techniques for
Catheter Ablation of Cardiac Arrhythmias
ISBN 978-7-5659-2281-7

Ⅰ. ①心⋯ Ⅱ. ①曼⋯ ②保⋯ ③段⋯ ④吴⋯ ⑤何
⋯ Ⅲ. ①心律失常－导管治疗 Ⅳ. ① R541.705

中国版本图书馆 CIP 数据核字（2020）第 202642 号

北京市版权局著作权合同登记号：图字：01-2020-3587

心律失常的零 X 线或极低 X 线导管消融治疗

主　　译：段江波　吴寸草　何金山
出版发行：北京大学医学出版社
地　　址：（100083）北京市海淀区学院路 38 号　北京大学医学部院内
电　　话：发行部 010-82802230；图书邮购 010-82802495
网　　址：http://www.pumpress.com.cn
E-mail：booksale@bjmu.edu.cn
印　　刷：北京金康利印刷有限公司
经　　销：新华书店
责任编辑：高　瑾　　责任校对：靳新强　　责任印制：李　啸
开　　本：889mm×1194mm　1/16　印张：13.5　字数：342 千字
版　　次：2020 年 12 月第 1 版　2020 年 12 月第 1 次印刷
书　　号：ISBN 978-7-5659-2281-7
定　　价：140.00 元

版权所有，违者必究
（凡属质量问题请与本社发行部联系退换）

原著名单

主编

Mansour Razminia, MD
Director, Cardiac Electrophysiology, Amita St. Joseph
Hospital, Elgin, Illinois

Paul C. Zei, MD, PhD
Director, Comprehensive Atrial Fibrillation
Program, Cardiac Arrhythmia Service, Brigham and
Women's Hospital, Harvard Medical School,
Boston, Massachusetts

编者

Amin Al-Ahmad, MD, FACC, FHRS, CCDS
Cardiac Electrophysiologist, Texas Cardiac Arrhythmia
Institute, St. David's Medical Center, Austin, Texas

Dan Alyesh, MD, FACC
Electrophysiology Section, South Denver Cardiology,
Littleton, Colorado

Martin Borlich, MD
Department of Cardiology, Heart Center, Segeberger
Kliniken; Academic Teaching Hospital of the
Universities of Kiel, Lübeck and Hamburg,
Bad Segeberg, Germany

Kristen Breedlove, MPAS, PA-C
Physician Assistant, Heart Center at Akron Children's
Hospital, Akron, Ohio

Jim W. Cheung, MD, FACC, FHRS
Division of Cardiology, Associate Professor of Medicine,
Weill Cornell Medicine—New York Presbyterian
Hospital, New York, New York

John Clark, MD
Director, Arrhythmia Center, The Heart Center at
Akron Children's Hospital, Akron, Ohio

Nicholas J. Costa, MD
Cardiac Electrophysiology, Weill Cornell Medicine—
New York Presbyterian Hospital, New York, New York

Hany Demo, MD, FACC, FHRS
Director of Cardiac Electrophysiology, Swedish
Covenant Hospital, Chicago, Illinois

Oliver D'Silva, MD
Cardiac Electrophysiology, Advocate Illinois Masonic
Medical Center, Chicago, Illinois

Jason T. Engel, CVT
Texas Cardiac Arrhythmia Institute, St. David's Medical
Center, Austin, Texas

John D. Ferguson, MBChB, MD, FACC, FHRS
Associate Professor, Cardiovascular Medicine,
University of Virginia, Department of Medicine,
Charlottesville, Virginia

Carola Gianni, MD
Texas Cardiac Arrhythmia Institute, St. David's Medical
Center, Austin, Texas;

Rodney P. Horton, MD
Texas Cardiac Arrhythmia Institute, St. David's Medical
Center, Austin, Texas

Christopher I. Jones, MD
The University of Chicago Medicine,
Center for Arrhythmia Care, Heart and
Vascular Center, Pritzker School of Medicine,
Chicago, Illinois

Ian H. Law, MD, FACC, FHRS
Department of Pediatrics, Division of Pediatric
Cardiology, University of Iowa Stead Family Children's
Hospital, Iowa City, Iowa

Raman L. Mitra, MD, PhD, FACC, FHRS
Medical Director, Cardiology, Beacon Advanced
Cardiovascular Specialists-South Bend, Beacon Health
System, South Bend, Indiana

Carlos Monreal, CVT
Texas Cardiac Arrhythmia Institute, St. David's Medical
Center, Austin, Texas

Gustavo X. Morales, MD
Cardiac Electrophysiology, Grandview Medical Center,
Birmingham, Alabama

Andrea Natale, MD, FACC, FHRS, FESC
Texas Cardiac Arrhythmia Institute, St. David's Medical
Center, Austin, Texas; Interventional Electrophysiology,
Scripps Clinic, La Jolla, California; Electrophysiology,
Los Robles Cardiac and Cardiovascular Center,
Thousand Oaks, California; Department of Internal
Medicine, Dell Medical School, Austin, Texas

José Osorio, MD
Director, Cardiac Electrophysiology, Grandview Medical
Center, Birmingham, Alabama

Clayton Robison, CVT
Texas Cardiac Arrhythmia Institute, St. David's Medical
Center, Austin, Texas

Zachary J. Rosenblatt, CVT
Arrhythmia Services, California Pacific Medical Center,
San Francisco, California

José Mauricio Sánchez, MD, FHRS, FACC
Cardiac Electrophysiology, The Heart Health Center,
St. Luke's Hospital, St. Louis, Missouri

Saurabh Shah, MD, FHRS
Cardiac Electrophysiology, Advocate Illinois Masonic
Medical Center, Chicago, Illinois

Robin Singh, MD
Cardiac Electrophysiology, Harvard Medical School,
Brigham and Women's Hospital, Boston, Massachusetts

Philipp Sommer, MD, FHRS, FESC, FEHRA
Department of Electrophysiology, Heart and Diabetes
Center NRW, University Hospital of Ruhr University
Bochum, Bad Oeynhausen, Germany

Sri Sundaram, MD, FHRS
Electrophysiolgy Section, South Denver Cardiology,
Littleton, Colorado

Amit Thosani, MD, FHRS
Director, Cardiac Electrophysiology, Allegheny
General Hospital, Allegheny Health Network,
Pittsburgh, Pennsylvania

Roderick Tung, MD, FACC, FHRS
Associate Professor of Medicine; Director, Cardiac
Electrophysiology & EP Laboratories, The University of
Chicago Medicine Center for Arrhythmia Care—Heart
and Vascular Center, Chicago, Illinois

Nicholas H. Von Bergen, MD
Department of Pediatrics, Division of Pediatric
Cardiology, The University of Wisconsin School of
Medicine and Public Health, Madison, Wisconsin

Theodore Wang, MD
Cardiac Electrophysiology, Advocate Illinois Masonic
Medical Center, Chicago, Illinois

Cameron Willoughby, DO
Department of Electrophysiology, Electrophysiology
Director, McLaren Macomb Medical Center,
Mount Clemens, Michigan

原著致谢

感谢我的父母，我的妻子 Saraya，我的孩子 Hana 和 Daniel，没有你们的爱和支持，我什么都不可能做成。

感谢我的导师、我最真挚的朋友——Dr. Richard F. Keboe，他不仅教给了我心脏电生理知识，还让我成为一个更优秀的人。

——Mansour Razminia

没有我的爱人 Eva，我的女儿 Clementine 和 Violet 的爱与支持，这本书和我其他的工作都不可能完成。感谢我的父母为我生命中的成功创造的每一次机遇。同时，我向 Bill Stevenson 致以最崇高的敬意，他始终激励我，做一名合格的电生理专家，做一个绅士。

——Paul C. Zei

中文版序

时刚入秋，我的三位高足段江波、吴寸草、何金山就将他们的新译作《心律失常的零 X 线或极低 X 线导管消融治疗》的书稿放在我的案头，请审读并作序。

书稿就像初秋第一片金黄色树叶飘落肩头，轻轻地告诉我，秋天的金黄，带着它独有的成熟与多彩斑斓走进了丰收的九月。

翻开书稿的首页，跃入眼帘的是人类史上第一张 X 线片，那是 X 线的发明者伦琴的夫人：Bertha 戴着戒指拍下的手部 X 线片。随后的 1900 年，伦琴因此而荣膺第一届诺贝尔物理学奖，是他将临床医学带进了 X 线的新世纪。

80 年后的 1982 年，Shieman 和 Gallagher 在 X 线机的指引下，分别完成了预激综合征和房室结双径路的射频消融治疗，开创了心律失常消融术治疗的先河，使对人类健康与生命有极大威胁的快速性心律失常的治疗，从几乎"束手无策"的窘态一举变成了根治性治疗。

但科学的道路绝非一马平川，在心律失常消融治疗中，因较多的 X 线暴露会给医生带来一些危害：从粒细胞减少到肿瘤的发生。资料显示，一定量的 X 线暴露可使肿瘤的发生率增加 6 倍。此外，医生为防止射线损伤而穿戴的沉重铅衣，可造成髋关节功能的损害、股骨头坏死等。除医生外，对受治的患者也有很大影响，例如妊娠妇女接受心律失常介入治疗。我还清晰地记得近 30 年前的一件趣事。那是 1991 年 9 月，北京大学人民医院邀请美国伯克利大学的 Micheal Lee 教授来京，与人民医院电生理医生共同完成了国内首例射频消融术。当天做的 2 例消融术分别耗时 8 小时和

6 小时。而术中应用的高级进口 X 线机的球管，也因工作时间过长，机器温度过高而"罢工"。我们只能用冰水给 X 线机的球管进行"物理降温"。而兴致勃勃从国内各地赶来观摩学习的专家也被拖得筋疲力尽，并恐惧地说，X 线 8 小时的曝光，患者是治好了，但长此以往，医生岂不被 X 线"照射而死"。

科学最大的属性就是永不停息地前行。三十年过去了，在临床医生、科学家、工程技术人员的努力下，零 X 线、极低 X 线的导管消融技术这一科学的新命题已得到解决。近年来发明的腔内超声与三维电解剖标测技术的联合使用，极大地提高了电生理医生对消融靶点的解剖及电生理特性的认识与理解，进而能在零 X 线或极低 X 线的前提下完成更为复杂的消融治疗。这对医生和受治患者无疑都是一个极大的福音。

眼下这本将由北京大学医学出版社出版的《心律失常的零 X 线或极低 X 线导管消融治疗》译著犹如一场及时雨，将对推动我国广大的电生理医生学习和应用这些新兴技术起到里程碑式的作用。这也是世界第一本专注于这一课题的巨著。全书五篇中的第一篇为总论，系统介绍了相关新技术及应用的关键。随后四篇为各论，分别介绍了不同心律失常和特殊情况时这些"零 X 线"消融技术的应用。应当强调，本书每个章节都详细阐述了各种心律失常消融术的每个阶段减少 X 线透视的方法，对每种心律失常的解剖特点、不同维系和不同视野的特点都做了翔实描述，进而将电解剖标测系统和先进的腔内超声技术紧密结合在一起，使读者更易掌握和遵循具体的操作流程，提高手术技能。在零 X

线下成功完成各种心律失常的介入治疗。毫无夸张地说，这是一本密切结合临床、图文并茂而阐述简明易懂的教科书、工具书。

在此，我要代表我本人以及本书的广大读者表彰和感谢本书年轻有为的译者。这三位北大医学博士在校读书时，都是勤奋苦学、中英文水平双佳、品学兼优的高材生。毕业留校后在临床工作中又是精益求精，刻苦钻研，并能紧跟专业前沿，学术悟性高，还能为患者踏实服务的临床医生。更让人感到欣慰与骄傲的是，他们在临床繁忙工作之余，仍坚持不懈地探索新理论、新技术。他们以过人的毅力和勇气，成功完成了本书的翻译，用实际行动告慰了已故的心脏电生理学的奠基人 M.E.Josephson 先生。Josephson 生前多次告诫年轻的电生理医生："要做不断探索与追求的心脏电生理学家，而不做名噪一时，行而寡思的射频消融的手术匠"。这也是多年来我对他们的殷切期望。

滴水藏海，一叶知秋。从眼前这片成熟的金秋之叶，我领略了丰硕秋天的别样韵律，这种秋天成熟的大美远远胜过羞涩的春之美，袒露的夏之美和内向的冬之美。

序言结束时，想用一句我十分喜爱的励志之语与各位读者和年轻一代的电生理医生共勉："天道酬勤、地道酬德、人道酬诚"。

郭继鸿

2020 年 11 月 12 日

原著序一

临床心脏电生理医生必须与时俱进，紧跟心律失常诊治领域的科学、技术进展。作为手术专业，技术与工具是临床电生理医生实施治疗成功与否的关键。导管消融技术的进步和发展，提高了电生理医生安全、有效地完成手术的能力。尤其是心腔内超声与三维电解剖标测技术的应用，进一步提高了电生理医生对于消融靶点解剖及电生理特性的理解，进而可以完成更为复杂的手术。

不久之前，大多数消融手术均需在 X 线下完成。通常，手术使用双平面 X 线透视系统，术者在术中根据多角度透视，来判定导管位置并指引其操控，这样患者、术者以及相关医护人员均不可避免地被暴露在高剂量放射线之下。当前，由于相关技术工具的发展，已经可以显著减少患者及医务人员的术中放射线暴露。于患者而言，意味着能够降低放射暴露的风险，如恶性肿瘤、皮肤灼伤；于术者而言，减少放射暴露风险的同时，还能够避免由于长期穿戴沉重的铅衣带来的骨关节受损问题。

为确保最小剂量或零 X 线下手术的安全性及有效性，在相关技术发展的同时，手术流程也在不断地进行优化。曾被认为不可能或不安全的事情，现已可以安全地完成。如今的术者可以通过使用心腔内超声和三维标测系统，来判断导管的位置并指引其操控，以完成最小剂量或零 X 线下的导管消融手术。

本书中，Razminia 教授与 Zei 教授联合数名从业专家，分享了他们在低剂量或零 X 线下，如何安全有效地完成导管消融手术的临床经验。显然，为了患者和我们医护人员的健康着想，每位电生理医生都应当更好地理解、学习如何减少 X 线的技术。

读者将在本书中发现，新技术不仅能够减少 X 线，甚至可以在一些病例中，在保证手术安全、有效的同时，实现完全无 X 线。

对于如何更好地使用零 X 线技术，以提高手术的安全性、有效性，本书具有重要的指导价值，因此，对于每一位电生理医生而言，本书都是一部重要的著作。感谢 Razminia 教授与 Zei 教授为此做出的重要贡献，我相信本书将成为导管消融迈进零 X 线时代最受欢迎的著作。

—Amin Al-Ahmad，MD
Cardiac Electrophysiologist，
Texas Cardiac Arrhythmia Institute，
St. David's Medical Center，
Austin，Texas

原著序二

过去的三十年，心脏电生理学取得了巨大的进展。介入电生理从最初仅能治疗少数的难治性心律失常，到如今已经能够完成大多数心律失常的治疗，包括室上性心动过速、症状性早搏到心房颤动、恶性室性心动过速，甚至一些特定类型的心室颤动等。心脏电生理学的飞速发展，源自临床医生、科学家、工程师的努力工作，他们创造了我们当前的工作方法。其中最为关键的是技术工具日新月异的进展，这使得我们对于心脏解剖，及其与心律失常关系的认识不断地加深。在此期间，X线透视技术作为主要的影像工具起着至关重要的作用，它可以显示电极导管和心律装置电极导线的位置，以及其与心脏解剖的相对位置关系。但众所周知，X线成像存在风险，包括潜在的组织损伤、发生恶性肿瘤的风险，以及因穿戴防护铅衣导致医护人员骨关节损伤的风险。因此，尽可能减少X线透视一直是所有电生理医生不懈追求的目标。幸运的是，如今我们已经可以在极低甚至零X线的情况下，完成大多数的导管消融手术。

将电解剖标测系统与先进的超声技术相结合，是实现无X线消融手术的基础。目前已有许多医生能够采用这些技术达到无X线标测和消融的目的，同时又不增加操控导管、鞘管带来的心血管相关并发症。此外，使用压力感应导管同样也有助于防止心脏穿孔和血管损伤。尽管上述新技术、新工具的使用率在不断增加，但尚未在整个电生理学界广泛普及。在确保患者安全的同时，术者应不断提高必备的技能，这对于医学的发展来说至关重要。

本书中，Razminia教授、Zei教授以及其他共同作者将他们丰富的经验汇编在一起，著成了一部贴合临床实际、简单易懂、图文并茂的著作。此书的问世非常及时，它详细阐述了消融术中每个阶段减少X线透视的方法，从而使术者可以遵循具体的操作流程，逐步地提升自己的手术技能。本书阐述的方法将使所有的从业人员获益，并且其中许多方法还可用于目前尚不能完全替代X线透视的部分手术（如心外膜入路与冠状动脉毗邻部位的消融）。

在此，我对Razminia教授和Zei教授为本书做出的杰出贡献表示祝贺，本书将不断促进电生理领域的发展和进步，以进一步提高消融手术的安全性和疗效。每位电生理从业人员都应将安全地减少X线，作为自己追求的目标，而本书是实现这一目标的绝佳指南。

—William G. Stevenson，MD

Vanderbilt University Medical Center,
Nashville, Tennessee

原著前言

亲爱的读者：

十分欣喜能将这本蕴含我们希冀的书传递到您的手中，本书秉持全面、前沿、可操作的理念，对如何在心律失常的标测和消融术中，减少、甚至完全消除 X 线的使用，进行了阐述。我们力图使本书涵盖所有的心脏电生理常规（和非常规）手术，也由此希望本书能够成为帮助每位电生理医生及其团队，安全、有效地减少 X 线暴露的实操指南。

在撰写本文时，相信大多数电生理医生均已清楚地认识到，尽可能减少患者、医生以及电生理导管室工作人员的 X 线暴露，是一个重要的工作目标。如考虑辐射暴露和风险的"尽可能低剂量原则（ALARA）"，那么终极目标应该是完全无 X 线，以彻底消除相关风险。事实上，如果存在安全可行的零 X 线术式，且临床预后并不劣于传统术式，那么即使传统术式的 X 线暴露量极低，也应视为 X 线暴露过度。令书中每位作者惊喜的是，我们观察到在使用减少 / 消除 X 线的技术之后，手术的安全性似乎得到了显著改善。事实证明，由于可以实时地、更真实地观察导管与组织的相对关系，进一步提高了术者对于导管位置的理解，从而降低了穿孔与其他创伤性并发症的风险。而这一观察结果，也正在由越来越多的评估零 X 线或极低 X 线导管消融的文献中得到证实。

此时，在心脏电生理领域编写这样一本著作本身就是一件富有挑战的工作。客观而言，书中所提到的相关技术还未广泛普及，而且，目前可用于协助我们完成手术的这些相关技术，仍在不断地发展、完善和成熟。因此，提供最新的技术进展、研究数据和临床建议，对于确保读者可以在较长的时间内，拥有可用的、有价值的参考来说至关重要。我们相信，由众多经验丰富的专家组成的作者团队，以及本书附带的丰富视频材料定能实现这一目标。

在此有几点需要注明。第一是专业术语，虽然本书中几乎所有作者都采用了零 X 线的手术方式，但需要注意，在撰写本书时，许多本书阐述的零 X 线相关技术和工具仍属于"超常规使用"。然而，正如我们的作者在全书中反复展示的那样，无论是现有的公开数据，还是他们丰富的个人临床经验均证明了这种方法的安全性和有效性。其次，无 X 线手术非常容易定义，因为零 X 线就是无 X 线，但我们应该如何定义"少 X 线手术"？相对于什么标准的减少？许多文献在报道常规消融手术的 X 线暴露剂量时，常使用"平常剂量"一词，那么如果一位术者术中的平均 X 线暴露量，低于文献报道的数字，是否应将其完成的手术视为"少 X 线手术"，还是应该依据其他标准？我们认为"少 X 线"的标准应是个体化的，即相对于既往的大多数手术，读者对 X 线使用的依赖性显著下降。我们应形成的观点是：X 线透视通常是不必要的，或仅在少数特殊的情况下才会用到。例如临床实践中，总会有一些具有挑战性的病例必须使用 X 线透视，但总体而言，我们的目标至少应该是显著减少 X 线的暴露剂量。

阅读每一章时，您会注意到下面几点：首先，某一特定手术操作的具体细节，不同的作者可能存在不同程度的差异，这是电生理领域的常态，我们无须为了实现少 X 线或零 X 线术式，而去彻底改变整个工作流程。另外，您也会注意到不同章节具有一些共同的主题，比如心腔内超声与电解剖标测的重要性是毋庸置疑的。另外，实现零 X 线手术必须掌握的核心能力包括：超声指引下的血管穿刺（第 5 章）、心腔内超声引导下的房间隔穿刺（第 6 章）、熟悉心腔内超声的操作与切面（第 2 章），以及全面了解电解剖标测系统的基本原理、功能和局限性。对于后者，您所在区域的标测系统制造商的临床专家将为您提供重要的资源。

谈及标测系统，也有几点需要额外强调。本书秉持的一个重要原则是，我们责成各位作者，其提供的经验信息，应尽可能不要局限于特定的标测系统或心腔内超声系统。当然，您会看到每个作者显然对某一系统的经验更为丰富，因此他们所传达的专业知识也将集中在该系统上，但是，我们确保所讨论的一般原则适用于所有平台，并且如果确实存在某个系统特有的功能或限制，这些问题也能得到恰当的解决。

此外，一些有趣的发现也愿同读者分享。诚如之前所述，我们发现零 X 线术式似乎可以改善手术的安全性，降低其并发症，该观察结果现已由越来越多的、已发表的研究数据所证实。对此，我们假设了几种可能的原因。第一，超声引导下的血管穿刺，能够直接显示血管的结构及其相互关系，这是对体表标志定位或 X 线透视定位穿刺技术的巨大改进，因为这些传统方法都无法可视化血管结构及其相互关系；第二，零 X 线技术使一些最简单、直接的消融手术得到显著改善，例如通常作为肺静脉电隔离附加操作的三尖瓣峡部消融。应用心腔内超声指导三尖瓣峡部消融，可以显著提高我们对局部解剖的认识，心腔内超声可以清晰地呈现其他设备所不能呈现的一些组织结构，如突起的欧氏嵴、冠状窦口、肌小梁等。实质上，许多情况下正是这些解剖学的变异阻碍了消融的成功，而心腔内超声的直接、实时可视化，有助于解决这一问题。该原则同样适用于其他消融手术。另外，无论在术中是否使用压力感应消融导管，同 X 线成像相比，零 X 线术式实时显示导管与心肌关系的能力显著提高，这也可能是手术安全性和有效性同时提高的一个因素。

出版之际，我们意识到一些领域，如心外膜入路的手术及心律装置植入手术，仍需为进一步减少 X 线透视而努力。在撰写本书时，已有一些术者正在致力于实现这些目标，我们期望在本书的未来版本中，添加上述内容以及其他主题的新章节。

最后还有一些建议。诚然，掌握如何减少 X 线透视的过程需要一个学习曲线，我们建议将每一个步骤拆分为数个子步骤，逐个击破。例如行肺静脉隔离时，首先要适应超声引导下的血管穿刺，掌握之后，尝试进行无 X 线下的导管放置，然后再进行左心房标测和消融，包括食管温度监测，最后进行房间隔穿刺。我们领域的一个伟大之处在于，这里汇集了许多慷慨谦逊的专家学者，在学习过程中如有需要，可随时与本书的任一作者联系，或者如您想访问我们的电生理导管室来观摩手术，我们也都可以提供帮助。事实上，我们作者中的一些中心接待访客已有一段时日了。

再次感谢您对本主题的关注，并祝您顺利实现目标。

—**Mansour Razminia**

Chicago，IL

raz1@hotmail.com

—**Paul C. Zei**

Boston，MA

pzei@bwh.harvard.edu

缩略语表

3D	three-dimensional	三维	
aAFL	atypical atrial flutter	不典型心房扑动	
ABL	ablation catheter	消融导管	
ACT	activated clotting time	活化凝血时间	
AF	atrial fibrillation	心房颤动	
AFL	atrial flutter	心房扑动	
AI	ablation index	消融指数	
ALARA	"as low as reasonably achievable"	尽可能低剂量原则	
ALPM	anterolateral papillary muscle	前外乳头肌	
AMC	aortomitral continuity	主动脉与二尖瓣连接部位	
AoV	aortic valve	主动脉瓣	
APCs	atrial premature contractions	房性期前收缩（早搏）	
ARVC	arrhythmogenic right ventricular cardiomyopathy	致心律失常性右心室心肌病	
ASV	aortic sinus of Valsalva	主动脉瓣窦	
AV	atrioventricular	房室	
AVN	atrioventricular node	房室结	
AVNRT	atrioventricular nodal reentrant tachycardia	房室结折返性心动过速	
AVRT	atrioventricular reentry tachycardia	房室折返性心动过速	
BEIR	biological effects of ionizing radiation	电离辐射生物学效应	
CCW	counterclockwise	逆钟向	
CF	contactforce sensing	光感压力	
CFAE	complex fractionated atrial electrograms	复杂碎裂心房电位	
CHD	congenital heart disease	先天性心脏病	
CPR	cardiopulmonary resuscitation	心肺复苏	
CS	coronary sinus	冠状窦	
CT	computed tomography	计算机断层扫描	
CTI	cavotricuspid isthmus	三尖瓣峡部	
CW	clockwise	顺钟向	
DOAC	direct oral anticoagulant	新型口服抗凝药	
EAM	electroanatomic mapping	电解剖标测	
ECG	electrocardiogram	心电图	
ECMO	extracorporeal membrane oxygenation	体外膜肺氧合	
EGM	electrogram	电图	
EP	electrophysiology	电生理	
EPS	electrophysiologic study	电生理检查	
EV	Eustachian valve	欧氏瓣	
FP	fast pathway	快径	
HB	His bundle	希氏束	
IART	intra-atrial reentrant tachycardia	房内折返性心动过速	
IAS	intra-atrial septum	房间隔	
ICDs	implantable cardioverter defibrillators	埋藏式心脏复律除颤器	
ICE	intracardiac echocardiography	心腔内超声	
IVC	inferior vena cava	下腔静脉	
LA	left atrium/left atrial	左心房	
LAA	left atrial appendage	左心耳	
LAD	left anterior descending	左前降支	
LAO	left anterior oblique	左前斜位	
LBBB	left bundle branch block	左束支传导阻滞	
LCC	left coronary cusp	左冠窦	
LIE	left inferior extension	左下延伸	
LILE	left inferior lateral area	左下侧壁延伸	

LIS	left inferior septal extension	左下间隔延伸
LMCA	left main coronary artery	左主干
LSPV	left superior pulmonary vein	左上肺静脉
LV	left ventricle	左心室
LVAD	left ventricular assist device	左心室辅助装置
LVOT	left ventricular outflow	左心室流出道
MRI	magnetic resonance imaging	磁共振成像
MSP	multisensory self-expandable probe	自膨胀式多传感器探头
MV	mitral valve	二尖瓣
NCC	non-coronary cusp	无冠窦
NFCV	non-fluoroscopic catheter visualization system	非透视导管可视化系统
NIPS	noninvasive programmed stimulation	无创程序刺激
os	ostium	（冠状窦）口
PMPM	posteromedial papillary muscle	后内乳头肌
PMVF	polymorphic ventricular fibrillation	多形性心室颤动
PMVT	polymorphic ventricular tachycardia	多形性室性心动过速
PV	pulmonary vein	肺静脉
PVCs	premature ventricular complexes	室性早搏
PVI	pulmonary vein isolation	肺静脉隔离
RA	right atrium/right atrial	右心房
RAO	right anterior oblique	右前斜位
RCC	right coronary cusp	右冠窦
RF	radiofrequency	射频
RIE	rightinferior extension	右下延伸
RIPV	right inferior pulmonary vein	右下肺静脉
RMN	remote magnetic navigation	远程磁导航
RSPV	right superior pulmonary vein	右上肺静脉
RV	right ventricle	右心室
RVOT	right ventricular outflow	右心室流出道
SSP	single-sensor probe	单传感器探头
SVC	superior vena cava	上腔静脉
SVT	supraventricular tachycardia	室上性心动过速
TEE	transesophageal echocardiography	经食管超声心动图
TK	triangle of Koch	Koch 三角
TT	tendon of Todaro	Todaro 腱
TTE	transthoracic echocardiography	经胸超声心动图
TV	tricuspid valve	三尖瓣
TVA	tricuspid valve annulus	三尖瓣环
US	ultrasound	超声
VA	ventricular arrhythmia	室性心律失常
VT	ventricular tachycardia	室性心动过速
WACA	wide area circumferential ablation	广域环状消融
WPW	（Wolff-Parkinson-White）	预激综合征

目录

第一篇

电生理导管室的影像学基础

第1章

电生理导管室的放射安全

Kristen Breedlove, MPAS, PA-C; John Clark, MD

介绍

现代 X 线透视检查起源于 19 世纪后期。起初人们并不清楚射线的危害，在之后的 120 年里，我们了解到很多关于医用辐射的益处以及危害。本章将概述放射线危害的历史，以及用于保护患者和医护工作人员的防护措施。

Wilhelm Roentgen 和 Thomas Edison 是现代导管室的主要奠基人。1895 年 11 月，Roentgen 在对电子化真空管内的各种元素进行实验时发现了 X 线。他观察到当带有铝窗的阴极射线管通电时，可使涂了氰亚铂酸钡的纸板发光，Roentgen 称这种新射线为"X"线，X 作为数学符号代表"未知"的意思。当他在阴极射线管和荧光屏之间放置不同物质时，发现当他的手置于两者之间时，可以看到手部的骨骼。2 周后，仍是在进行新型射线的实验过程中，Roentgen 拍下了妻子 Bertha 的手，成为第一张人类的 X 线照片（图 1.1）。

据称当 Bertha 看到她的手和婚戒时，惊呼"我已经看到了我的死亡！"如果这个传闻是真实的，那么确实是有预见性的，因为之后她的确因辐射相关的肉瘤病故。

在 Roentgen 发现 X 线后很短时间，Thomas Edison 开始了他自己的试验。他打造了适合放于眼前、且封闭所有外界光线的纸箱，将其内部涂上氰

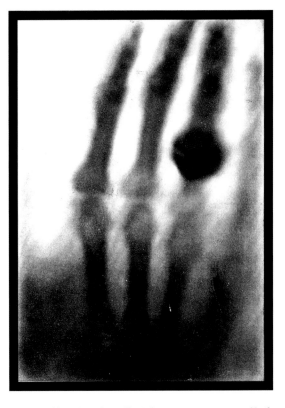

图 1.1 第一张人类 X 线照片：Bertha Roentgen 的手

亚铂酸盐钡，可以实时显现人体的骨骼（图 1.2）。他的系统简单而精妙，非常类似于现代流行的虚拟现实系统（图 1.3）。

Edison 是早期认识到 X 线危害的人之一。他本人患白内障、视力受损，他的实验室助手 Clarence

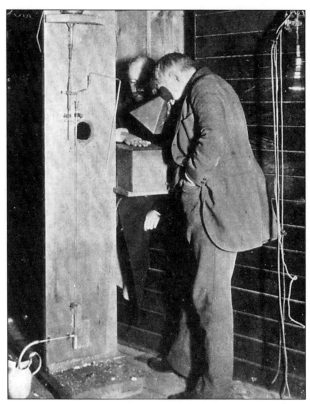

图 1.2　Thomas Edison 通过早期的透视仪观察 Clarence Dally 的手

Dally 患放射性皮炎，且进展为致命的恶性肿瘤。很多 X 线研究室的早期工作人员后期都患上致命的恶性肿瘤。这些工作人员被称为"X 线殉道者"。在 19 世纪 90 年代晚期，一名 X 线工作者成为 X 线殉道者的风险高达 25%[1]。到 20 世纪早期，这个风险已经下降到约 1% ～ 2%。

放射线相关危害

现在，我们认识到放射线危害存在两种类型：确定性效应和随机效应。确定性效应呈剂量依赖性，即在阈值剂量之下，不会出现损害；超过阈值后，损害的严重程度与剂量相关，剂量越高导致的损伤越严重。确定性的危害包括皮炎、脱发和白内障。随机效应的发生没有阈值水平，剂量越高发生的可能性越大，但任何剂量都会存在一定的风险。虽然发生并发症的概率是剂量相关的，但并发症的严重程度与剂量无关。电离辐射使细胞内生成羟基，羟基能使 DNA 碱基对离子化，这会导致 DNA 链断裂。随机的效应与这种 DNA 的损伤相关。DNA 碱基对通常在分子水平修复，如果损伤未被修复，恶性肿瘤或出生缺陷的长期危害则可能会发生，这种危害是累积的并且是终身的。由于年轻患者的剩余寿命更长以及远期射线暴露的可能性更大，因此他们发生随机性危害的风险更高。同等剂量的射线暴露，儿童的风险可高达成人的 4 倍[2]。

恶性肿瘤的风险

单次消融手术带来的恶性肿瘤风险是很低的，但并不是没有。多年来，很多相关研究试图去量

图 1.3　一位女孩通过虚拟现实系统观察她的手

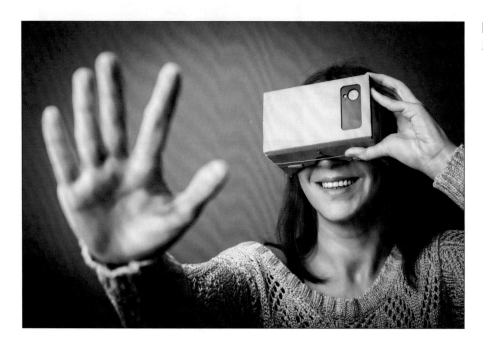

化这个风险。Kovoor 等用热释光剂量计测量了 9 例成人女性接受室上性心动过速（supraventricular tachycardia，SVT）消融术的射线剂量[3]。通过测得的射线剂量，估算出每 60 分钟的 X 线透视检查引起致命性恶性肿瘤的终身累积风险为 0.03%。Perisinakis 应用了相似的方法，估算出每 60 分钟透视检查的恶性肿瘤风险为 0.065%，发生基因缺陷的风险为 1∶1 000 000[4]。Lickfett 等报道了他们试验室中 60 分钟透视对女性的恶性肿瘤风险为 0.07%，男性为 0.1%[5]。因此常规 SVT 消融术的实际风险很可能在 1∶5000 至 1∶1000 范围内。

确定性危害

最常见的确定性危害为白内障、脱发、射线相关的皮炎。考虑到现在 X 线透视设备的技术发展，人们期望可能不会再发生放射性皮炎。但不幸的是，文献中仍有很多病例报道，甚至在最近的 2018 年仍有报道[6-10]。放射性皮炎的诊断线索是放射学检查后 1 ～ 8 周，出现的几何形状皮疹，通常为圆形或长方形。**图 1.4** 展示了典型的病例。

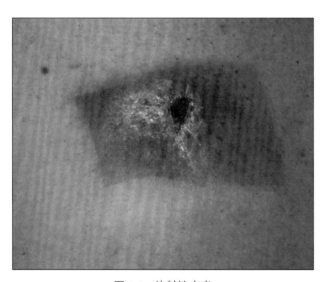

图 1.4　放射性皮炎

组织学检查的典型结果是表皮萎缩，皮肤硬化，浅表血管扩张和不典型的星状成纤维细胞，同时可能见到向鳞状细胞癌或基底细胞癌的恶性转化。发生皮炎的阈值约为 5 Gy。如果一位患者接受的总剂量＞ 10 Gy，应当对他们进行随访以筛查是否出现放射性皮炎。如果出现，应进行密切随访，因其存在恶性转化的风险可能需要手术干预。因受损区域伤口愈合差，不推荐常规进行活检。

非直接的暴露危害

患者存在直接暴露于放射线风险的同时，工作人员也存在放射线散射的风险。散射辐射导致工作人员的暴露剂量约为患者剂量的 1/1000。因此电生理试验室的工作人员，同样存在被放射线的确定性和随机性效应损伤的风险。最常见的确定性损伤是白内障。多个研究探索了心脏科医师和导管室工作人员中晶状体浑浊的发生率[11-14]。后部晶状体浑浊的发生率为 17% ～ 52%，比对照组人群高约 3 倍。与患者的数据相似，电生理试验室工作人员发生随机性损伤不常见，但并非罕见。Venneri 回顾了至少 10 年记录可查的心脏介入科 15 名工作人员的放射线暴露剂量，根据他们的暴露记录，估算出恶性肿瘤的终身风险为 1/192[15]。Picano 估测在 2014 年一名忙碌工作 20 年的电生理学家发生恶性肿瘤的额外终身风险为 1%[16]。

记录医疗射线的暴露量

在 20 世纪 80 年代早期至 2006 年期间，美国的医疗放射线暴露量增加了 7 倍以上[17]。目前医疗放射线管理领域的一项运动，是记录所有接受放射学检查患者的所有射线暴露量[18]。电子化的医疗记录（electronic medical records，EMRs）使得记录、追踪患者终身的暴露剂量更易实现，该记录可以帮助医生在选择需要做的检查类型上做出更好的决策。对于所有患者，我们追求的目标应该是在恰当的时间、使用恰当的射线剂量、完成恰当的检查[19]。

虽然医疗射线的暴露量稳步增长，但我们对此增长及其相关危害的认识却并未跟上。Correia 在 2004 年对 100 位心脏病学家进行调查，以判断他们对射线暴露和危害的认知[20]。约 90% 的心脏病学家认为医疗射线在美国居民的总射线暴露量中占比＜ 10%，67% 认为占比＜ 1%。而令人不安的是统计学结果表明医疗射线实际占比接近 50%。很多人未认识到美国射线暴露的程度，同时我们也低估了其危害的严重程度。

Beels等对接受心脏导管操作的儿童射线暴露剂量进行了很好的研究，同时应用 γ-H2AX 测量了操作前和操作后外周血细胞中发现的 DNA 断裂数量。应用电离辐射生物学效应（biological effects of ionizing radiation，BEIR）原则，可以推算出终身患癌的附加风险，以及预期可被观察到的 DNA 断裂数量。他们发现实际观测到的 DNA 断裂数量超过 BEIR 方法推测值的 4 倍[21]。

另一项严峻的发现来自 Roguin 发表于 2013 年的报告。他们发现手术医师中 26 例脑肿瘤患者，其主要工作区域为导管室或放射科[22]。用图表显示 26 例患者肿瘤的位置，其中 23 例位于左侧。这个研究并未证明确切的病因，但确实提出一些值得担心的可能性。由于手术操作时手术医师站在患者的右侧，其左侧躯体距离 X 线发生器最近。因此，左侧大脑较右侧接受了更多的射线剂量。可能正因为如此，脑部肿瘤更易发生在左侧脑半球。

更高危人群

一些特定的临床人群，需要特殊关注射线剂量的相关风险：妊娠女性、年幼儿童、先天性心脏病和肥胖患者。关于妊娠女性和儿童患者的详细信息请参考相关章节。

妊娠女性的放射线暴露

妊娠女性需要特殊关注的主要原因是被射线伤害的可能是 2 个人，而且胎儿对射线所致的损伤作用更敏感，且现有数据表明射线暴露量对胎儿的危害呈线性相关，不存在阈值[23]。Damilakis 推测母亲行一台常规 SVT 消融术引起胎儿的肿瘤终身风险为 1 : 18 000[24]。多个研究显示对妊娠女性行无射线消融是可行的[25-32]。考虑到妊娠期间心律失常的所有并发症因素，无射线导管消融将成为首选的治疗方案。

年幼儿童的放射线暴露

如前所述，年幼儿童与成人相比，接受相同剂

量射线带来损害的风险更高。这是因为他们的细胞分裂更快速，而且可能发生恶性肿瘤的时间范围更长。存在先天性心脏病的儿童更需要关注，因其在之后数年可能需要多次放射诊断和介入治疗操作。这个人群的放射线暴露量可能很大，而且发生在童年[33]。

肥胖患者的放射线暴露

肥胖患者将需要更多的射线，以穿透组织获得可接受的影像。通常肥胖患者接受的放射剂量是非肥胖患者的 2 倍[34]。当进行电生理操作时应考虑所有这些特殊临床情况，并制订合适的计划。

减少整体暴露量

鉴于上述信息，我们很容易看出减少放射线暴露的重要性。1998 年美国心脏病学会（ACC）关于心脏介入放射线安全的专家共识推荐"尽可能低剂量（as low as reasonably achievable，ALARA）原则"[35]。可通过两种方法实现上述目标：第一，放射线最少化；第二，防护最大化。放射线剂量最少化的最佳方法是常规使用三维电解剖标测系统（electroanatomic mapping systems，EAMS）。由于本书每一章都在介绍如何实现放射线最少化这个目标，此处将不再重申。**图 1.5** 显示了作者 10 年来

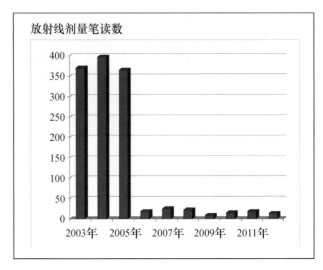

图 1.5　作者放射线剂量笔 10 年的读数变化。自 2006 年起放射线剂量骤然下降，这与开始应用 EAMS 的时间相吻合

放射线剂量笔的读数，形象地展示出 EAMS 可以明显减少放射线的剂量。

当必须应用放射线时，还存在很多其他的方法可以减少其剂量。其中最重要的是应清楚了解需使用的放射线剂量。当关注放射暴露的时间时，更易于寻找方法来减少它。其他减少暴露的方法包括优化投射角度、将放大率调至最小、如果储存的影像已充分时避免应用电影模式、保持探测器靠近患者、尽可能准确投照、帧频最小化、优化自动校正设置以在必要时调整不清晰的图像[36]。

最小化帧频可视为上述减少放射暴露的有效实例之一。透视屏幕的刷新频率为 30 Hz（30 帧 /秒），因此，X 线发生器的标准成像频率为 30 帧 /秒。但是，电生理导管操作可在远小于 30/ 秒的帧频下完成。例如，帧频为 7.5/ 秒时可将放射线暴露量降至标准帧频的 25%。一些试验室甚至将帧频降低至 1/ 秒。但应注意，虽然降低帧频可大大减少放射线的暴露量，但帧频可能存在一个最低限，低于低限时并发症的发生率或总操作时间可能会增加。此外，也可结合其他的影像工具，进一步减少放射线的剂量，包括心腔内超声、经食管超声心动图和心脏磁共振成像[37-43]。通过应用上述这些方法，患者和工作人员的放射线暴露量可以近似接近于零。

由防护设备带来的伤害

迄今为止，我们只讨论了放射线带来的危害，尚未考虑到防护设备带来的危害。长时间穿戴铅质防护服带来的骨科并发症已得到充分的认识。Ross 等调查了 346 名需要在日常工作中穿戴铅防护服的医师和 371 名不需要铅防护服的医师，这些日常穿戴铅防护服的医师发生颈椎症状的可能性增高 3倍[44]。Goldstein 的研究结果表明脊椎症状的发生率与术者的病例数、工作年限呈正相关[45]。在对1500 名工作人员的调查中，Orme 发现在放射科工作的人员中 54% 存在工作相关的疼痛症状，而非放射科的工作人员中这一概率为 44%（$P = 0.001$）[46]。由于穿戴铅防护服带来的相关骨科问题，目前正在开发一些替代铅防护服的方案[47-49]。另外，目前有一种可悬挂式的铅防护服，可以减轻穿戴者背部的重量[50]。

结论

现今的放射设备是非常安全的，但是即使放射线暴露的危害很小，仍然是可测得的和实际存在的。真正消除这些危害的唯一方法是消除放射线暴露，而三维电解剖标测系统有极大的希望将放射线暴露降至零。本书各章节的作者，均是在致力于减少 X 线暴露领域有着丰富经验的术者，他们在本书中分享了许多优秀的技巧。作者希望任何考虑有志于采取零射线策略的人员，可以参观本书任一作者的导管室，并携带一名导管室工作人员与你同行，当他们看到这些操作无需铅防护服即可完成时，您将获得导管室相关工作人员的全面支持。放射防护对患者和工作人员来说都是至关重要的，但是，零射线、无铅的工作场所带来的舒适感将更令人期待。

参考文献

1. Kemerink GJ, van Engelshoven JMA, Simon KJ, Kütterer G, Wildberger JE. Early X-ray workers: An effort to assess their numbers, risk, and most common (skin) affliction. *Insights Imaging*. 2016;7(2):275–282. doi:10.1007/s13244-015-0457-2
2. Johnson JN, Hornik CP, Li JS, et al. Cumulative radiation exposure and cancer risk estimation in children with heart disease. *Circulation*. 2014;130(2):161–167. doi:10.1161/CIRCULATIONAHA.113.005425
3. Kovoor P, Ricciardello M, Collins L, Uther JB, Ross DL. Risk to patients from radiation associated with radiofrequency ablation for supraventricular tachycardia. *Circulation*. 1998;98(15):1534–1540. doi:10.1161/01.CIR.98.15.1534
4. Perisinakis K, Damilakis J, Theocharopoulos N, Manios E, Vardas P, Gourtsoyiannis N. Accurate assessment of patient effective radiation dose and associated detriment risk from radiofrequency catheter ablation procedures. *Circulation*. 2001;104:58–62.
5. Lickfett L, Mahesh M, Vasamreddy C, et al. Radiation exposure during catheter ablation of atrial fibrillation. *Circulation*. 2004;110(19):3003–3010. doi:10.1161/01.CIR.0000146952.49223.11
6. Spiker A, Zinn Z, Carter WH, Powers R, Kovach R. Fluoroscopy-induced chronic radiation dermatitis. *Am J Cardiol*. 2012;110(12):1861–1863. doi:10.1016/j.amjcard.2012.08.023
7. Srimahachota S, Udayachalerm W, Kupharang T, Sukwijit K, Krisanachinda A, Rehani M. Radiation skin injury

caused by percutaneous coronary intervention, report of 3 cases. *Int J Cardiol*. 2012;154(2):e31–e33. doi:10.1016/j.ijcard.2011.05.016

8. Boncher J, Bergfeld WF. Fluoroscopy-induced chronic radiation dermatitis: A report of two additional cases and a brief review of the literature. *J Cutaneous Pathol*. 2012;39(1):63–67. doi:10.1111/j.1600-0560.2011.01754.x

9. Reichman EF. Fluoroscopy-induced radiation dermatitis. *J Emerg Med*. 2014;47(5):e117–e119. doi:10.1016/j.jemermed.2014.06.054

10. Batrani M, Kubba A, Sundharam J. Fluoroscopy-induced chronic radiation dermatitis masquerading as morphea: A diagnostic pitfall. *Indian J Pathol Microbiol*. 2018;61(3):393. doi:10.4103/IJPM.IJPM_566_17

11. Ciraj-Bjelac O, Rehani MM, Sim KH, Liew HB, Vano E, Kleiman NJ. Risk for radiation-induced cataract for staff in interventional cardiology: Is there reason for concern? *Cath Cardiovasc Interv*. 2010;76(6):826–834. doi:10.1002/ccd.22670

12. Ciraj-Bjelac O, Rehani M, Minamoto A, Sim KH, Liew HB, Vano E. Radiation-induced eye lens changes and risk for cataract in interventional cardiology. *Cardiology*. 2012;123(3):168–171. doi:10.1159/000342458

13. Jacob S, Boveda S, Bar O, et al. Interventional cardiologists and risk of radiation-induced cataract: Results of a French multicenter observational study. *Int J Cardiol*. 2013;167(5):1843–1847. doi:10.1016/j.ijcard.2012.04.124

14. Elmaraezy A, Ebraheem Morra M, Tarek Mohammed A, et al. Risk of cataract among interventional cardiologists and catheterization lab staff: A systematic review and meta-analysis: Risk of cataract among in IC's. *Cath Cardiovasc Interv*. 2017;90(1):1–9. doi:10.1002/ccd.27114

15. Venneri L, Rossi F, Botto N, et al. Cancer risk from professional exposure in staff working in cardiac catheterization laboratory: Insights from the National Research Council's Biological Effects of Ionizing Radiation VII Report. *Am Heart J*. 2009;157(1):118–124. doi:10.1016/j.ahj.2008.08.009

16. Picano E, Piccaluga E, Padovani R, Antonio Traino C, Grazia Andreassi M, Guagliumi G. Risks related to fluoroscopy radiation associated with electrophysiology procedures. *J Atr Fibrillation*. 2014;7(2):1044. doi:10.4022/jafib.1044

17. Schauer DA, Linton OW. National Council on Radiation Protection and Measurements Report shows substantial medical exposure increase. *Radiology*. 2009;253(2):293–296. doi:10.1148/radiol.2532090494

18. Miller DL, Balter S, Dixon RG, et al. Quality improvement guidelines for recording patient radiation dose in the medical record for fluoroscopically guided procedures. *J Vasc Interv Radiol*. 2012;23(1):11–18. doi:10.1016/j.jvir.2011.09.004

19. Picano E, Vano E, Rehani MM, et al. The appropriate and justified use of medical radiation in cardiovascular imaging: A position document of the ESC Associations of Cardiovascular Imaging, Percutaneous Cardiovascular Interventions and Electrophysiology. *Eur Heart J*. 2014;35(10):665–672. doi:10.1093/eurheartj/eht394

20. Correia MJ, Hellies A, Andreassi MG, Ghelarducci B, Picano E. Lack of radiological awareness among physicians working in a tertiary-care cardiological centre. *Int J Cardiol*. 2005;103(3):307–311. doi:10.1016/j.ijcard.2004.08.070

21. Beels L, Bacher K, De Wolf D, Werbrouck J, Thierens H. γ-H2AX foci as a biomarker for patient x-ray exposure in pediatric cardiac catheterization: Are we underestimating radiation risks? *Circulation*. 2009;120(19):1903–1909. doi:10.1161/CIRCULATIONAHA.109.880385

22. Roguin A, Goldstein J, Bar O, Goldstein JA. Brain and neck tumors among physicians performing interventional procedures. *Am J Cardiol*. 2013;111(9):1368–1372. doi:10.1016/j.amjcard.2012.12.060

23. Doll R, Wakeford R. Risk of childhood cancer from fetal irradiation. *Br J Radiol*. 1997;70:130–139. doi:10.1259/bjr.70.830.9135438

24. Damilakis J, Theocharopoulos N, Perisinakis K, et al. Conceptus radiation dose and risk from cardiac catheter ablation procedures. *Circulation*. 2001;104(8):893–897.

25. Manjaly Z-R, Sachdev B, Webb T, Rajappan K. Ablation of arrhythmia in pregnancy can be done safely when necessary. *Eur J Obstet Gynecol Reprod Biol*. 2011;157(1):116–117. doi:10.1016/j.ejogrb.2011.01.019

26. Wu H, Ling L-H, Lee G, Kistler PM. Successful catheter ablation of incessant atrial tachycardia in pregnancy using three-dimensional electroanatomical mapping with minimal radiation: Brief Communication. *Intern Med J*. 2012;42(6):709–712. doi:10.1111/j.1445-5994.2012.02812.x

27. Ferguson JD, Helms A, Mangrum JM, DiMarco JP. Ablation of incessant left atrial tachycardia without fluoroscopy in a pregnant woman. *J Cardiovasc Electrophysiol*. 2011;22(3):346–349. doi:10.1111/j.1540-8167.2010.01847.x

28. Stec S, Krynski T, Baran J, Kulakowski P. "Rescue" ablation of electrical storm in arrhythmogenic right ventricular cardiomyopathy in pregnancy. *BMC Cardiovasc Disord*. 2013;13(1). doi:10.1186/1471-2261-13-58

29. Leiria TLL, Pires LM, Kruse ML, de Lima GG. Supraventricular tachycardia and syncope during pregnancy: A case for catheter ablation without fluoroscopy. *Rev Portug Cardiol*. 2014;33(12):805.e1–805.e5. doi:10.1016/j.repce.2014.07.003

30. Zuberi Z, Silberbauer J, Murgatroyd F. Successful non-fluoroscopic radiofrequency ablation of incessant atrial tachycardia in a high risk twin pregnancy. *Indian Pacing Electrophysiol J*. 2014;14(1):26–31.

31. Hogarth AJ, Graham LN. Normal heart ventricular tachycardia associated with pregnancy: Successful treatment with catheter ablation. *Indian Pacing Electrophysiol J*. 2014;14(2):79–82.

32. Bigelow AM, Crane SS, Khoury FR, Clark JM. Catheter ablation of supraventricular tachycardia without fluoroscopy during pregnancy. *Obstet Gynecol*. 2015;125(6):1338–1341. doi:10.1097/AOG.0000000000000601

33. Ait-Ali L, Andreassi MG, Foffa I, Spadoni I, Vano E, Picano E. Cumulative patient effective dose and acute radiation-induced chromosomal DNA damage in children with congenital heart disease. *Heart*. 2010;96(4):269–274. doi:10.1136/hrt.2008.160309

34. Ector J, Dragusin O, Adriaenssens B, et al. Obesity is a major determinant of radiation dose in patients undergoing pulmonary vein isolation for atrial fibrillation. *J Am Coll Cardiol*. 2007;50(3):234–242. doi:10.1016/j.jacc.2007.03.040

35. Limacher MC, Douglas PS, Germano G, et al. ACC Expert Consensus Document. Radiation safety in the practice of cardiology. American College of Cardiology. *J Am Coll Cardiol*. 1998;31(4):892–913.

36. Heidbuchel H, Wittkampf FHM, Vano E, et al. Practical ways to reduce radiation dose for patients and staff during device implantations and electrophysiological procedures. *EP Europace*. 2014;16(7):946–964. doi:10.1093/europace/eut409

37. Reddy VY, Morales G, Ahmed H, et al. Catheter ablation of atrial fibrillation without the use of fluoroscopy. *Heart Rhythm*. 2010;7(11):1644–1653. doi:10.1016/j.hrthm.2010.07.011

38. Razminia M, Willoughby MC, Demo H, et al. Fluoroless catheter ablation of cardiac arrhythmias: a 5-year experience. *Pacing Clin Electrophysiol*. 2017;40(4):425–433. doi:10.1111/pace.13038

39. Lerman BB, Markowitz SM, Liu CF, Thomas G, Ip JE, Cheung JW. Fluoroless catheter ablation of atrial fibrillation. *Heart Rhythm*. 2017;14(6):928–934. doi:10.1016/j.hrthm.2017.02.016

40. Nedios S, Sommer P, Bollmann A, Hindricks G. Advanced mapping systems to guide atrial fibrillation ablation: Electrical information that matters. *J Atrial Fibrillation*. 2016;8(6):1337. doi:10.4022/jafib.1337

41. Caponi D, Corleto A, Scaglione M, et al. Ablation of atrial fibrillation: Does the addition of three-dimensional magnetic resonance imaging of the left atrium to electroanatomic mapping improve the clinical outcome?: A randomized comparison of CARTO-MERGE vs. CARTO-XP three-dimensional mapping ablation in patients with paroxysmal and persistent atrial fibrillation. *Europace*. 2010;12(8):1098–1104. doi:10.1093/europace/euq107

42. Clark J, Bockoven JR, Lane J, Patel CR, Smith G. Use of three-dimensional catheter guidance and trans-esophageal echocardiography to eliminate fluoroscopy in catheter ablation of left-sided accessory pathways. *Pacing Clin Electrophysiol*. 2008;31(3):283–289. doi:10.1111/j.1540-8159.2008.00987.x

43. Regoli F, Faletra FF, Scaglione M, Nucifora G, Moccetti T, Auricchio A. Pulmonary vein isolation guided by real-time three-dimensional transesophageal echocardiography: Real-time three-dimensional echocardiography and pulmonary vein isolation. *Pacing Clin Electrophysiol*. 2012;35(3):e76–e79. doi:10.1111/j.1540-8159.2011.03029.x

44. Ross AM, Segal J, Borenstein D, Jenkins E, Cho S. Prevalence of spinal disc disease among interventional cardiologists. *Am J Cardiol*. 1997;79(1):68–70.

45. Goldstein JA, Balter S, Cowley M, Hodgson J, Klein LW, on behalf of the Interventional Committee of the Society of Cardiovascular Interventions. Occupational hazards of interventional cardiologists: Prevalence of orthopedic health problems in contemporary practice. *Physics*. 2012;39(7Part1):4537–4546. doi:10.1118/1.4730504

46. McCaffrey JP, Shen H, Downton B, Mainegra-Hing E. Radiation attenuation by lead and nonlead materials used in radiation shielding garments. *Med Physics*. 2007;34(2):530–537. doi:10.1118/1.2426404

47. Uthoff H, Peña C, West J, Contreras F, Benenati JF, Katzen BT. Evaluation of novel disposable, light-weight radiation protection devices in an interventional radiology setting: A randomized controlled trial. *Am J Roentgenol*. 2013;200(4):915–920. doi:10.2214/AJR.12.8830

48. Marichal DA, Anwar T, Kirsch D, et al. Comparison of a suspended radiation protection system versus standard lead apron for radiation exposure of a simulated interventionalist. *J Vasc Intervent Radiol*. 2011;22(4):437–442. doi:10.1016/j.jvir.2010.12.016

第 2 章

如何使用心腔内超声来减少 X 线

Cameron Willoughby，DO

心腔内超声（intracardiac echocardiography，ICE）对减少或消除心脏消融手术期间的 X 线暴露至关重要。ICE 可以对导管位置和心脏结构进行实时监测，并且可以识别 X 线或三维解剖标测系统无法识别的解剖结构，同时还可以实时监测心脏压塞等并发症。尽管 ICE 不能测量导管贴靠组织的压力，但 ICE 可以通过观察消融组织水肿形成和导管-组织是否贴靠，来判断消融的损伤程度[1]。本章主要介绍如何使用相控阵 ICE 获取心脏影像的技术，而对于如何通过调整超声频率等其他超声参数，以提高图像分辨率等相关内容，在此不予讨论。

熟悉心脏解剖和心脏三维立体关系的术者可以快速、准确地识别 ICE 所示的心脏结构，并缩短熟练应用 ICE 的学习曲线。如果是初次接触 ICE 的新手或经验有限的术者，我们建议可以先从简单的消融手术开始应用 ICE：比如在停止消融后观察等待或进行抗凝逆转期间，尝试使用 ICE。另外，参照消融术中应用的三维标测系统构建的三维心脏电解剖模型，可能会对缩短 ICE 的学习曲线有所帮助。

ICE 的最基本切面是"主切面（home view）"，可以通过将 ICE 导管送入右心房的中部来找到该切面（图 2.1 和 ▶视频 2.1）。在 home view 切面，可见的结构是：右心房，三尖瓣峡部，三尖瓣前叶和后叶，右心室和右心室流出道[2]。

视频 2.1　主切面（home view）。右心房位于显示屏的上方，三尖瓣和右心室位于下方。主动脉瓣长轴方向在 2 点钟方向，右心室流出道在 4～5 点钟方向（6 秒）

在我们的导管室中，ICE 导管是送入右心房的第一个导管。送入 ICE 后，首先对心脏进行初步探查，以评估心脏的解剖结构，是否存在变异以及基线的心包情况（是否存在心包积液）。

ICE 导管的操作

ICE 导管的操作基本包括四个方面：前进 / 后退，前 / 后打弯，左 / 右打弯，顺 / 逆钟向旋转。导管的微调操作可以明显提高目标结构的分辨率。在本章中，除非另有说明，否则所有的 ICE 导管操作移动都将以 home view 为参照。我们默认 ICE 显示屏幕均为标准设置，即屏幕显示信息由左向右、由上至下两个维度确定，且屏幕顶部的正中为 ICE 导管的位置。我们使用时钟来描述在 ICE 屏幕上显示的解剖结构位置，即屏幕顶部的中心是 12 点，屏幕底部的中心是 6 点（图 2.2）[3]。后续章节有关 ICE 导管操作的描述与特定的 ICE 制造商无关，任

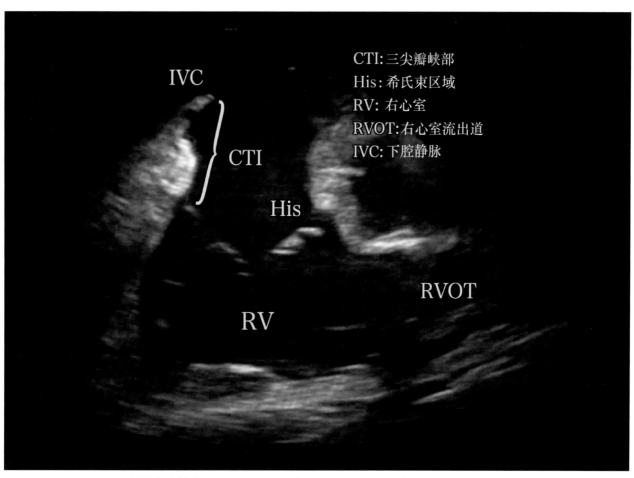

CTI: 三尖瓣峡部
His: 希氏束区域
RV: 右心室
RVOT: 右心室流出道
IVC: 下腔静脉

图 2.1　home view。ICE 导管的起始位置 home view。屏幕的上半部分是右心房，下半部分是三尖瓣环、右心室，1 ～ 2 点钟方向是主动脉瓣的长轴，4 ～ 5 点钟方向是右心室流出道

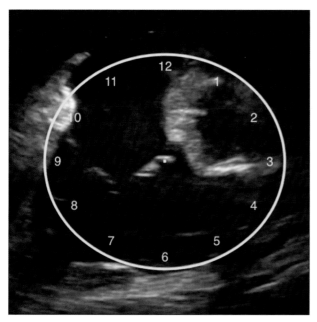

图 2.2　以时钟来描述 ICE 屏幕上显示的解剖位置。以 home view 为例：10 ～ 11 点钟方向是三尖瓣峡部，1 ～ 2 点钟方向是主动脉瓣的长轴，4 ～ 5 点钟方向是右心室流出道

何特殊的操作和重要的区别都将会被指出。临床上常用的 ICE 导管包括：ViewFlex（Abbott，Abbott Park，IL），CARTOSOUND（Biosense Webster，Irvine，CA），Acuson（Siemens，Tarrytown，NY）。ViewFlex 导管的特点是杆身偏硬，ICE 成像质量最好；而 CARTOSOUND 导管的特点是杆身偏软，其 ICE 影像可与三维电解剖标测系统进行整合。ICE 导管的操作与显示屏幕成像关系如下：

前送导管，原屏幕右侧 3 点钟方向的解剖结构将来到屏幕的中央；后撤导管，原屏幕左侧 9 点钟方向的解剖结构将到达屏幕的中央。

导管前向打弯，将使 ICE 导管头端靠近屏幕中心显示的解剖结构，进而使该解剖结构的成像位置朝 3 点钟方向移动；导管背向打弯，将使 ICE 导管头端远离屏幕中心显示的解剖结构，进而使该解剖结构的成像位置朝 9 点钟方向移动。

顺钟向旋转导管，将由前向后依次扫描相应的

解剖结构，例如，从 home view 顺钟向旋转导管，将依次显示冠状窦口、房间隔、左心房后壁；逆钟向旋转导管，将由后向前依次扫描过相应的解剖结构，例如，当显示屏幕中央显示主动脉时，通过逆钟向旋转 ICE 导管，即可显示右心室流出道。顺 / 逆钟向旋转导管是一个常规的必要操作，大多数情况下为了聚焦目标区域的解剖结构，我们常常需要轻微顺 / 逆钟向旋转导管以实现，尤其是当 ICE 导管进入某一心腔时，该操作显得更为重要。

导管向右打弯，使导管的头端朝右偏离起始位置；反之亦然，导管向左打弯，使其头端朝左偏离起始位置。导管左右打弯的微调，可进一步提高目标结构的清晰度，尤其是通过房间隔切面评估房间隔与左心房解剖结构时。

ICE 的应用价值还在于，可引导术者将消融导管顺利放置在目标位置。首先，应用 ICE 定位目标解剖结构，然后再定位消融导管的位置。当屏幕清楚显示消融导管时，再操作 ICE 导管回到目标解剖结构的切面，应用同样的操作手法使消融导管到达目标位置。通常，只需要顺 / 逆钟向旋转操作，但常常需要多次重复上述步骤才能指导消融导管精准到位[2-3]。

无 X 线送入 ICE 导管

作为标准操作，我们常规通过左侧股静脉入路送入 ICE 导管。由于该血管常走行迂曲，我们通常使用 35 cm 的长鞘将 ICE 导管直接送入下腔静脉，这一点特别适合于 ViewFlex ICE 导管，由于该导管比 Acuson 或 CARTOSOUND 导管杆身更硬。如果导管的前缘（显示屏幕右侧大约在 3 点钟位置）存在无回声区，则可顺利地沿着相应的血管或心脏结构送入 ICE 导管（**图 2.3** A ～ B）。当 ICE 导管从下腔静脉进入右心房时，常会误入肝静脉，判断的标准为：当显示屏幕上全都是肝组织时，则提示 ICE 导管进入了肝静脉。这时通常需要回撤导管、重新调整导管方向进入右心房。如果送入 ICE 导管仍有困难，可将另一个导管（例如冠状窦导管）从同一血管入路送入，根据心腔内电图证实该导管进入心腔，再通过顺 / 逆钟向旋转调整 ICE 导管，定位此前已放入心腔的导管，然后沿着该导管的走行将 ICE 导管送入心腔（**图 2.4**）。如果使用短的血管鞘送入 ICE

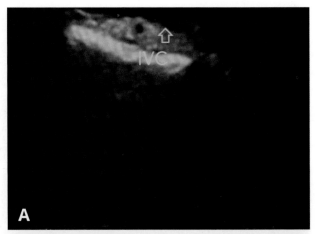

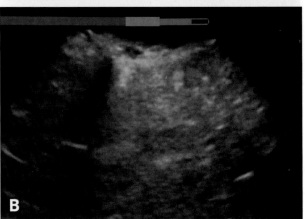

图 2.3 送入 ICE 导管。**A.** 箭头所示水平方向的无回声区为下腔静脉；**B.** ICE 导管通过下腔静脉的示意图

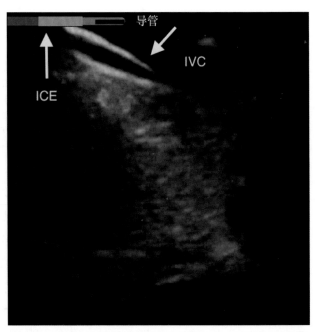

图 2.4 应用电生理导管引导 ICE 导管送入。通过三维标测系统送入电生理导管进入右心房，再沿着电生理导管送入 ICE 导管

导管，静脉血管的分叉处常通过困难。可以通过应用前向打弯 ICE 导管，使其头端到达血管分叉的交界处，轻微顺 / 逆钟向旋转导管，使其交界区清晰可见，当 3 点钟方向出现无回声区时，即可前送 ICE 导管（**图 2.5 A ～ C**）。当 ICE 导管从下腔静脉进入右心房困难时，也可应用上述方法来解决（**图 2.6**）。

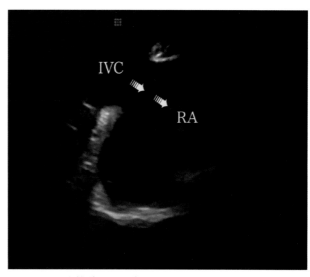

图 2.6　下腔静脉 - 右心房交界。下腔静脉 - 右心房交界处的孔状结构可能使得 ICE 导管通过困难，常通过前向打弯 ICE 导管来解决

右心房

从 home view 切面，将 ICE 导管轻微前向打弯、并后撤可清楚显示三尖瓣峡部，进而通过顺 / 逆钟向旋转导管，可观察整个三尖瓣峡部情况，明确有无凹陷、隆起等解剖障碍，精确定位峡部的边缘，从而确定最佳的消融径线。

从 home view 切面顺钟向旋转 ICE 导管，即可在屏幕的 6 点钟方向显示冠状窦口，1 ～ 3 点钟方向的下缘为卵圆孔（**图 2.7**）。当冠状窦口较大时，在该切面将 ICE 导管前向打弯，同时轻微顺 / 逆钟向旋转可将其送入冠状静脉窦。这样，可更好地观察左心房的解剖结构。

从 home view 切面轻微逆钟向旋转 ICE 导管至主动脉瓣长轴切面，可显示 Koch 三角区域，另外放置希氏束导管可帮助定位该区域。

从 home view 切面逆钟向旋转并前送 ICE 导管，可在 3 ～ 6 点钟方向显示右心耳。在该位置，将 ICE 导管向左打弯，可进一步清楚地显示目标结构。这对于右心耳局灶起源的房性心动过速，以及已植入心房起搏导线的患者，观察其他导管的操作避免影响到起搏导线很有帮助（**图 2.8**）。

从右心耳切面进一步逆钟向旋转 ICE 导管，当梳状肌在切面上消失时，可显示出右心房的界嵴。

从 home view 切面顺钟向旋转 ICE 导管，当显

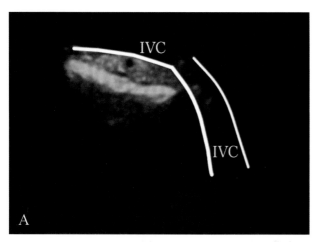

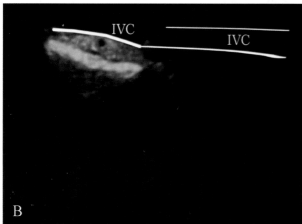

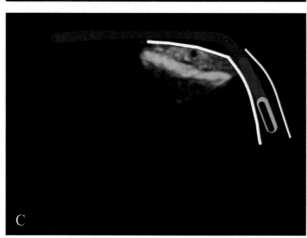

图 2.5　**A.** 因下腔静脉存在较陡的转折，ICE 导管送入困难；**B.** 前向打弯 ICE 导管，使血管转折处位于屏幕的 3 点钟方向，从而可顺利送入 ICE 导管；**C.** ICE 导管通过血管转折处示意图。一旦 ICE 导管通过转折处，应松开前向打弯

示出卵圆孔时，同时背向打弯、前送导管，即可在 4 ~ 5 点钟方向显示上腔静脉（**图 2.9**）。

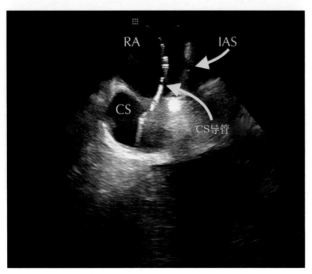

图 2.7　冠状窦。从 home view 切面顺钟向旋转 ICE 导管，即可在屏幕的 6 点钟方向显示冠状窦口。可见送入冠状窦口的冠状窦导管。RA：右心房；IAS：房间隔；CS：冠状窦

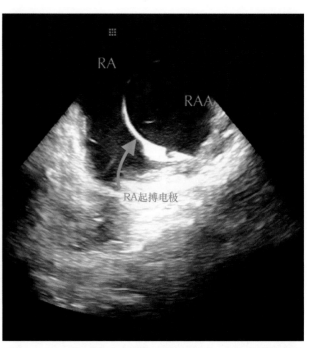

图 2.8　右心房起搏电极导线。从 home view 切面逆钟向旋转 ICE 导管，可见右心耳存在一起搏电极导线。RA：右心房；RAA：右心耳

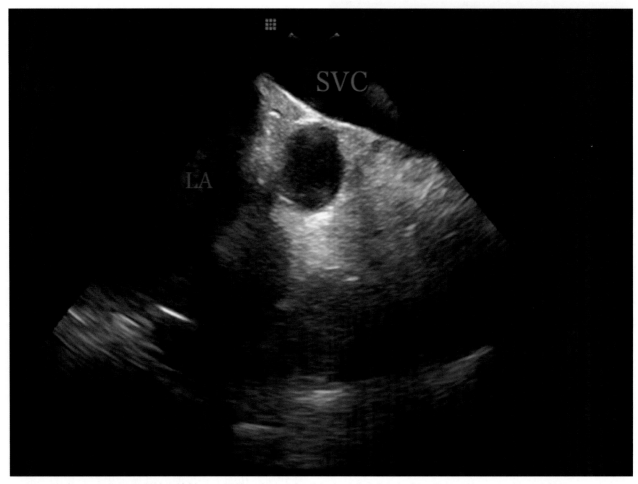

图 2.9　从 home view 切面顺钟向旋转 ICE 导管，当显示卵圆孔时，同时背向打弯、前送导管，可显示上腔静脉。LA：左心房；SVC：上腔静脉

右心室

从 home view 切面，将 ICE 导管前向打弯，可显示右心室，进而通过顺 / 逆钟向旋转导管，可以进一步显示右心室的目标区域。

从 home view 切面轻微逆钟向旋转 ICE 导管可显示希氏束区域，这时主动脉瓣长轴和近端升主动脉位于 2 ～ 3 点钟方向。

为了获得更多的右心室解剖信息，可以将 ICE 导管送入右心室。具体操作如下：从 home view 切面前向打弯，同时轻微顺 / 逆钟向旋转，在不影响三尖瓣环启闭的情况下，逐渐送 ICE 导管入右心室。在该过程中，三尖瓣相关解剖将由显示屏幕的 6 点钟方向移向 3 点钟方向。一旦 ICE 导管跨过三尖瓣，松开导管的前向打弯（**图 2.10 A ～ C** 和 ▶ **视频 2.2**），轻微顺 / 逆钟向旋转同时前送或后撤导管，即可在 4 ～ 6 点钟方向显示右心室流出道。如果需要，可通过 ICE 控制面板反转显示屏上下方向，调整后右心室流出道将出现在 10 ～ 12 钟方向（**图 2.11 A ～ B**）。

视频 2.2　右心室切面。从 home view 切面前向打弯，同时轻微顺 / 逆钟向旋转，在不影响三尖瓣环启闭的情况下，将 ICE 导管送入右心室，进入右心室后松开导管的弯度，然后再顺钟向旋转导管，依次可见显示出右心室、室间隔、左心室、左心房（30 秒）

房间隔

从 home view 切面顺钟向旋转同时背向打弯，可显示房间隔（**图 2.12** 和 ▶ **视频 2.3**）。另外，还可以从右心室切面来观察房间隔，具体步骤如下：一旦 ICE 导管进入右心室，顺钟向旋转导管，由前向后，依次会观察到右心室、室间隔、左心室、二尖瓣、左心房。显示左心房时，常需要轻微后撤导管即可显示房间隔切面，房间隔位于 8 ～ 11 点钟方向。进行该操作时，ICE 导管很容易从右心室脱出，因此操作需轻柔。另外，由于在平卧位，液体很容易聚集于左心室后基底部，因此，当存在心包积液时，很容易从该切面观察到（**图 2.13**）。

视频 2.3　房间隔切面。从 home view 切面顺钟向旋转 ICE 导管，直至显示出房间隔切面（6 秒）

经过适当的抗凝治疗之后，ICE 导管可经由未闭合的卵圆孔 / 房间隔缺损，或通过房间隔穿刺术，进入左心房。具体操作步骤如下：在房间隔切面，前向打弯 ICE 导管，使导管头端朝向卵圆孔 / 房间隔缺损，或穿刺房间隔后留置的钢丝，同时结合轻微顺 / 逆钟向旋转，使卵圆孔 / 房间隔缺损或留置钢丝位于显示屏幕中，然后前送 ICE 导管，当房间隔消失在屏幕视野中时，证实 ICE 导管进入左心房。一旦 ICE 导管进入左心房，将获得更清楚的左心房解剖结构超声影像。

左心房

ICE 导管可以分别从右心房、左心房、右心室来观察左心房。由于 ICE 可以直接、实时观察电生理导管和心脏结构，因此可以很容易确定电生理导管是否位于肺静脉内或肺静脉前庭。当从右心房观察左心房时，应选取房间隔切面。如果卵圆孔较薄，可以前向打弯 ICE 导管使其头端靠近卵圆孔，从而获得较好的左心房影像；如果房间隔较厚，常导致左心房影像质量较差。在房间隔切面，逆钟向旋转 ICE 导管，可显示二尖瓣。从二尖瓣切面顺钟向旋转 ICE 导管，首先显示的是左心耳（4 ～ 5 点钟方向）；进一步顺钟向旋转导管，出现的是左上肺静脉（3 ～ 4 点钟方向），随后是左下肺静脉（4 ～ 5 点钟方向）；继续顺钟向旋转导管，可以显示左心房后壁，以及呈水平走行的食管[2,4-5]（**图 2.14**）；继续顺钟向旋转导管，依次出现的是右下、右中、右上肺静脉。此外，当位于右肺静脉切面时，适当向左打弯，可以获得更好的右肺静脉影像（**图 2.15**）。我们可以根据右上肺静脉与肺动脉比邻的解

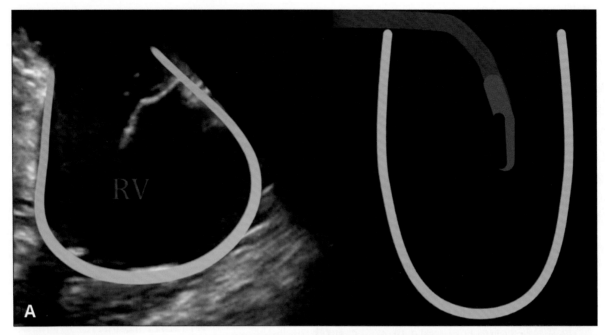

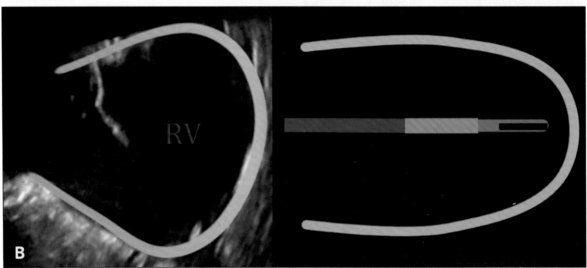

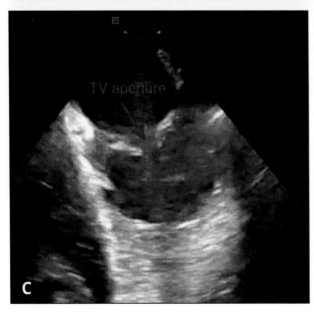

图 2.10 ICE 放置在右心室内。**A.** 从 home view 切面观察右心室；**B.** 从 home view 切面前向打弯、前送 ICE 导管，将把右心室影像移至屏幕的 3 点钟方向；**C.** 当 ICE 导管进入右心室时，尽可能将三尖瓣保持于显示屏的中央位置

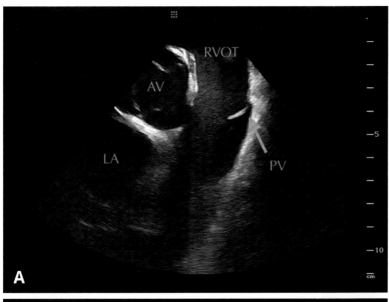

图 2.11　右心室流出道。A. 从右心室观察右心室流出道，同时可以显示主动脉瓣（AV）和左心房（LA）；B. 可以反转显示屏的上下方向，来观察右心室流出道（RVOT）。PA：肺动脉；PV：肺动脉瓣

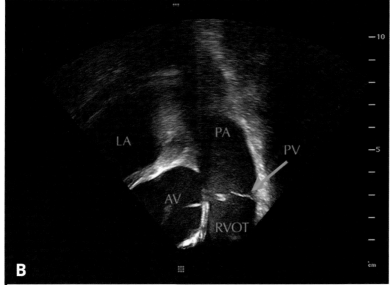

图 2.12　房间隔。从 home view 切面顺钟向旋转，即为房间隔（IAS）切面。RA：右心房；LA：左心房

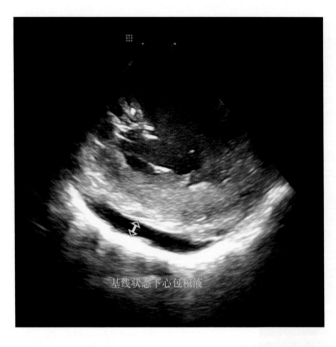

图 2.13　心包积液。将 ICE 导管送入右心室来观察心包积液。每例手术开始时，均应将 ICE 导管送入右心室，前后扫描来评估基线状态下心包积液的量

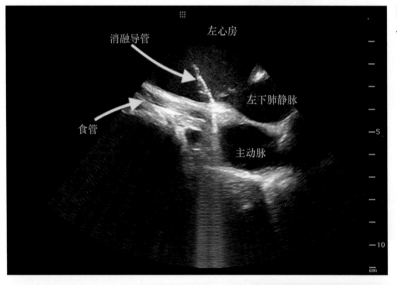

图 2.14　将 ICE 导管送入左心房内来观察左心房，可见位于左心房后壁呈水平走行的食管

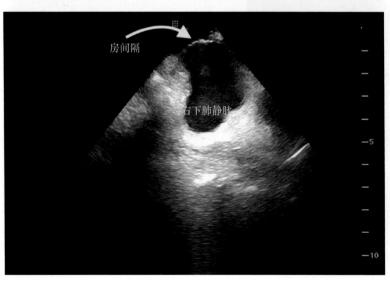

图 2.15　右下肺静脉。ICE 导管打左弯，可以更好地显示右下肺静脉

剖特点，很容易识别出右上肺静脉（▶ **视频 2.4**）。

当 ICE 导管进入左心房内时，显示的解剖同上述类似，但图像质量更为清楚。尽管这时左心耳的影像将会非常清楚，但应用 ICE 放置在左心房内除外左心耳血栓的可靠性仍需进一步验证。

也可以把 ICE 导管送入右心室来观察左心房。在右心室内，顺钟向旋转 ICE 导管，从前至后依次可以显示出右心室、室间隔、左心室、二尖瓣、左心房。进一步顺钟向旋转导管，可在 5 点钟方向显示与二尖瓣接近的左心耳、左心耳的嵴部、左上 / 左下肺静脉（**图 2.16** 和 ▶ **视频 2.5**）。需要再一次强调，尽管该切面可以很好地显示左心耳结构，但对于除外左心耳血栓的可靠性仍需进一步的研究证实。当 ICE 导管位于右心室时，对于右肺静脉的观察是较为困难的，我们可以通过较多的逆钟向旋转并后撤 ICE 导管，有可能在屏幕的 6 ～ 7 点钟方向看到与房间隔毗邻的右肺静脉。

视频 2.4　从房间隔切面观察左心房。首先在 6 点钟方向显示出二尖瓣，进一步顺钟向旋转，即可依次显示出左上肺静脉（4 点钟）、左下肺静脉（5 点钟）、右下肺静脉（6 点钟），最后显示出的是右上肺静脉（5 点钟）。在左、右肺静脉切面之间的左心房后壁切面，可见与之伴行的食管。该患者在观察右肺静脉时，不需要 ICE 导管向左打弯，即可获得不错的影像（15 秒）

视频 2.5　从右心室切面观察左心房。ICE 导管在右心室时，顺钟向旋转导管直至显示出左心房。5 点钟方向是左肺静脉，11 ～ 12 点钟方向是主动脉瓣，右冠窦在上，无冠窦比邻房间隔，左冠窦靠近二尖瓣。可以看到左主干起源于左冠窦（15 秒）

左心室

ICE 观察左心室最好的方法是将 ICE 导管放入右心室，通过顺钟向旋转导管，由前向后依次可以看到右心室、室间隔对应侧的左心室结构。

如果需要的话，可以通过 ICE 控制面板反转显示屏的左右方向，调整后的影像类似于经胸超声心动图的胸骨旁长轴切面[2]（**图 2.17**）。

如何辨别左心室前侧、后内侧乳头肌，有时存在一定的挑战。一般来说，顺钟向旋转 ICE 导管，可显示左心室短轴前面和前外侧乳头肌；逆钟向旋转 ICE 导管，可显示后内侧乳头肌，这时的左心室相对更饱满一些（**图 2.18**，**图 2.19** 和 ▶ **视频 2.6**）。

在房间隔切面，将 ICE 导管向前打弯，可以显示出二尖瓣环。逆钟向旋转导管，可以显示二尖瓣环的前侧结构；顺钟向旋转导管，可以显示出二尖瓣环的后侧结构。当 ICE 导管从右心室切面观察二尖瓣环时，逆钟向旋转导管，可显示靠近左心室流

图 2.16　将 ICE 导管送入右心室观察左心房。显示屏顶部 11 ～ 12 点钟方向是右冠窦（RCC），比邻房间隔的是无冠窦（NCC），靠近二尖瓣的是左冠窦（LCC），左主干动脉起源于左冠窦，左心耳位于显示屏的中央，位于左心耳（LAA）和左上肺静脉（LSPV）间的嵴部（Ridge）将两者分开

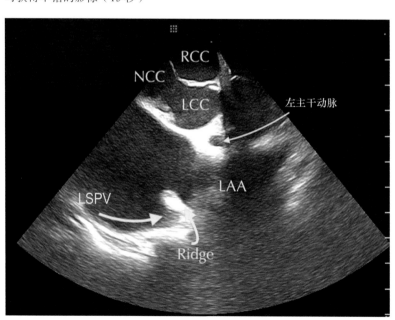

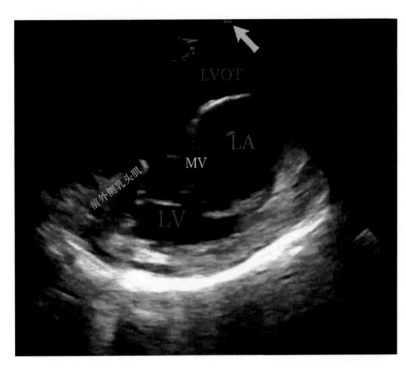

图 2.17　ICE 导管从右心室观察左心室。通过 ICE 控制面板反转显示屏的左右方向，调整后的影像类似于经胸超声心动图的胸骨旁长轴切面。LVOT：左心室流出道；MV：二尖瓣；LA：左心房；LV：左心室

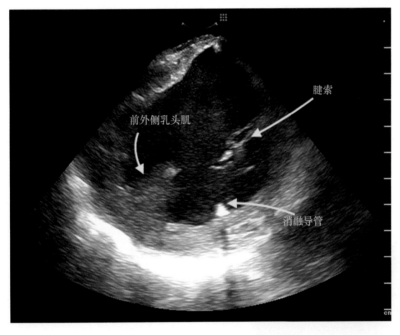

图 2.18　左心室前侧乳头肌。ICE 导管从右心室观察左心室前侧乳头肌

出道的二尖瓣环前侧瓣器结构；顺钟向旋转则可以显示靠近左心耳的二尖瓣环后侧瓣器结构。

　　当消融导管从穿房间隔途径由二尖瓣进入左心室时，可以从右心室切面或房间隔切面观察到。当消融导管经主动脉逆行途径进入左心室时，可在 home view 切面轻微逆钟向旋转，获得主动脉瓣长轴切面，以此切面可以观察消融导管跨过主动脉瓣进入左心室的过程。

视频 2.6　从右心室切面观察左心室。显示屏已经进行了左右翻转。ICE 导管在右心室时，顺钟向旋转导管，首先显示的是后内侧乳头肌和与其贴靠的消融导管，进一步顺钟向旋转，依次可显示出前外侧乳头肌、左心室流出道（10 秒）

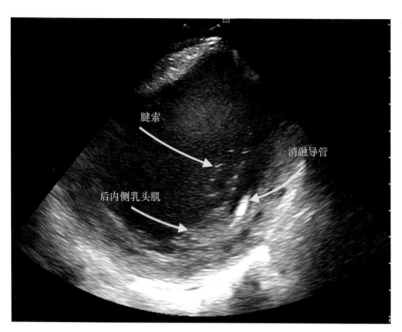

图 2.19　左心室后内侧乳头肌。ICE 导管从右心室观察左心室后内侧乳头肌，同时可以看到与其比邻的消融导管

主动脉瓣和近端升主动脉

ICE 可以通过长轴、短轴两个切面来观察主动脉瓣。长轴切面：从 home view 切面逆钟向旋转 ICE 导管，即可获得主动脉瓣的长轴切面，在该切面的 3 ~ 4 点钟方向为无冠窦（因其靠近 ICE 探头，位于屏幕上方，）、左冠窦（屏幕下方，有时与右冠窦重叠）以及朝右上走行的近端升主动脉。在该切面，有时很难区分左冠窦和右冠窦，一般可以通过增加逆钟向旋转（朝前）显示出右冠窦，顺钟向旋转（朝后）显示出左冠窦[2,6]（图 2.20）。

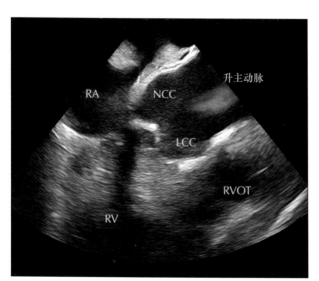

图 2.20　主动脉瓣长轴。在主动脉瓣长轴切面，可以显示出无冠窦（NCC）和左冠窦（LCC）。RA：右心房；RV：右心室；RVOT：右心室流出道

主动脉瓣短轴切面可以更好地区分不同的冠状窦，可以将 ICE 导管送入右心室，顺钟向旋转，由前向后可依次显示出右心室、室间隔、左心室、二尖瓣、左心房。当显示左心房时，轻轻回撤导管，即可显示主动脉瓣短轴切面，4 ~ 6 点钟方向为左冠窦，12 ~ 3 点钟方向为右冠窦，7 ~ 11 点钟方向为无冠窦（图 2.16 和 ▶ 视频 2.5）。左、右冠状动脉开口，可以结合 ICE 的血流多普勒功能来确定。

结论

ICE 对于无 X 线导管消融心律失常手术来说，至关重要。ICE 可以提供实时、精确、全面的心脏结构影像，同时可以监测消融导管的移动，以及消融导管与组织的贴靠，这使得术者在操作导管的时候更有信心，并可进一步提高手术的安全性。通过不断地更新导管消融术中应用 ICE 切面的图库，我们中心一直在探索更好地利用 ICE 的新方法。对 ICE 越熟悉，术者就可以发现更多、更实用、更好地观察手术目标结构的切面，以便 ICE 更好地服务于导管消融术。

视频 2S　Mansour Razminia 教授逐步讲解本章手术操作（19 分）

参考文献

1. Bartel T, Müller S. Why is intracardiac echocardiography helpful? Benefits, costs, and how to learn. *Eur Heart J.* 2014 Jan 7;35(2):69–76.

2. Jongbloed MR, Schalij MJ. Clinical applications of intracardiac echocardiography in interventional procedures. *Heart.* 2005 Jul;91(7):981–990.

3. Hijazi ZM, Shivkumar K. Intracardiac echocardiography (ICE) during interventional and electrophysiological cardiac catheterization. *Circulation.* 2009; Feb 3:119(4):587–596.

4. Cummings JE, Schweikert RA, Saliba WI, et al. Assessment of temperature, proximity, and course of the esophagus during radiofrequency ablation within the left atrium. *Circulation.* 2005;112:459–464.

5. Ren JF, Marchlinski FE, Callans DJ. Real-time intracardiac echocardiographic imaging of the posterior left atrial wall contiguous to anterior wall of the esophagus. *J Am Coll Cardiol.* 2006;48:594. author reply, 594–595.

6. Armstrong WF, Ryan T. Feigenbaum's *Echocardiography,* 7th ed. Philadelphia, PA. Lippincott Williams & Wilkins. 2011.

第 3 章

如何应用电解剖标测系统来减少 X 线

Kristen Breedlove，MPAS，PA-C；John Clark，MD

介绍

近 30 年来，医疗放射线暴露呈显著增长趋势。以美国为例，从 20 世纪 80 年代早期到 2006 年，每位美国公民的放射线暴露量增加了 7 倍以上[1]。过快增长的放射线暴露引发了新的公众关注，从而促进了民众采取追踪和减少放射线暴露的措施。幸运的是，在过去的 10 年中电生理导管室的放射线暴露量呈急剧下降趋势。现今，大多数电生理手术均可在零 X 线下完成。这主要归功于三维标测系统和心腔内超声（intracardiac echocardiography，ICE）的技术发展。本章将回顾最少化 X 线的原因，并讨论如何利用当今的标测工具来减少或消除放射线：通过介绍不同标测系统的原理，以最大程度发挥此类工具减少 X 线的作用。

减少射线的原因

如前所述，近 25 年来，美国的人均医疗放射线暴露量急剧升高[1]。在 20 世纪 80 年代早期，医疗放射线暴露量占我们总放射线暴露量的 15%。而到 2006 年，这个数字已经增加到接近一半（48%，**图 3.1**）。

尽管当前放射线暴露水平的风险较低，但也不容忽视。对患者的危害包括确定性的（主要为放射

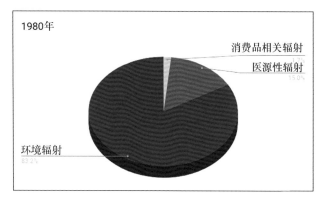

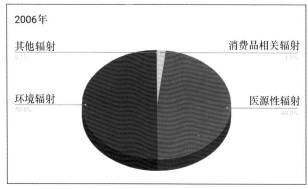

图 3.1　20 世纪 80 年代早期和 2006 年医疗放射线暴露量的变化

性皮炎）和随机性的（恶性肿瘤和生育缺陷）。对工作人员的危害包括确定性的（白内障，最常见）和随机性的（恶性肿瘤），以及穿戴铅防护服带来的骨科问题。因为这些问题，我们需要为消除电生理导管室的放射线而继续努力。

电解剖标测系统的历史

1997 年，Gepstein 等发表了"一种基于导管的无 X 线心脏电解剖标测新方法"的论文[2]。文中他们介绍了一种新的标测系统（CARTO，Biosense Webster），该系统利用磁导航技术来判定导管头端的三维空间位置，同时还可以记录导管头端的局部电位图。因此，在一个稳定的心律下，通过在目标心腔内进行多点采样，该系统可以创建出采样心腔的三维解剖模型，同时解剖模型表面覆以不同颜色来代表心脏的电学激动，这是第一个将电学信息和解剖信息相关联的标测系统。在他们用猪进行的研究中，他们发现该系统具有高度准确性和可重复性。随后 1999 年，Varanasi 等发表了这个新系统用于人类的首次经验[3]。他们报道应用此系统成功完成了 3 例患者的消融手术：1 例局灶房性心动过速，1 例典型心房扑动和 1 例右心室流出道室性心动过速。最终，新的电解剖标测系统获得了全世界范围内监管部门的批准，当今成为了电生理医生的有力工具。

在新标测系统应用的早期，各个电生理中心开始逐渐积累应用这种新技术的经验，但是一开始，并不能确定该技术的功能是否与其昂贵的价格相匹配。因此，新系统的支持者于 2000 年发表了一篇题为"无 X 线的三维标测系统对于心律失常的消融是工具还是玩具？"的文章[4]，该研究小组的结论是：新的三维标测系统确实是很好的工具，可在不增加手术时间的同时显著缩短 X 线的透视时间。这篇文章发表后不久，Drago 等发表了一系列将 CARTO 系统用于儿童患者消融，以减少或消除 X 线透视的文章[5]。21 例患儿中，有 9 例成功实施无 X 线导管消融（42%），鉴于他们使用的是第一代 CARTO 系统，此项成就的重要性绝对是意义非凡。因为第一代 CARTO 系统只能可视化一个导管：Navistar 消融导管，其他标测导管均不能显示，且三维解剖建模是一个缓慢的过程，系统的"视野"仅局限于胸腔内的一小区域。正是由于上述不足，在被广泛采用之前，CARTO 系统花费了 5 年时间来改进技术，这期间其他的电解剖标测系统也相继问世。

不同的电解剖标测系统及其原理

第一个用于临床的是 CARTO（Biosense Webster）系统。在它的原始版本中，该系统基于磁场定位技术，具体原理如下：患者仰卧于包含 3 个不同场强的磁场发生器上方，Navistar 导管的头端含有金属线圈，当线圈位于磁场中时产生电流，系统的主机电脑可根据检测到的场强变化，定位导管头端的三维空间位置，同时可以储存标记点以供参考。

在 CARTO 问世后的短短几年间，出现了 2 个竞争者：Localisa 系统（Medtronic，Inc.）和 EnSite 系统（Abbott，Abbott Park，IL）。Localisa 系统不能将电学信息显示在三维模型上，因此临床应用有限，很快就退出了历史舞台。EnSite 系统可以同时显示心脏的三维解剖和电学激动，成为了 CARTO 的主要竞争对手。EnSite 系统的原理不同于 CARTO 系统，该系统利用 6 个贴在患者躯干上的体表贴片，建立 3 个互相垂直的电场，体内的任何电极导管都可以检测到这些电信号，EnSite 系统的主机电脑可以根据相应的阻抗信息，对电场内的电极导管进行三维定位。EnSite 系统的优势是可以兼容所有临床可用的 EP 导管，能将不同能量源（冷冻或射频）的消融导管可视化，具有更为宽广的视野窗，可以快速、精细地构建三维模型。**图 3.2** 和**图 3.3** 展示了早期版本的 CARTO 和 EnSite 系统构建的三维模型。**图 3.4** 展示了目前装置获得的更加复杂的

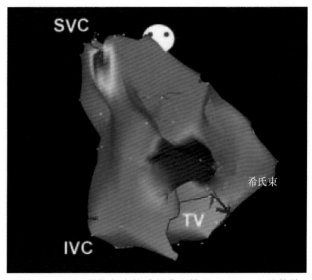

图 3.2 CARTO 早期版本构建的典型模型。SVC：上腔静脉；IVC：下腔静脉；TV：三尖瓣

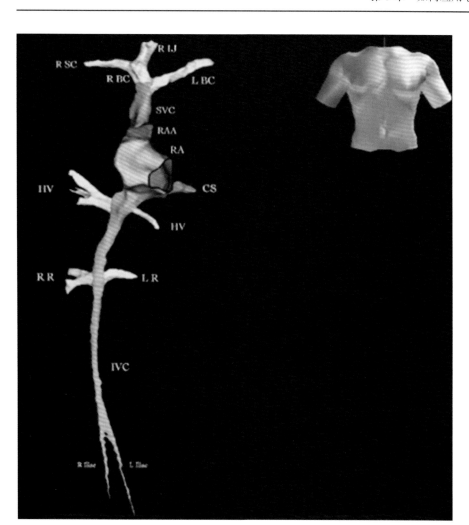

图 3.3　EnSite 早期版本构建的典型模型

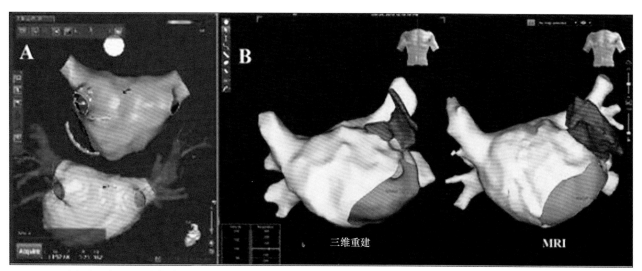

图 3.4　后续版本的标测系统构建的三维模型更为精细。**A. 灰色图像**：CARTO 3 系统应用标测导管构建的左心房电解剖模型（后-前位）；黄色图像：左心房的 MRI 影像。**B. 左图**：EnSite NavX 系统用标测导管构建的左心房电解剖模型（前-后位）；**右图**：左心房的 MRI 影像。可见应用上述两种电解剖标测系统构建的心脏解剖结构都与 MRI 极为相似

模型。

　　2007 年，Tuzcu 和 Smith 分别发表了他们应用 EnSite 系统实现无 X 线的经验[6-7]。随后其他多个中心相继报道了针对不同心律失常导管消融的相似结果，这些心律失常或电生理基质包括房室结折返性心动过速（atrioventricular nodal reentrant tachycardia，AVNRT）[8]、右侧旁路[9]、左侧旁路[10]、心房颤动（atrial fibrillation，AF）[11]和室性心动过速（ventricular tachycardia，VT）[12]。根据临床应用的反馈，两个系统都在不断地改进，并逐渐成熟。随着 CARTO3 的问世，使用 CARTO 系统的术者可常规实现零 X 线，CARTO3 系统很大程度上与 EnSite 系统的功能相匹配：更宽广的视野窗、大多数导管可视化（包括其他消融能量导管），以及其他一些标测功能。现在，两个系统均可提供高质量三维建模以及一系列的标测功能，以辅助完成心律失常的标测和消融。Scaglione 等于 2013 年首次报道了 CARTO 3 系统的使用经验，他们的研究包括 21 名行冷冻消融的 AVNRT 儿童，手术即刻成功率 100%，其中 19 例未使用 X 线，其他 2 例需要短暂的 X 线透视以指引股静脉入路的导管[13]。Macias 将 CARTO 3 与其导管室常规使用的 EnSite 系统比较，发现两者均可以成功完成典型三尖瓣环峡部依赖性心房扑动的无 X 线消融[14]。随后，Scaglione 报道了 44 例 AVRT 的儿童，均成功完成了无 X 线的导管消融，对不存在卵圆孔未闭的左侧旁路患儿，Scaglione 团队采用了逆行主动脉入路[15]。Kuhne 率先报道了应用带有 CARTOMERGE 功能的 CARTO 3 进行心房颤动消融的经验[16]。现在，应用任一系统常规实行零 X 线消融均已成为可能。消除 X 线的首要步骤是尽可能多地使用 EAMS，只在必要时才使用 X 线透视。在这个适应过程中可能存在学习曲线，而且应当确实保证操作的安全性。铭记这一点，我们就能顺利渡过这一阶段。

股静脉是常规的电极导管入路（具体细节详见第 5 章）。一旦成功建立股静脉通路，即可送入电极导管。如果使用 EnSite 系统，建议首先送入可控弯的多极电极导管；如果使用 CARTO 系统，在本书出版时，需首先送入消融导管。当导管位于鞘管内时，EnSite 系统屏幕上显示的电极导管是扭曲变形的，且通常上下颠倒，一旦电极导管离开鞘管，扭曲变形的导管就会恢复，导管也将呈现正确的方向。继续前送导管时，它的移动和方向均会准确地呈现在 EnSite 显示屏上。使用 CARTO 系统时，需轻柔、无阻力地将导管前送至标测区域，通常位于下腔静脉的中段之上。如果导管无意中进入了对侧股静脉，可通过导管的走行辨别出来。同样

的，当导管沿下腔静脉送入时，可能进入肾静脉或肝静脉，同样可通过导管的走行识别出来。使用三维标测系统，可全程跟踪导管从鞘管送入心脏的整个过程，沿途的血管分叉均可以显示出来。并且不再需要移动检查床来追踪导管，因为三维电解剖标测系统可将任何需要关注的目标区域，放置在显示屏的中央。

是否构建从股静脉至心脏沿途血管的解剖模型取决于术者。即使不构建相关模型，导管朝向患者头侧前送这一点应十分明确，导管将以一个相对直的、向上的方向前进，直至靠近肝。导管到达肝水平时，导管的前进方向朝患者的左肩偏转，这个偏转提示导管即将进入右心房。继续前送导管可记录到心房电位，提示导管进入心房。一旦导管位于心腔内，通常需进行系统优化并采集呼吸补偿信息，以稳定呼吸过程中的导管位置。随后，可以开始构建心脏的三维解剖模型。

从这个位置很易于构建上腔静脉（superior vena cava，SVC）、下腔静脉（inferior vena cava，IVC）、右心房和三尖瓣环的三维解剖模型。在多数情况下，也可以将导管送入冠状窦，构建其解剖模型。当构建三尖瓣环时，可标记出希氏束的位置。对大多数室上性心动过速的导管消融来说，这个程度模型的构建已足以完成相关手术操作。对于所有的右侧旁路和 AVNRT 不再需要构建其他模型，当然详细构建 Koch 三角区域的解剖是有所帮助的；对于左侧旁路，如果需要可进行左心房建模，但是冠状窦建模对于旁路的定位和消融已经足够；对于异位房性心动过速和房内折返性心动过速（intra atrial reentrant tachycardia，IART），可能需要构建更多的右心房或左心房模型；对于 VT，右心室或左心室的模型构建将是必需的。构建心脏解剖模型的过程常常仅需数分钟即可完成。由于需要构建心脏的三维解剖模型，人们可能认为结合三维系统的最小化 X 线透视操作，将比传统 X 线透视引导的操作需要花费更多的时间，但事实上构建模型所额外花费的时间可被更快、更有把握的移动和放置导管所减少的时间抵消，整体操作的时间差异目前尚不清楚，但迄今为止的数据显示对于熟练的术者操作时间是相当的。尽管存在一定的学习曲线，但因术中不再需要消耗时间来踩透视脚踏板和定位导管的位

置，因此相关文献的结果并未表明应用三维标测系统的操作时间更长[4,7,17]。

　　EnSite 和 CARTO 系统都存在的一个不足是无法显示长鞘的外鞘、扩张鞘，以及导引钢丝。但是，如果术中需要用到长鞘，可以被间接地显示出来。首先，将长鞘置于 IVC，沿鞘管将电极导管送入右心房，随后固定电极导管前送长鞘，当鞘管到达电极导管的近端电极时，EnSite 显示屏上的导管形状将扭曲变形；对于 CARTO 系统，消融导管的近端电极将会显示为位于鞘管内。据此可以判断长鞘的远端相对于电极导管的位置。另一个待解决的问题是放置需要通过长鞘进入的环形标测导管。这常见于右心室流出道（right ventricular outflow，RVOT）室性心律失常的标测和消融。如果需要将环形标测导管放置在 RVOT，首先通过长鞘送入可控弯电极导管，置于肺动脉主干，之后前送长鞘，直至近端电极扭曲变形或显示其位于长鞘内时，提示长鞘到达肺动脉，然后撤出可控弯电极导管，再沿长鞘送入环形标测导管。当环形标测导管从长鞘中显露出时，可通过部分电极的扭曲程度识别，随后后撤长鞘以显示剩余的电极，使得环形标测导管展示出正常的形状和外观，之后将环形标测导管和

长鞘作为一个整体同时后撤并置于 RVOT。经过这些简单的操作，将仅有极少数的心律失常不能在零 X 线下完成标测和消融。在本书出版时，一个新的可视化长鞘可用于 CARTO3 系统：Vizigo（Biosense Webster），术中可显示部分长鞘以及鞘管的打弯程度。图 3.5 显示了应用 CARTO3 系统构建的左心房电解剖模型，可见 Vizigo 鞘管的远端位于左心房内，且消融导管头端已出 Vizigo 长鞘。随着应用这个鞘管的经验逐渐积累，它在无 X 线消融方法中的益处有待进一步确认。房间隔穿刺将需要额外的工具，也就是心腔内超声，将在之后的章节中介绍。

　　大多数电生理导管室追求零 X 线的主要目的，是基于患者和工作人员在放射线暴露方面的安全问题。但是，零 X 线还有其他的益处，只是在该导管室实现此操作前通常不会被考虑到。首先，也是最受欢迎的益处是不再需要穿戴铅防护设备，一旦手术操作的舒适度足够高，工作人员将不再穿戴铅衣。当做到这一点时，导管室的每一位工作人员都将会感激术者成功通过学习曲线而达到了这一里程碑阶段。来自工作人员的感激是显而易见的，当工作人员从铅衣中解放出来后，他们将不会再回到传统的操作方法中。

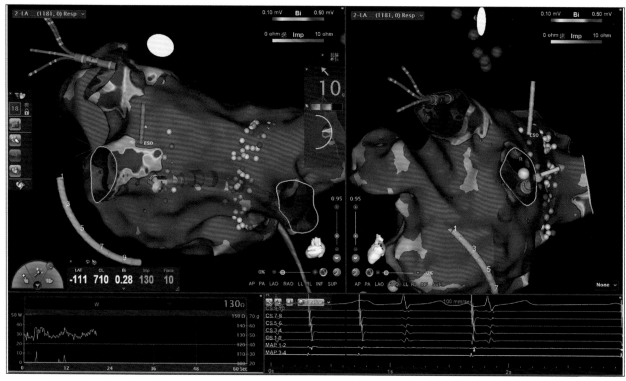

图 3.5　应用 CARTO3 建立的 2 个体位下的左心房 EAM——后前位和右侧斜位，显示了在左心房内的可控导引鞘（Vizigo，Biosense Webster），消融导管头端已出鞘管。注意基于沿鞘管远端曲线上设置的标记，鞘管的方向和打弯程度是可视的

另一个益处是对于妊娠期的女性。对妊娠女性进行导管消融将在其他章节介绍，但同时还存在工作人员处于妊娠期的问题。非常幸运的是，到目前为止，我们导管室有 4 位怀孕的工作人员不再需要被安排到其他的工作岗位上。零 X 线手术使她们不存在放射线暴露，因此可以使有经验的工作人员妊娠期间坚持在电生理导管室工作，这对治疗和工作流程的连续性是极好的。

最后，还有一个益处是可在电生理导管室外进行导管消融手术。虽然我们已在导管室外完成超过 100 例消融病例[18]，但目前并没有这么做的迫切需要。在电生理导管室外完成导管消融的临床场景之一，是为了应对极少数表现为心动过速性心肌病且需要体外膜肺氧合（extracorporeal membrane oxygenation，ECMO）的患者。如果患者必须行心动过速的导管消融，那么在 ECMO 支持下进入电生理导管室是非常危险的，但如果整个团队的零 X 线导管消融经验丰富，那么更安全的选择是将电生理相关设备转移到患者的床旁，行零 X 线导管消融。但是，我们应牢记目前即使对于有经验的、已长期不需要 X 线的术者，在没有 X 线备用的手术环境中完成导管消融手术，仍是超出临床实践许可的。

结论

三维电解剖标测系统已彻底改变了心脏电生理领域。迄今为止，已发表了 200 多篇文章支持三维标测系统在治疗各种心律失常时的安全性和实用性。参考文献列表中列出了一些重要的相关文献[17,19-26]。随着三维标测系统的继续发展和改善，所有电生理导管室最终将转变为无 X 线导管室。在本书随后的章节中，您将学习相关知识，以助于您缩短这一转变过程。

参考文献

1. Schauer DA, Linton OW. National Council on Radiation Protection and Measurements Report shows substantial medical exposure increase. *Radiology.* 2009;253(2):293–296. doi:10.1148/radiol.2532090494

2. Gepstein L, Hayam G, Ben-Haim SA. A novel method for non-fluoroscopic catheter-based electroanatomical mapping of the heart. In vitro and in vivo accuracy results. *Circulation.* 1997;95(6):1611–1622.

3. Varanasi S, Dhala A, Blanck Z, Deshpande S, Akhtar M, Sra J. Electroanatomic mapping for radiofrequency ablation of cardiac arrhythmias. *J Cardiovasc Electrophysiol.* 1999;10(4):538–544.

4. Khongphatthanayothin A, Kosar E, Nademanee K. Non-fluoroscopic three-dimensional mapping for arrhythmia ablation: Tool or toy? *J Cardiovasc Electrophysiol.* 2000; 11(3):239–243.

5. Drago F, Silvetti MS, Pino AD, Grutter G, Bevilacqua M, Leibovich S. Exclusion of fluoroscopy during ablation treatment of right accessory pathway in children. *J Cardiovasc Electrophysiol.* 2002;13(8):778–782.doi:10.1046/j.1540-8167.2002.00778.x

6. Tuzcu V. A non-fluoroscopic approach for electrophysiology and catheter ablation procedures using a three-dimensional navigation system. *Pacing Clin Electrophysiol.* 2007;30(4):519–525. doi:10.1111/j.1540-8159.2007.00702.x

7. Smith G, Clark JM. Elimination of fluoroscopy use in a pediatric electrophysiology laboratory utilizing three-dimensional mapping. *Pacing Clin Electrophysiol.* 2007; 30(4):510–518.doi:10.1111/j.1540-8159.2007.00701.x

8. Gist K, Tigges C, Smith G, Clark J. Learning curve for zero-fluoroscopy catheter ablation of AVNRT: Early versus late experience. *Pacing Clin Electrophysiol.* 2011;34(3):264–268. doi:10.1111/j.1540-8159.2010.02952.x

9. Ma Y, Qiu J, Yang Y, Tang A. Catheter ablation of right-sided accessory pathways in adults using the three-dimensional mapping system: A randomized comparison to the conventional approach. *PLoS One.* 2015;10(6):e0128760. doi:10.1371/journal.pone.0128760

10. Clark J, Bockoven JR, Lane J, Patel CR, Smith G. Use of three-dimensional catheter guidance and trans-esophageal echocardiography to eliminate fluoroscopy in catheter ablation of left-sided accessory pathways. *Pacing Clin Electrophysiol.* 2008;31(3):283–289. doi:10.1111/j.1540-8159.2008.00987.x

11. Reddy VY, Morales G, Ahmed H, et al. Catheter ablation of atrial fibrillation without the use of fluoroscopy. *Heart Rhythm.* 2010;7(11):1644–1653. doi:10.1016/j.hrthm.2010.07.011

12. Razminia M, Willoughby MC, Demo H, et al. Fluoroless catheter ablation of cardiac arrhythmias: A 5-year experience. *Pacing Clin Electrophysiol.* 2017;40(4):425–433. doi:10.1111/pace.13038

13. Scaglione M, Ebrille E, Caponi D, et al. Single center experience of fluoroless AVNRT ablation guided by electroanatomic reconstruction in children and adolescents: Fluoroless AVNRT cryoablation in children. *Pacing Clin Electrophysiol.* 2013;36(12):1460–1467. doi:10.1111/pace.12183

14. Macías R, Uribe I, Tercedor L, Jiménez-Jáimez J, Barrio T, Álvarez M. A zero-fluoroscopy approach to cavotricuspid isthmus catheter ablation: Comparative analysis of two electroanatomical mapping systems: zero-fluoroscopy catheter ablation. *Pacing Clin Electrophysiol.* 2014;37(8):1029–1037.doi:10.1111/pace.12376

15. Scaglione M, Ebrille E, Caponi D, et al. Zero-fluoroscopy ablation of accessory pathways in children and adolescents: CARTO 3 electroanatomic mapping combined with RF

and cryoenergy: Fluoroless WPW ablation in children and adolescents. *Pacing Clin Electrophysiol.* 2015;38(6):675–681. doi:10.1111/pace.12619

16. Kühne M, Knecht S, Mühl A, et al. Fluoroscopy-free pulmonary vein isolation in patients with atrial fibrillation and a patent foramen ovale using solely an electroanatomic mapping system. *PLoS One.* 2016;11(1):e0148059.doi:10.1371/journal.pone.0148059

17. Sporton SC, Earley MJ, Nathan AW, Schilling RJ. Electro-anatomic versus fluoroscopic mapping for catheter ablation procedures: A prospective randomized study. *J Cardiovasc Electrophysiol.* 2004;15(3):310–315. doi:10.1111/j.1540-8167.2004.03356.x

18. Bigelow AM, Smith PC, Timberlake DT, et al. Procedural outcomes of fluoroless catheter ablation outside the traditional catheterization lab. *Europace.* 2017;19:1378–1384. doi:10.1093/europace/euw207

19. Marini M, Del Greco M, Ravanelli D, et al. The benefit of a general, systematic use of mapping systems during electrophysiological procedures in children and teenagers: The experience of an adult EP laboratory. *Pediatric Cardiol.* 2016;37(4):802–809. doi:10.1007/s00246-016-1354-2

20. Tuzcu V. Significant reduction of fluoroscopy in pediatric catheter ablation procedures: Long-term experience from a single center. *Pacing Clin Electrophysiol.* 2012;35(9):1067–1073. doi:10.1111/j.1540-8159.2012.03472.x

21. Scaglione M, Ebrille E, Clemente FD, Gaita F, Bradfield JS. Catheter ablation of atrial fibrillation without radiation exposure using a 3D mapping system. *J Atr Fibrillation.* 2015;7(5). doi:10.4022/jafib.1167

22. Ozturk E, Ergul Y, Tanidir IC, Akdeniz C, Tola HT, Tuzcu V. Electroanatomic mapping guided cryoablation of Mahaim pathways in children with limited fluoroscopy exposure. *Pacing Clin Electrophysiol.* 2015;38(3):362–367. doi:10.1111/pace.12559

23. Nguyen MB, Ceresnak SR, Janson CM, et al. A multi-center review of ablation in the aortic cusps in young people. *Pacing Clin Electrophysiol.* 2017;40(7):798–802. doi:10.1111/pace.13126

24. Caponi D, Corleto A, Scaglione M, et al. Ablation of atrial fibrillation: Does the addition of three-dimensional magnetic resonance imaging of the left atrium to electroanatomic mapping improve the clinical outcome? A randomized comparison of CARTOMERGE vs. CARTO-XP three-dimensional mapping ablation in patients with paroxysmal and persistent atrial fibrillation. *Europace.* 2010;12(8):1098–1104. doi:10.1093/europace/euq107

25. Koca S. Electroanatomic mapping guided pediatric catheter ablation with limited/zero fluoroscopy. *Anatolian J Cardiol.* 2018. doi:10.14744/AnatolJCardiol.2018.72687

26. Nedios S, Sommer P, Bollmann A, Hindricks G. Advanced mapping systems to guide atrial fibrillation ablation: Electrical information that matters. *J Atr Fibrillation.* 2016;8(6). doi:10.4022/jafib.1337

第 4 章

如何应用 MediGuide 和 CARTOUNIVU 技术减少导管消融中的 X 线

Martin Borlich，MD；Philipp Sommer，MD

介绍

导管消融现已成为治疗心律失常的标准手段，世界各地的电生理手术量亦呈稳步上升的趋势。尽管三维标测系统和图像整合技术一直在不断向前发展，现代导管消融术中仍常需应用 X 线透视，为避免患者和电生理导管室医护人员的放射线暴露风险（包括随机和确定性的），必须尽可能减少 X 线透视的时间和剂量，并且应将此作为评价手术质量优劣的一个重要指标。本章我们旨在强调现代图像整合工具如 MediGuide 和 CARTOUNIVU，对于减少 X 线的潜能和重要性，并展示如何将上述工具整合到现代心律失常的介入治疗中。

MediGuide

MediGuide（Abbott，Abbott Park，IL）是一种非透视导管可视化系统（nofluoroscopic catheter visualization，NFCV），可将导管的实时导航信息叠加在预先录制的 X 线影像上。该技术最早报道于 2008 年[1]，之后于 2009 年首次应用于人体[2]。MediGuide 系统由一个产生三维电磁场的发射器组成，该装置安装在 X 线成像系统的透视探测器上，通过其将 X 线影像与三维磁场空间定位信息整合。具有 MediGuide 功能的导管头端配备有微型单线圈感应器（< 1 mm³），当其进入电磁传感器场中时，无需 X 线透视即可进行实时追踪。另外通过两种算法来补偿主要的和次要的器官运动：①一个贴在患者身上的磁场参照感应器，作为参照用于校正因呼吸运动、患者活动引起的导管空间定位伪差；② ECG 信号被用于补偿心脏运动带来的伪差。由于 MediGuide 系统是从硬件水平将 X 线透射系统与三维空间定位系统进行了整合，因此 MediGuide 系统的影像整合是自动的，并且最多可以同时显示 9 个电极导管。

在初始化时，需要记录 2 个短暂的 X 线透视影像（通常是右前斜位和左前斜位）[3-4]。随后，一个具有 MediGuide 功能的诊断用电极导管（即，Lifewire 诊断性导管，可兼容 MediGuide，Abbott）被送入冠状窦中。根据具体的消融手术类型，通过 MediGuide 系统对相关解剖结构进行标记，以肺静脉电隔离为例，应首先对上腔静脉（superior vena cava，SVC）、下腔静脉（inferior vena cava，IVC）和卵圆窝进行标记。如果不使用心腔内超声（intracardiac echocardiography，ICE），接下来的房隔穿刺和肺静脉造影是在整个操作过程中最后需要 X 线的两个步骤。在此后的手术中，可脱掉针对 X 线的铅衣和其他个人防护设备。如果需要，还可将心脏 CT 或 MRI 数据导入 NFCV 平台上，利用一些标志性的解剖结构，将三维的心脏 CT 或 MRI 数据与 X 线、三维标测系统构建的解剖模型进行融合。以肺静脉电隔离为例，通常采用肺静脉口作为标记（**图 4.1**），结合 MediGuide 系统，并应用三维电解剖标测系统构建左心房的解剖模型（**图 4.2**），构建完成后，可与导入的心脏 CT 或 MRI 数

据进行融合。

应用 MediGuide 系统进行心房颤动导管消融的益处已被充分阐述。2012 年 Rolf 等证实在心房颤动导管消融中，应用兼容 MediGuide 系统的诊断用电极导管，可减少约 50% 的 X 线透视时间和剂量[5]。在兼容 MediGuide 系统的消融导管 2012 年 5 月问世之后，Rolf 等于 2013 年发表了应用全系列 MediGuide 导管进行心房颤动消融的首例临床经验。这项技术很容易与现有标准的心房颤动消融流程整合，透视时间可以平均减少至

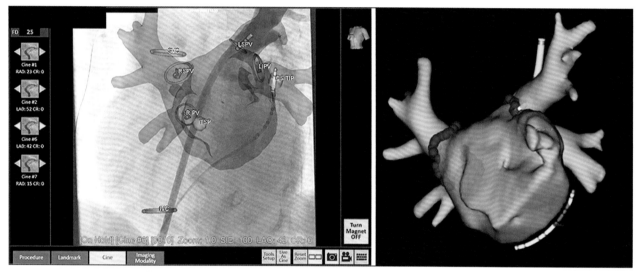

图 4.1　MediGuide 系统屏幕截图和应用 EnSite Precision 三维标测系统构建的左心房解剖模型。左图为 X 线 LAO 体位（42°）的影像，4 个肺静脉口、消融导管头端和冠状窦电极导管头端，以及上、下腔静脉均被标记出来。右图为三维标测系统构建的左心房模型，同时显示了消融标记点、食管温度监测探头、消融导管、冠状窦电极导管

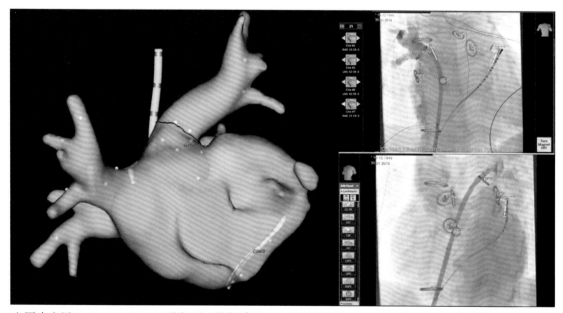

图 4.2　左图为应用 EnSite Precision 三维标测系统构建的左心房解剖模型，RAO 体位（15°）。右图为相对应的 MediGuide 系统 RAO 影像（**上图**）和 LAO 影像（**下图**）

4.6 分钟，且无严重并发症发生[6]。最新发表的应用 NFCV 技术结合三维电解剖标测系统在 1000 例患者中进行心房颤动消融的研究结果表明，此技术是安全可靠的，且学习曲线短（25 ～ 50 例操作）、并发症发生率低（2%），总的手术时间中位数为 120 分钟，透视时间中位数为 0.9 分钟，透视剂量中位数为 345 cGy·cm²。研究结果表明，最常见的电生理介入手术心房颤动消融可在透视时间 < 1 分钟和相对较低的放射剂量下完成[4]。尤其是此研究队列中的最后 250 例手术，仅需 0.5 分钟透视，累积剂量为 152 cGy·cm²。由于 MediGuide 系统仅能兼容一个公司的 X 线透视设备，使得其推广受限。可用于 EnSite Precision 三维标测系统的带有磁感应的 TactiCath 光感压力消融导管（Abbott，Abbott Park，IL）是该公司的另一个发展方向。此外，一种新的多电极、高密度标测导管（Advisor HD Grid 标测电极导管，磁感应式，Abbott）目前已上市，它彻底改变了现有的标测流程。

NFCV 技术除应用于心房颤动消融外，相关数据表明 MediGuide 系统同样有助于其他心律失常的消融。Sommer 等于 2012 年发表了 MediGuide 系统在典型心房扑动消融中的应用，显示出手术透视时间短，整个三尖瓣峡部（CTI）消融仅需约 2.5 分钟[7]。在一项前瞻性研究中，Schöne 等通过 MediGuide 系统和传统 X 线透视方法对比，结果显示 MediGuide 系统可显著降低 X 线透视时间和剂量[8]。此外还有 MediGuide 系统成功用于心脏再同步化治疗中左心室的电极植入[9-10]，以及其他心律失常消融的研究报告[3]。▶视频 4.1 展示了 MediGuide 系统对不典型心房扑动消融的益处。应用 MediGuide 系统治疗室性心律失常的数据相对较少。除此之外，MediGuide 可被用于评估局部室壁的运动情况，这是由于它可以非常精确地储存和分析三维空间中点的运动轨迹[11-12]。

除可用导管数量有限、仅兼容一个公司的 X 线透视设备、系统整体费用高之外，MediGuide 代表了现代电生理影像领域的一个杰出部分，有助于优化手术流程和减少放射线剂量，进一步减少电生理导管室工作人员和患者的终身放射风险。

视频 4.1　应用 Ensite Precision 三维标测系统结合 MediGuide 进行不典型心房扑动的导管消融。应用环状标测电极标测的激动图和闪点图，提示为围绕二尖瓣环的逆钟向折返性心房扑动（TCL 211 ms），消融前壁峡部线后，TCL 延长至 237 ms。重新进行激动标测提示为房间隔折返性心房扑动，在房间隔折返环峡部行拖带标测，TCL = PPI，在该处消融，心动过速终止。窦性心律下行激动标测，证实间隔线阻滞完全，阻滞线两侧激动延迟大于 150 ms。手术全程的 X 线暴露时间为 0.3 分钟，放射剂量为 191 μGy·m²（3 分 11 秒）。TCL：心动过速周长，PPI：起搏后间期

CARTOUNIVU

CARTOUNIVU 模块（Biosense Webster，Diamond Bar，CA）是用于 CARTO3 电解剖标测系统（Biosense Webster）的高级图像整合工具，可以将 X 线影像和 CARTO 3 系统构建的三维解剖模型整合在一起。CARTOUNIVU 兼容于大多数厂家的 X 线透视设备。CARTOUNIVU 模块软件包初始安装时，需与相应导管室的 X 线系统进行配对。当使用 CARTOUNIVU 时，不再需要单独的一次性消融导管耗材。

安装后使用 CARTOUNIVU 模块时，首先打开患者设置并选择您的 X 线透视系统，当两者连接成功时会有符号提示。初始化后，出现注册窗口。此时 X 线透视探测器必须位于 AP 体位，理想情况下应处于 0°，无左右倾斜、无头脚位偏转角度。必须在示踪工具的引导下移动患者平卧的导管床，以便透视探测器位于定位板连接的注册盘上方，将红色矩形与绿色矩形重叠对齐，记录一个 X 线透视图像或电影，在注册过程中不能再移动导管床的位置，CARTOUNIVU 将自动检测出注册盘上不透放射线的标记，系统据此识别出注册盘，并将其标记为绿色（图 4.3）。此前采集的带有注册盘的 X 光影像被存储，系统通过该影像来计算定位板与 X 线透视系统 C 臂之间的精确位置。此时 2 个系统之间已注册的位置关系，对每一个操作记录的所有图像或采集的电影都是适用的。X 线透视系统采集的每一个图像或电影将通过医院网络自动传送到 CARTOUNIVU 模块，并准确存储在获取的投射角

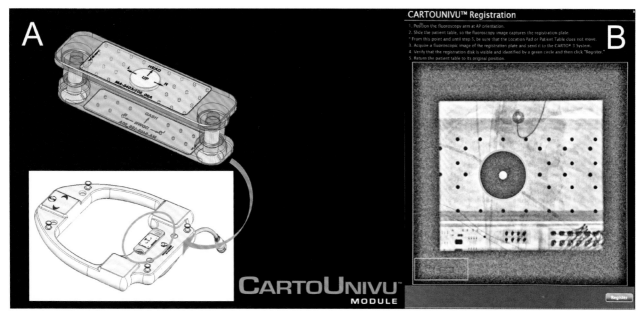

图 4.3 **A.** 图示为 CARTO3 系统定位板上的注册盘（Reproduced with permission from © Johnson & Johnson.）；**B.** CARTOUNIVU 注册窗口，成功检测到注册盘

度上。当模型旋转到已存储的 X 线影像的投射角度时，导管的实时位置将和已注册的 X 线影像一起显示。应用 CARTOUNIVU 工具栏，可以把模型旋转到最后一个保存的 X 线图像／电影，或相邻角度的 X 线图像／电影，也可以重新调整已记录的 X 线图像／电影。通过上述操作，可快速建立起一个术者习惯的、频繁被用到的投照体位影像 "X 线视图"，常见的如左前斜位或右前斜位。

为了进一步提高模型的解剖精准度，还可以考虑整合 CT 或 MRI 影像，或心腔内超声采集的图像[13]。另外如果导管室的 X 线透视系统可完成三维旋转的血管造影，CARTOUNIVU 还支持整合旋转血管造影成像的功能。将 180° 旋转扫描的血管造影图像发送至 CARTOUNIVU 模块，它可以根据这些断层扫描的影像数据，对感兴趣心腔进行实时三维重建，并通过这些影像的镜面成像，创建一个 360° 投照角度的三维影像。该方法的优势在于实时，同整合 CT/MRI 影像相比，可避免由于不同时间段心律或容量变化引起的匹配误差[14]。通过应用合适的图像整合工具，使得目前近乎零 X 线的导管消融手术变得切实可行。

在 2015 年，Cano 等发表了首次应用 CARTOUNIVU 的经验。他们研究了该模块在降低复杂心律失常消融术中 X 线剂量方面的作用。研究中 28 例左心房心律失常患者和 13 例室性心动过速患者

应用 CARTOUNIVU 模块进行治疗，并将其与未应用该图像整合工具的回顾性病例队列（16 例左心房心律失常和 8 例室性心动过速）进行比较，结果表明应用 CARTOUNIVU 可使总透视时间和平均放射线剂量明显减少（减低约 60%），且并不增加手术时间[15]。

该模块似乎可用于除旁路和室性早搏消融之外的其他心律失常手术（**图 4.4**）[16]。同年，来自慕尼黑的 Reents 等研究结果同样证实了与传统 X 线透视法相比，应用 CARTOUNIVU 进行 VT 消融，可显著减少 X 线透视的时间和剂量[17]。在约 50% 缺血性室性心动过速患者的消融中可做到 X 线最小化（< 1 mSv），尤其是那些仅需要心内膜消融的患者[18]。此外来自汉堡的 Akbulak 等研究了 CARTOUNIVU 是否可以降低阵发性心房颤动肺静脉电隔离的 X 线透视时间和剂量，以及对手术时间的影响。该研究共纳入 60 例患者，前瞻性地进行 1：1 随机对照，结果表明 CARTOUNIVU 组的 X 线透视时间和剂量明显减少，且并未增加手术时间[19]。Huo 等的心房颤动消融相关研究也得到了类似的结果[20]。

CARTOUNIVU 系统易于整合到消融工作流程中，非常有助于减少 X 线的暴露，且不增加手术时间以及并发症的发生率。

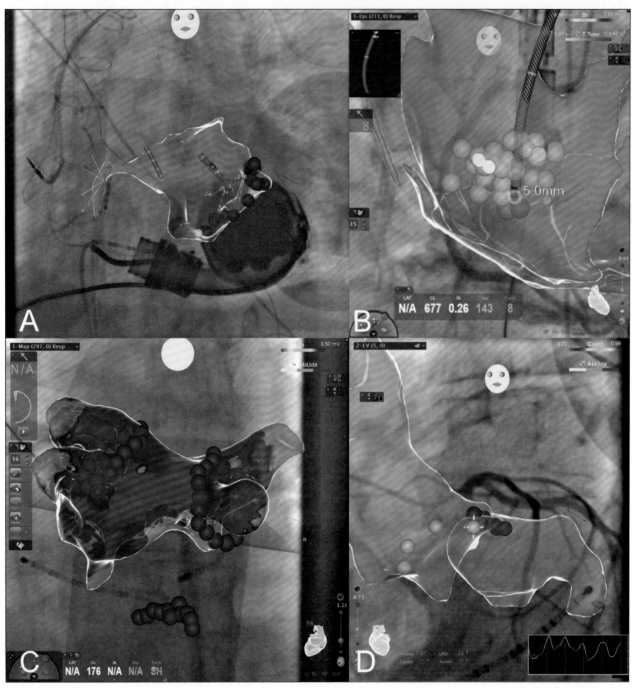

图 4.4　CARTOUNIVU 系统应用图解。**A.** 装有左心室辅助装置（left ventricular assist device，LVAD）的患者，在 CARTOUNIVU 辅助下行室性心动过速的激动标测和消融。**B.** 消融心外膜起源的 PVC。利用 CARTOUNIVU 将右冠状动脉造影与三维标测系统进行影像整合，以助于在消融过程中与冠状动脉保持足够的安全距离。**C.** 阵发性心房颤动和典型心房扑动患者，在 CARTOUNIVU 辅助下构建左心房的三维双极电压图，随后进行了肺静脉隔离和三尖瓣峡部消融。**D.** 消融起源于左冠窦的 PVC，应用 CARTOUNIVU 可显示消融靶点与左冠状动脉的距离

一般性建议

　　文中提到的图像整合工具显著减少了 X 线透视，但放射线防护的一般原则仍需牢记。已有证据表明低或极低帧频的 X 线透视可降低 X 线的剂量，同时并不影响手术的安全性、有效性[21-22]。

　　将 X 线透视视野尽可能调至最小，以及应用低放大率和低球管电压同样可降低 X 线的暴露剂

量[23]。此外，应用心腔内超声可减少 X 线透视的需求，并可能通过缩短手术时间、早期发现心包积液或血栓形成等并发症来改善预后[24]。心腔内超声在欧洲并未广泛应用。个人防范设备的功能和质量也应定期进行检测。

结论

减少术中的 X 线暴露剂量，应成为现代导管消融手术质量评价体系的重要指标之一。非透视导管可视化（NFCV）系统（MediGuide 和 CARTOUNIVU）可显著减少术中的 X 线暴露，且易于整合到我们现有的消融手术流程中，同时并不影响手术的安全性和手术时间。大量研究表明，上述两种系统均有助于降低心律失常导管消融术中 X 线透视的时间和剂量。

致谢

感谢来自 Biosense Webster 的 Sebastian Riedel 仔细阅读本章并提供技术建议。

参考文献

1. Flugelman MY, Shiran A, Nusimovici-Avadis D, et al. Medical positioning system: A technical report. *EuroIntervention*. 2008;4(1):158–160.
2. Jeron A, Fredersdorf S, Debl K, et al. First-in-man (FIM) experience with the magnetic medical positioning system (MPS) for intracoronary navigation. *EuroIntervention*. 2009;5(5):552–557.
3. Sommer P, Richter S, Hindricks G, Rolf S. Non-fluoroscopic catheter visualization using MediGuide™ technology: Experience from the first 600 procedures. *J Interv Card Electrophysiol*. 2014;40(3):209–214.
4. Sommer P, Bertagnolli L, Kircher S, et al. Safety profile of near-zero fluoroscopy atrial fibrillation ablation with non-fluoroscopic catheter visualization: Experience from 1000 consecutive procedures. *Europace*. 2018.
5. Rolf S, Sommer P, Gaspar T, et al. Ablation of atrial fibrillation using novel 4-dimensional catheter tracking within autoregistered left atrial angiograms. *Circ Arrhythm Electrophysiol*. 2012;5(4):684–690.
6. Rolf S, John S, Gaspar T, et al. Catheter ablation of atrial fibrillation supported by novel non-fluoroscopic 4D navigation technology. *Heart Rhythm*. 2013;10(9):1293–1300.
7. Sommer P, Wojdyla-Hordynska A, Rolf S, et al. Initial experience in ablation of typical atrial flutter using a novel three-dimensional catheter tracking system. *Europace*. 2013;15(4):578–581.
8. Schoene K, Rolf S, Schloma D, et al. Ablation of typical atrial flutter using a non-fluoroscopic catheter tracking system vs. conventional fluoroscopy—results from a prospective randomized study. *Europace*. 2015;17(7):1117–1121.
9. Richter S, Döring M, Gaspar T, et al. Cardiac resynchronization therapy device implantation using a new sensor-based navigation system: Results from the first human use study. *Circ Arrhythm Electrophysiol*. 2013;6(5):917–923.
10. Döring M, Sommer P, Rolf S, et al. Sensor-based electromagnetic navigation to facilitate implantation of left ventricular leads in cardiac resynchronization therapy. *J Cardiovasc Electrophysiol*. 2015;26(2):167–175.
11. Piorkowski C, Breithardt OA, Razavi H, et al. Mapping-guided characterization of mechanical and electrical activation patterns in patients with normal systolic function using a sensor-based tracking technology. *Europace*. 2017;19(10):1700-1709.
12. Piorkowski C, Arya A, Markovitz CD, et al. Characterizing left ventricular mechanical and electrical activation in patients with normal and impaired systolic function using a non-fluoroscopic cardiovascular navigation system. *J Interv Card Electrophysiol*. 2018;51(3):205–214.
13. Borlich M, Iden L, Kuhnhardt K, Paetsch I, Hindricks G, Sommer P. 3D Mapping for PVI- geometry, image integration and incorporation of contact force into work flow. *J Atr Fibrillation*. 2018;10(6):1795.
14. De Potter T, Bardhaj G, Viggiano A, Morrice K, Geelen P. Three-dimensional rotational angiography as a periprocedural imaging tool in atrial fibrillation ablation. *Arrhythm Electrophysiol Rev*. 2014;3(3):173–176.
15. Cano Ó, Alonso P, Osca J, et al. Initial experience with a new image integration module designed for reducing radiation exposure during electrophysiological ablation procedures. *J Cardiovasc Electrophysiol*. 2015;26(6):662–670.
16. Christoph M, Wunderlich C, Moebius S, et al. Fluoroscopy integrated 3D mapping significantly reduces radiation exposure during ablation for a wide spectrum of cardiac arrhythmias. *Europace*. 2015;17(6):928–937.
17. Reents T, Buiatti A, Ammar S, et al. Catheter ablation of ventricular arrhythmias using a fluoroscopy image integration module. *Pacing Clin Electrophysiol*. 2015;38(6):700–705.
18. Cano Ó, Andrés A, Osca J, et al. Safety and feasibility of a minimally fluoroscopic approach for ventricular tachycardia ablation in patients with structural heart disease: Influence of the ventricular tachycardia substrate. *Circ Arrhythm Electrophysiol*. 2016;9(2):e003706.
19. Akbulak R, Schäffer B, Jularic M, et al. Reduction of radiation exposure in atrial fibrillation ablation using a new image integration module: A prospective randomized trial in patients undergoing pulmonary vein isolation. *J Cardiovasc Electrophysiol*. 2015;26(7):747–753.
20. Huo Y, Christoph M, Forkmann M, et al. Reduction of radiation exposure during atrial fibrillation ablation using a novel fluoroscopy image integrated 3-dimensional electroanatomic mapping system: A prospective, randomized, single-blind, and controlled study. *Heart Rhythm*. 2015; 12(9):1945–1955.

21. Lee JH, Kim J, Kim M, et al. Extremely low-frame-rate digital fluoroscopy in catheter ablation of atrial fibrillation: A comparison of 2 versus 4 frame rate. *Medicine (Baltimore)*. 2017;96(24):e7200.

22. Crowhurst J, Haqqani H, Wright D, et al. Ultra-low radiation dose during electrophysiology procedures using optimized new generation fluoroscopy technology. *Pacing Clin Electrophysiol*. 2017;40(8):947–954.

23. Walters TE, Kistler PM, Morton JB, Sparks PB, Halloran K, Kalman JM. Impact of collimation on radiation exposure during interventional electrophysiology. *Europace*. 2012;14(11):1670–1673.

24. Enriquez A, Saenz LC, Rosso R, et al. Use of intracardiac echocardiography in interventional cardiology: Working with the anatomy rather than fighting it. *Circulation*. 2018; 137(21):2278–2294.

第 5 章

如何应用实时超声以获取中心血管入路

Carola Gianni，MD；Carlos Monreal，CVT；Zachary J. Rosenblatt，CVT；
Jason T. Engel，CVT；Clayton Robison，CVT；Rodney P. Horton，MD；
Andrea Natale，MD；Amin Al-Ahmad，MD

介绍

传统上，血管入路的获得是基于对所谓"正常"解剖的认识，并通过相应的体表标志来进行操作的。然而，解剖变异是常见的，而且不能通过体表标志来识别，从而导致并发症的发生或穿刺不成功。超声（ultrasoud，US）技术可以直接探查目标血管，减少了多次尝试穿刺的必要，以及避免对周围组织结构的不必要损伤。目前 US 引导下的中心血管入路建立已成为标准操作，因此每一个电生理导管室均应采用这种技术[1-2]。值得注意的是，应用 US 引导血管穿刺时有两种策略：静态的或实时动态的。静态策略是指 US 仅在穿刺血管前显示血管的解剖，以及在血管上方的皮肤处确定穿刺位点。但是，为了发挥 US 的最大优势，应该在整个操作过程中动态应用 US，实时动态显示穿刺针并指引其进入血管，并在送入鞘管前应用 US 确认导丝放置在正确的位置[3]。US 引导的血管穿刺需要结合相应的解剖知识和特定的技术能力（即探头操作技术，将超声二维图像转换为三维立体解剖的空间想象能力，手-眼协作能力），但只要操作正确，它是有益的并且可以减少并发症。本章将重点介绍如何应用 US 来简化血管入路的建立，该技术可被电生理术者熟练掌握并安全地应用。

器械

需要以下器械（**图 5.1**）：

◆ 具备二维和多普勒成像功能的 US 机
◆ 线性，高频（5 ～ 12 MHz）US 探头
  ■ 提供恰当的分辨率和穿透力，以实时探查入路血管
◆ US 耦合剂（可以为非无菌），应用于 US 探头头端
◆ 无菌袖套
  ■ 覆盖 US 探头及其连线以保证无菌
  ■ 保持探头头端的无菌套光滑是非常重要的：排出所有气泡，用一或两个无菌橡皮圈将其固定在合适的位置
◆ 无菌盐水（或无菌等张液体）
  ■ 用在皮肤上作为导声媒介，替代 US 耦合剂（昂贵且麻烦）

超声机设置

在每个 US 机器上都有一些图像设置模式，对

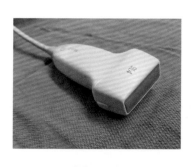
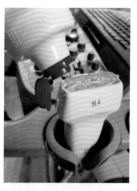
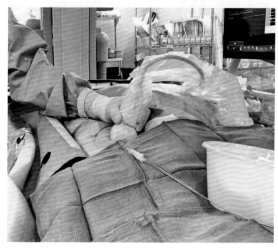
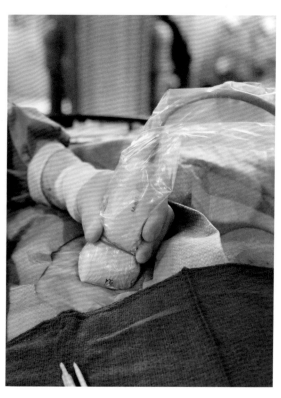

图 5.1　US 引导中心血管入路所需器械

于优化显像非常重要（**图 5.2**），每一位行 US 引导血管穿刺的术者都应该熟悉：

◆ 预设置
　　■ 大多数 US 机器有"中心血管入路"（或相

似的命名）预设置，应在开始操作前选择该选项

■ 预设置通常需要根据术者的习惯和患者自身的解剖特点，再进行深度、增益、聚焦

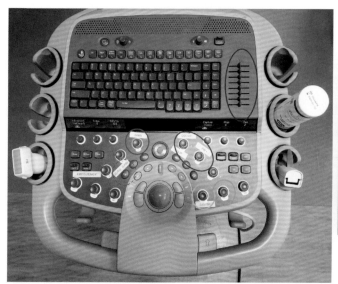
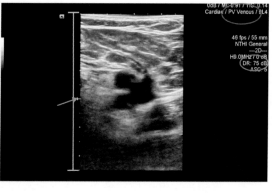

图 5.2　相关超声机设置。**橙色圆圈**：预设置；**黄色圆圈**：深度；**蓝色椭圆**：增益（亮，整体增益；暗，时间增益补偿）；**绿色圆圈**：聚焦；粉色：多普勒

等参数的调整，以使 US 影像达到进一步的优化

◆ 深度
　■ 在 US 显示屏的一侧以厘米（cm）的标志显示（设置的增量为 0.5 cm 至 1 cm）
　■ 起始时深度值宜大，以获取目标区域的整体图像，在找到目标血管后可逐渐减少深度值
　■ 深度宜设置为保持目标血管约位于屏幕中央至四分之三区域
　　● 这可让操作者看见深部的重要结构（即其他血管或肺），以避免穿刺针超过目标而损伤周边组织
　■ 在实践中
　　● 5.5 ～ 6 cm 的固定深度适用于大多数股静脉入路，也可用于颈静脉和锁骨下静脉入路，不需调节深度
　　● 对于锁骨下静脉入路，调整深度至可清楚显示肋骨 / 胸膜线（pleural lining）是避免并发症的关键

◆ 增益，即图像的亮度
　■ 可以通过特定的调节旋钮（标志为增益）整体调节，也可以使用单独的滑块在不同深度上对增益进行微调（近场 *vs.* 远场增益；时间增益补偿）
　■ 调节增益有助于区分屏幕上显示的结构；增益量取决于个人的习惯，但应调节至使

血管结构显示为暗的状态
　■ 大多数 US 机器有一个自动–增益旋钮，可设置增益为机器认为的最优化状态（结果可能各有不同）

◆ 聚焦（可选择的），即最佳图像质量的深度水平
　■ 通常标记为在显示屏一侧的小箭头 / 三角，如不显示则位于中到深的深度水平
　■ 对于中心血管入路，不必调节聚焦，除非需要显示细微的结构（如定位小的分支）

◆ 多普勒
　■ 有助于区分血管结构并评估血管的通畅性（见下文）

US 探头的操作

为了实现有效的 US 成像，人们应该熟悉 US 探头的操作（**图 5.3**）。以下部分非常重要，需要每一个术者熟悉并掌握：

◆ 方向
　■ 在开始前，应注意确定探头侧面的方向指示标志（通常为一个小的物理性凹痕），该指示标志对应于屏幕上的方向指示
　　● 如果未找到指示标志，或方向不明确，可用一个手指摩擦探头顶部的一侧：通过屏幕上显示出相应运动的一侧来确定其方向
　■ 屏幕的左侧对应显示的是患者右侧（为标

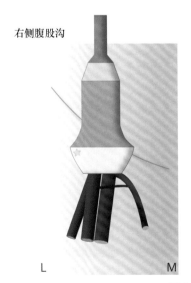
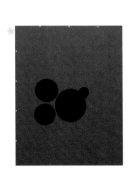
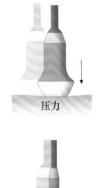
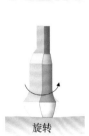
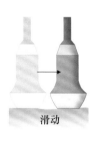
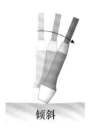

图 5.3　US 探头方向和相关操作。L：侧面；M：中间

准的血管入路显像，即当屏幕上的方向指示位于屏幕的左侧时，US 探头的方向指示标志应该位于患者的右侧）

◆ 压力
  ■ 合适的压力可以影响组织的回声特性，进而改善图像的质量
    ● 压力太小导致与皮肤之间接触不足，图像较暗
    ● 压力太大会使解剖结构扭曲或闭塞（最重要的是中心静脉和它们的分支）

◆ 滑动
  ■ 可以从侧面-中间或头侧-足侧方向滑动
  ■ 用于找到目标血管，并将其尽可能清楚地显示在屏幕上，以助于穿刺针进入
  ■ 为了识别周边重要的解剖结构，从穿刺靶点近端至远端探查血管是非常重要的

◆ 旋转
  ■ 用于获取目标结构不同轴向的图像
    ● 如果是血管，存在所谓的短-轴和长-轴图像
    ● 在长-轴切面，最好的操作是旋转探头将方向指示标志朝向患者的头部（屏幕的左侧将显示局部血管的头侧结构）

◆ 倾斜

  ■ 此操作是通过改变探头与皮肤之间的夹角来完成的
  ■ 当用短-轴切面引导穿刺时，可通过倾斜探头来跟踪穿刺针的移动（见下文）

在开始之前

应对穿刺位点进行快速扫描，以识别目标血管及其周围的解剖结构。以下几点很重要：
◆ 确认目标血管是否通畅（**图 5.4**）
  ■ 除外血栓（等回声／灰色团块）或明显的动脉粥样硬化（高回声／白色团块）
◆ 评估血管的大小
  ■ 相对于准备使用的鞘管直径
◆ 评估目标血管距皮肤的深度
  ■ 这对于初步评估穿刺针到达血管管腔所需的进针深度至关重要
◆ 显示周围重要的解剖结构（详见相应章节）

动脉 vs. 静脉

无论是建立静脉或动脉入路，重要的是能够区分这两种结构（**图 5.5**）。作为充满液体的管状结构，动脉和静脉在 US 图像上的外观很相似，即它

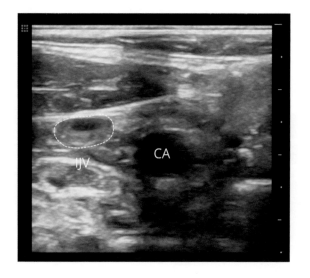
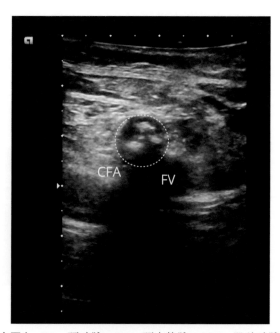

图 5.4 颈内静脉部分血栓形成（**左图**）；股总动脉严重粥样硬化（**右图**）。CA：颈动脉；IJV：颈内静脉；CFA：股总动脉；FV：股静脉

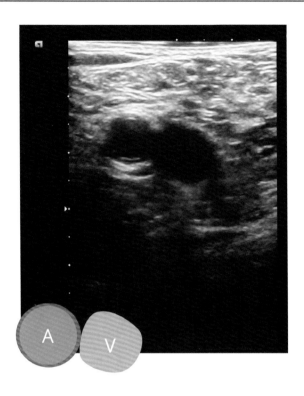
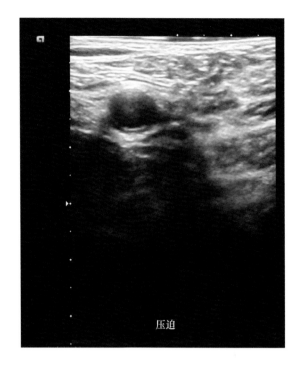

压迫

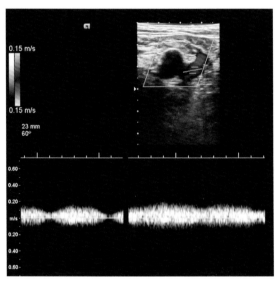
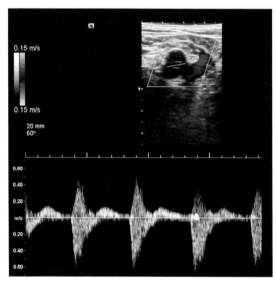

图 5.5　动脉与静脉对比

们均表现为被软组织包围的无回声（黑色）圆形。
下列方法有助于区分动脉和静脉：

- 动脉有更厚的高回声血管壁（中膜）
- 静脉会被相对较小的压力压闭
  - 但是，压力足够大时两者均可被压闭，即压力＞收缩压时
  - 存在充满管腔的血栓时，静脉不能被压缩
- 动脉是搏动的
  - 动脉被部分压迫时搏动会增强
  - 在右心房压和（或）中心静脉压足够高时

静脉也可能会搏动

- 多普勒成像（彩色多普勒和脉冲多普勒）
  - 识别是否存在血流，血管是否通畅
  - 区分动脉（搏动性，高流速）和静脉（连续性，低流速）的血流

少数情况下，目标血管无法被显示。对静脉来说，通常是由于血容量不足所致：减少探头的压力或增加静脉压（即 Valsalva 动作、补液）会有所帮助。在极少数情况下，由于发育不全或慢性完全闭塞（血凝块与周围组织的回声相似）导致血管可能

缺如，这时需尝试其他的血管入路。

短-轴 *vs.* 长-轴方法

当建立血管通路时，US 探头可相对于血管以两种方向放置（**图 5.6**）：

◆ 短-轴切面
  ■ US 切面垂直于血管和穿刺针的走行
  ■ 在屏幕上血管显示为无回声的圆形，穿刺针显示为高回声的点状
  ■ 可提供目标血管的毗邻结构信息
  ■ 可指导穿刺针精确定位于血管中心的上方
  ■ 穿刺针的显影仅为针的一个横断面；因此，它可能为针尖或针杆的任何一部分
    ● 当进针时，应通过倾斜或滑动 US 探头调整 US 切面，以全程跟踪针尖的移动（见下文）

◆ 长-轴切面
  ■ US 切面平行于血管和穿刺针的走行
  ■ 显示屏所示的血管走行从左至右横跨屏幕，当进针时可显示穿刺针的针杆和针尖
  ■ 不能同时显示需要避开的邻近结构（通常是动脉），也不能精确定位穿刺点位于血管的中央

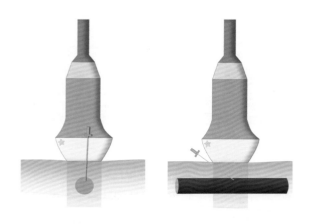
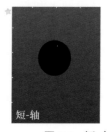
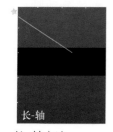

图 5.6　短-轴方法 *vs.* 长-轴方法

■ 很难持续保持 US 切面与穿刺针和血管同轴：即使 US 切面侧向滑动 1 mm，都可能导致 US 影像无效

没有哪一种技术一定优于另一种，选择哪一种策略取决于术者的习惯。短-轴方法更容易，但常常使用不当，例如保持 US 探头不动，而不是实时调整探头以全程追踪穿刺针的位置，这实际上是静态的 US 引导法。因此，当明确针尖位置至关重要时，使用长-轴方法可能更合适（即锁骨下静脉入路，避免不恰当地穿刺到肺）。但是，对于经验丰富、操作熟练的术者，短-轴方法已足够用来全程追踪针尖的位置（见下文）。或者，可以起始用短-轴切面以确定穿刺针位于血管中央的上方，然后当进针时旋转探头为长-轴切面。

技巧，一般方面

US 引导下血管入路建立的步骤：

◆ 明确目标血管的走行
  ■ 在短-轴切面，将目标血管放置在屏幕中央；这样的话，血管位于 US 探头中央的下方
  ■ 在长-轴切面，需要沿着屏幕的全长显示血管

◆ 如果需要，可在超声引导下于血管上方行局部浸润麻醉
  ■ 重要的是在穿刺前仅注射小剂量麻药，因为麻药量过多会使图像变得十分模糊，影响成像效果
  ■ 确认导丝正确放置后，在送入鞘管之前，可再增加局部麻醉用药

◆ 穿刺针的方向
  ■ 当应用短-轴方法时，针应该直接于探头中间的下方穿透皮肤，呈 60°～80° 角（取决于血管的深度）
  ■ 在长-轴方法中，针直接于探头下方穿透皮肤，角度更浅（45°～60° 角）以易于显示

◆ 操作者的关注点应该在屏幕上，而不是在手上，寻找高回声的穿刺针，进入皮肤并穿透皮下组织
  ■ 穿刺针可能难以显示；替代的视觉提示是

周围组织的移动，轻微摆动穿刺针即可使周围组织移动的征象更为明显，便于明确穿刺针的位置

- **全程跟随针尖是至关重要的**
  - 长-轴方法易于全程跟踪针尖，但始终保持 US 切面与血管、穿刺针同轴可能存在一定困难
  - 采用短-轴方法时（**图 5.7**），容易将穿刺针杆部误认为针尖
    - ▲ 为了全程跟踪针尖，实时通过倾斜或滑动探头来调整 US 切面是关键，以便 US 切面总是略领先于穿刺针
      - ○ US 切面远离针尖时针的显影消失（隐靶征象）
      - ○ 穿刺针相对于皮肤表面的角度越陡，越易于操作（穿过的距离更短，探头移动频率更小）
    - ▲ 当穿刺针尖正进入血管时，可见到血管前壁呈现帐篷征，但当穿刺针特别锋利或未及时调整至观察针尖的 US 切面时，帐篷征不明显
  - 全程保持负压回抽，即使当穿刺针回撤时

- 当抽出血液时，停止并固定针尖
  - ▲ 如果穿刺针位于目标血管，继续按下文操作
  - ▲ 如果穿刺针位于邻近血管，回撤穿刺针至皮肤下，调整方向以避开非目标血管
- ◆ 当穿刺针穿透血管前壁时，可体会到"突破感"；同时注射器可很顺畅地回抽出血液
  - 如果没有回抽出血液，说明穿刺针并不位于血管腔内
    - 这通常是由于穿刺针进针过度，扎到血管的后壁；此时仅需要轻微回撤穿刺针
    - 在动脉入路时，针尖位于血管内膜下时也可出现此情况，千万不能送入导丝，可能导致夹层
  - 回抽血流缓慢，通常是由于穿刺针太靠近血管壁
    - 如果穿刺在血管的边缘上，最佳的操作方法是回撤穿刺针，对准血管前壁的中央，重新进行穿刺
    - 如果穿刺针太靠近血管的前壁或后壁，即使轻微地移动穿刺针，也可能导致在

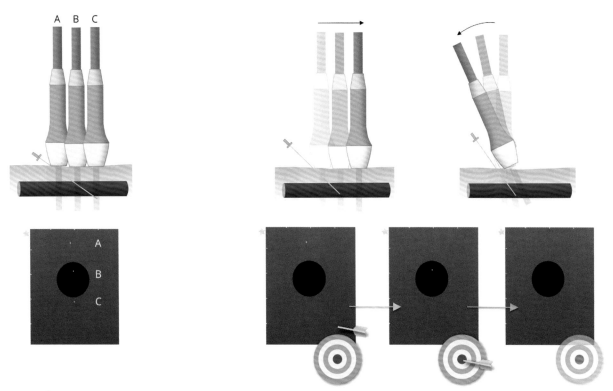

图 5.7　在短-轴方法中全程保持 US 切面跟随针尖移动

送入导丝前，针头已不在血管腔内
- ▲ 在 US 引导下，根据针尖的位置，轻微前送或回撤穿刺针，直到回抽血液顺畅
  - ■ 回抽血液顺畅时，导丝可无阻力进入；如果感觉到任何阻力，最好停下并重新评估针尖的位置，以避免导丝走行在目标血管外导致并发症的发生（如周围软组织→血肿，肺→气胸，或血管内膜下层→夹层）
- ◆ 确诊针尖位于血管管腔的中央时，可在无 US 引导下送入导丝
  - ■ 为了使导丝易于送入，可稍降低穿刺针的角度，与此同时持续回抽血液以确认针尖始终位于血管腔中
  - ■ 对于深部的血管（深度超过 6 cm），仅在用 US 探头压迫软组织时方可显示，在送入导丝时维持探头的位置是非常重要的

- ● 移动探头将导致受压的软组织弹性恢复，随之引起穿刺针的回撤，导致针尖离开血管腔
- ● 仅有一名术者时，可用一只手同时固定 US 探头和穿刺针，用另一只手送入导丝
- ● 如果有其他手术助手，当术者固定探头和穿刺针时，助手可以移走与穿刺尾端连接的注射器，并送入导丝
- ◆ 在送入鞘管前，应用 US 确认导丝的位置是很重要的（**图 5.8**）
  - ■ 长-轴切面
    - ● 动脉和静脉都应该通过由外侧-内侧的方向滑动探头来显示
    - ● 至关重要的是确认导丝的以下方面：
      - ▲ 准确置于目标血管的管腔中（减小血肿 / 夹层的风险，**图 5.9**）
      - ▲ 没有贯穿周围的血管（减小动静脉瘘 /

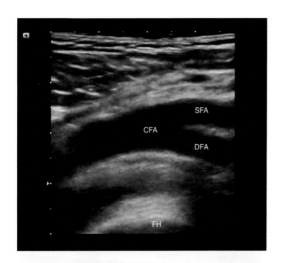

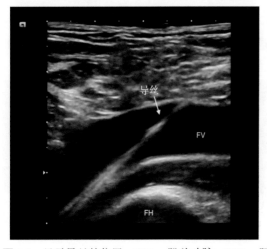

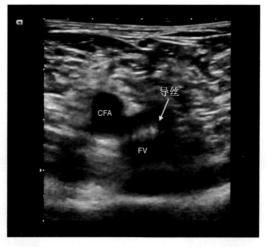

图 5.8 显示导丝的位置。CFA：股总动脉；DFA：股深动脉；FH：股骨头；FV：股静脉；SFA：股浅动脉

血肿的风险）

- 偶然情况下，为了除外导丝扎到血管后壁，将其回撤并看到导丝的 J 型头端在管腔中漂浮可能是必要的
  - 短−轴切面
    - 确认导丝在血管前壁的中央或接近中央的地方进入血管是有帮助的
      - ▲ 当计划使用血管封堵器械时这一点尤为重要
    - 对颈内静脉入路，短−轴切面可帮助确认导丝位于上腔静脉，而不是锁骨下静脉（见下文）

技巧，特定的技巧

股静脉

- ◆ 周围的重要结构（**图 5.10**）
  - 股动脉及其分支
    - 在分叉之下，股静脉通常走行在股浅动脉之后，而在分叉以上，股静脉走行在股总动脉旁
    - 最常见的分支是：
      - ▲ 外阴动脉，股动脉的一个分支（通常是股浅动脉），走行在股静脉上方，靠近隐股交界区

- ▲ 内侧旋股动脉，股总动脉的分支，走行在股静脉下方
  - 隐静脉和它的分支
    - US 探头在股静脉上方移动时易于看到
    - 应该通过全程仔细跟随针尖方向避免损伤隐静脉，贯穿一个分支即可能导致血管撕裂，随之形成血肿
  - 腹膜腔
    - 按照惯例，通过骨性标志（即髂前上棘和耻骨结节）来定位腹股沟韧带，这点是非常重要的
    - 切勿在静脉进入腹腔水平或此水平之上进行穿刺
- ◆ 血管入路应该选择位于隐股交界区的股动脉分叉（"米老鼠"征）正上方的股总动脉水平（**图 5.10**）
  - 这样可防止穿透大多数的静脉和动脉分支，即使未全程追踪针尖
  - 当股动脉分叉较高时，明确腹股沟韧带 / 股骨头的位置显得更为重要，以避免穿刺针进入腹膜腔内；在这种情况下，仔细探查目标血管周边，以寻找合适的血管分支来进行穿刺是非常重要的
- ◆ 在送入鞘管前，建议应用 US 确认导丝进入血管的位点，良好的位点应相对于股骨头不太高且不太低的位置（**图 5.9**），以防止在撤除

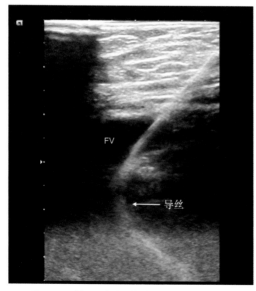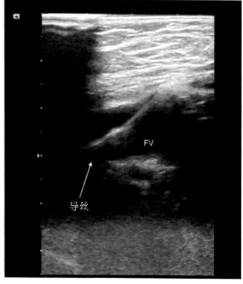

图 5.9　导丝顶到股静脉的后壁（**左图**），随后回撤并重新放置导丝（**右图**）。FV：股静脉

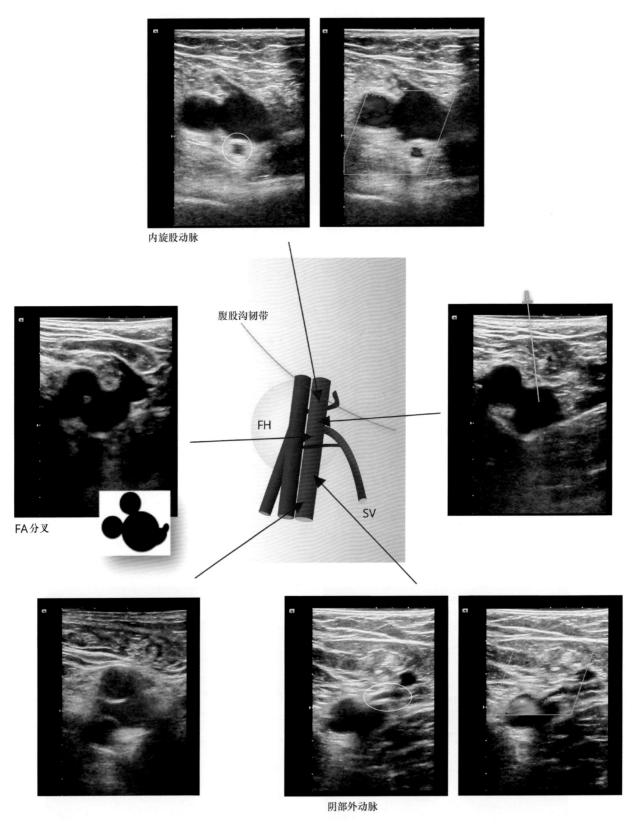

图 5.10　股静脉周围重要结构。FA：股动脉；FH：股骨头；SV：隐静脉

鞘管时因按压不充分导致血肿（腹膜后和腹股沟血肿）

股动脉

◆ 周围的重要结构
  ■ 股静脉及其分支
    ● 应用 US 易于看见，并可以避免其损伤
  ■ 股神经
    ● 走行在股动脉的外侧面
    ● 在股动脉的内侧面进行穿刺，可避免股神经损伤
  ■ 腹膜腔（见上文）
◆ 应该在股骨头水平，股动脉分叉（"米老鼠"征）之上的股总动脉内侧进行穿刺（**图 5.11**）
  ■ 选择股动脉穿刺位点前，应首先通过 US 明确股骨头的位置（长-轴切面显示最佳），通常选择的穿刺位点应位于股骨头的正上

方，以便于撤除鞘管后可有效地进行按压
  ■ 如果股动脉分叉较高（见上文），位于股骨头水平的股浅动脉是优先的选择
◆ 我们常规需要确认针尖位于血管腔的中心，且回血良好，在送入导丝前需一直确保穿刺针的位置不变
  ■ 穿刺针部分进入是可能的，在感受到阻力时送入导丝可能导致动脉夹层
◆ 比股静脉入路更重要的是，在送入鞘管前必须确认穿刺点位于股骨头的上方，以避免术后撤出鞘管后，不能充分按压穿刺点所致血肿（腹膜后和腹股沟）、假性动脉瘤
◆ 当应用血管封堵器时，US 也是有用的
  ■ 选择一个最佳的穿刺位点
    ● 股动脉前壁的中间
    ● 尽可能在股动脉分叉之上
  ■ 确认将封堵器放置在正确的位置
    ● 大多数封堵器都具有各自独特的特征，

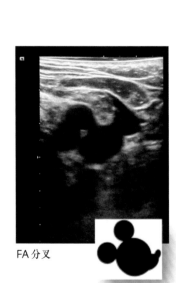

FA 分叉

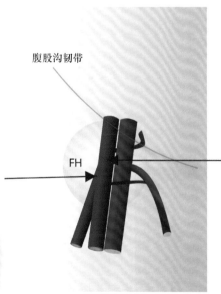

腹股沟韧带

FH

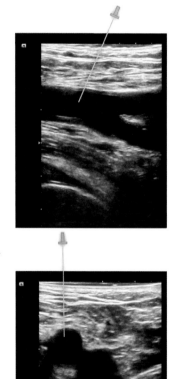

图 5.11　股动脉入路。FA：股动脉；FH：股骨头

比如（**图 5.12**）

- ▲ 胶原类封堵器通常在动脉壁穿刺点上方可以看到混合的高-低回声（白-暗灰，黑色）区域
- ▲ 动脉内锚定 / 夹闭型封堵器在穿刺点水平的动脉壁可看到高回声（白色）线条
- ● 缝合装置不能被直接看到，但可应用 US 确认是否止血彻底
- ■ 确认止血

颈内静脉

- ◆ 周围的重要结构（**图 5.13**）
  - ■ 颈动脉
    - ● 通常位于颈内静脉的内侧
    - ● 有时，颈动脉和颈内静脉重叠
      - ▲ 颈部的全面探查，对于寻找两者没有重叠或重叠最少的穿刺位置是有帮助的
      - ▲ 头部的旋转是不必要的，有时甚至会增加两者的重叠
      - ▲ 如果仍然存在重叠，最佳的方法是选择一个穿刺的角度，使穿刺针从颈内静脉的后壁进入血管，这样就不会进入颈动脉
  - ■ 甲状腺下动脉
    - ● 锁骨下动脉的分支，位于颈部靠下区域颈内静脉的下方

- ● 应用 US 很容易看到甲状腺下动脉，可以通过改变穿刺针的角度或避免穿刺针扎到颈内静脉的后壁，以避免损伤甲状腺下动脉
- ■ 颈外静脉
  - ● 通常走行于颈内静脉的外侧
  - ● 很容易被 US 探头压闭，因此可能被 US 错过
    - ▲ 应该在穿刺前进行颈部的视诊，初步确认穿刺位点（避开颈外静脉），以避免损伤其导致血肿
- ■ 锁骨下动脉
  - ● 有时可走行于颈部靠下、锁骨的上方
  - ● 应用 US 很容易看到锁骨下动脉，穿刺时可避免其损伤
- ■ 神经
  - ● 位于更深、更靠外的位置，保持穿刺针与静脉呈一条线或避免扎到颈内静脉后壁可以避免其损伤
- ■ 肺
  - ● 如果用 US 可以看到胸膜，那么提示穿刺位点过低；即使没有刺破肺，也将很难进行按压，导致血肿
  - ● 穿刺针角度越陡，越容易在进针距离较短时即可进入静脉，有助于避免进针过多所致的不必要的肺损伤，即使在颈部较高区域进行穿刺，这一点也非常重要
- ◆ 如果静脉较小或易塌陷，Valsalva 动作可通过增加静脉压力，有效增加颈内静脉的直径

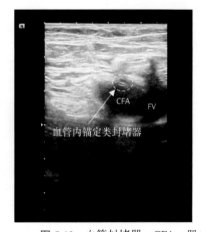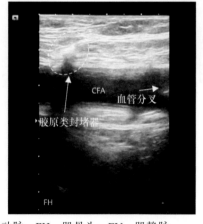

图 5.12 血管封堵器。CFA：股总动脉；FH：股骨头；FV：股静脉

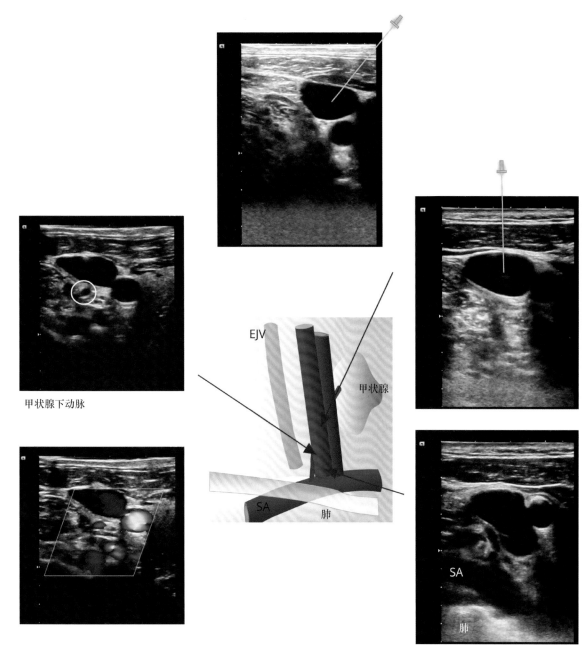

图 5.13　颈内静脉穿刺入路。EJV：颈外静脉；SA：锁骨下动脉

（**图 5.14**）

◆ 穿刺的最佳位点为颈动脉的外侧、颈内静脉最表浅的部位，通常位于颈部的中、下三分之一

　■ 穿刺针的角度应尽可能陡（接近 90°）

　　● 在送入导丝之前，可以适当减少角度，这时需要通过 US 确认针尖的位置始终位于血管腔内，或通过持续负压回抽血流通畅辅助证实针尖位于血管腔内

　■ 应注意不要将穿刺针扎到颈内静脉后壁，以避免损伤周围的动脉和肺

● 静脉通常表浅

　▲ 穿刺针应缓慢、逐渐送入，通常在 US 切面上可以看到针尖

　▲ 穿刺针进针的长度不要超过穿刺前 US 预判的颈内静脉深度（通常 1 ～ 2 cm）

● 颈部皮肤和颈内静脉自身都相当有弹性：应该选择尖锐的（动脉穿刺针）或更小尺寸的穿刺针，以减少帐篷征和随后扎到后壁的可能性

◆ 在送入鞘管之前，建议应用 US 确认导丝向下

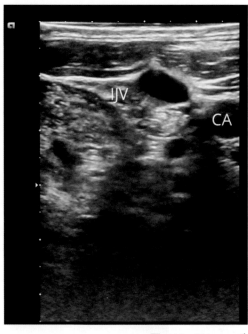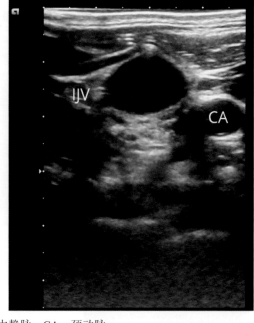

图 5.14　Valsalva 动作。IJV：颈内静脉；CA：颈动脉

进入到上腔静脉而非锁骨下静脉（**图 5.15**）
- 在锁骨水平倾斜 US 探头直至看见上腔静脉及走行在其中的导丝标志本步骤完成
◆ 如果怀疑穿刺到肺，可应用 US 简单评估肺滑动征以证实不存在气胸
- 尽管肺部 US 超出本章范围，但作为一项易于掌握且有用的技能，强烈建议术者掌握

锁骨下 / 腋静脉

◆ 穿刺目标为锁骨下静脉的胸外段，即腋静脉
◆ 周围的重要结构（**图 5.16**）

- 锁骨下 / 腋动脉
  - 位于静脉的上方和后方，应用 US 易于看见和避开
  - 神经
  - 臂丛位于锁骨下 / 腋动脉的后方，因此穿刺静脉时不容易损伤到神经
- 肺
  - 位于静脉的后方，应用 US 可以在肋骨下和肋间隙看到随着呼吸运动而滑动的高回声（白色）线样结构（脏层胸膜 / 肺相对于壁层胸膜的滑动）

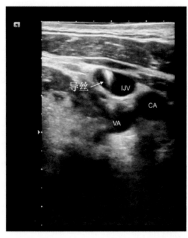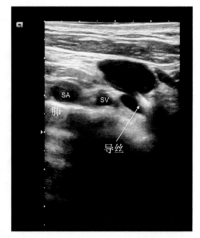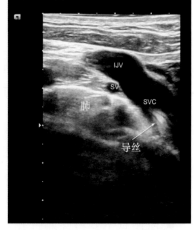

图 5.15　导丝位于上腔静脉。CA：颈动脉；IJV：颈内静脉；SA：锁骨下动脉；SV：锁骨下静脉；SVC：上腔静脉；VA：椎动脉

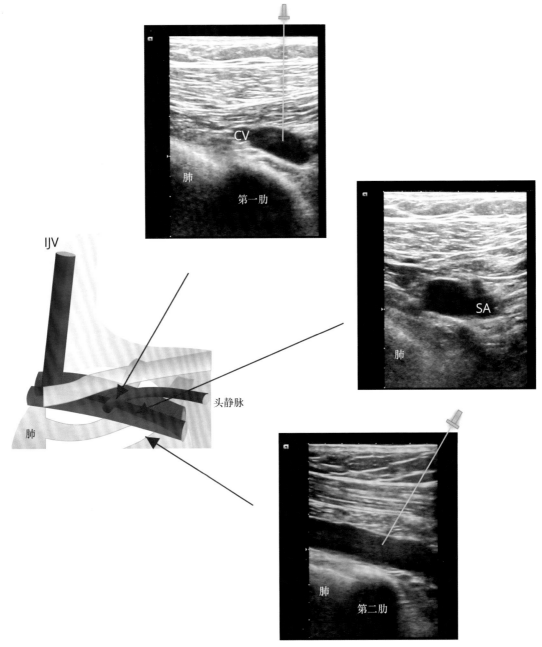

图 5.16 锁骨下 / 腋静脉穿刺入路。CV：头静脉；IJV：颈内静脉；SA：锁骨下动脉

- 为了防止气胸，应用 US 全程跟踪显示针尖、不要穿透锁骨下静脉的后壁是非常重要的
- 肋骨
  - 位于锁骨下静脉和胸膜之间
  - 可作为预防气胸的第二道防线：如果穿刺针朝向肋骨，即使穿透了静脉也只是扎到肋骨，而不会损伤到肺
- 头静脉
  - 通常在第一肋的水平与腋静脉汇合，形成锁骨下静脉
  - 应注意避免损伤头静脉导致血肿的形成
- 耸肩动作有助于通过上拉锁骨以提供更好的 US 视窗
◆ 如果静脉较小或易塌陷，可通过收缩同侧上肢或快速静脉补液来增加静脉回流
◆ 最佳的穿刺位点：静脉的后壁无动脉、肺直接毗邻
  - 最理想的穿刺位点是位于第一肋或第二肋之上的腋静脉段（图 5.16）；或者是两者之

间有足够软组织的区域
- 应用 US 全程跟踪针尖是至关重要的
  - 长 - 轴方法更合适，因为它可以看到穿刺针的全长，以及静脉、肋骨和下面的肺组织
  - 对于比较深的静脉，长 - 轴方法存在一定的困难，因为轻微移动探头就会丢失静脉或穿刺针的影像
    - ▲ 可综合应用短 - 轴 / 长 - 轴方法，这样对于纠正穿刺针的轨迹，并使其与血管 /US 切面同轴是有帮助的
  - 如果术者经验丰富，仅用短 - 轴切面即可全程跟踪针尖的位置，单独使用短 - 轴方法也是可以的
- ◆ 在送入鞘管之前，建议应用 US 确认导丝下行至上腔静脉而非同侧的颈静脉
  - 可将 J 型导丝的头端朝下、朝心脏方向送入，有助于避免导丝进入同侧颈静脉
- ◆ US 引导下的腋静脉穿刺，对于心律装置植入也是有帮助的
  - 在制作囊袋前或后穿刺腋静脉取决于术者的习惯
    - 在囊袋内应用全尺寸的 US 探头存在一定的困难：可使用更小的 US 探头，或在制作囊袋前进行 US 引导下的腋静脉穿刺

并发症

如果正确应用 US，几乎可以消除中心血管穿刺相关的并发症[3]。但是，事实上并发症仍然可能出现，相关的进一步探讨超出了本章的范围。为了避免或及时发现最常见的并发症，我们应了解它们发生的原因，以及它们在 US 上的表现（**图 5.17**）。
- ◆ 血肿
  - 局部出血导致血液在软组织中聚集
  - 表现为靠近目标血管的混合性高 - 等回声 "云雾状" 团块，边界不清，多普勒检查无血流
    - 它可能遮挡深部的结构显像，如果还未建立通路的话会影响此后的穿刺
  - 通常由于以下原因导致（并列出避免方法）：
    - 多次穿刺或穿刺针穿透血管后壁
      - ▲ 全程应用 US 跟踪针尖
      - ▲ 全程持续负压回抽
    - 撤出鞘管后按压不充分 / 血管封堵器械失败导致止血不足
      - ▲ 在骨性结构上方进行血管穿刺
      - ▲ 确认封堵器械恰当放置 / 止血
    - 目标或邻近血管撕裂
      - ▲ 全程应用 US 跟踪针尖
      - ▲ 在血管的前壁中央处穿刺
      - ▲ 当靠近血管结构时不要改变穿刺针的方向
      - ▲ 如果感觉到任何阻力，不要送入导丝
  - 穿刺点位于腹股沟韧带以上时，术后不易压迫止血，腹膜后血肿发生率高
    - US 不适用于腹膜后血肿的诊断（CT 是首选的诊断工具）
    - 穿刺位点较高时，一旦患者出现生命体征异常，应首先怀疑腹膜后血肿
- ◆ 假性动脉瘤
  - 血液聚集在动脉的内层与外层之间（通常位于内膜 / 中膜与外膜之间）
  - 表现为与目标血管毗邻的独立囊状包块
    - 通常为无回声，但可根据是否存在血栓表现为不等程度的回声强度
    - 多普勒将显示涡状血流（阴 - 阳征），除非彻底血栓化
  - 通常由以下原因导致（并列出避免方法）：
    - 动脉穿刺 / 撕裂后，按压不充分 / 血管封堵器械失败导致止血不足
      - ▲ 全程应用 US 跟踪针尖
      - ▲ 全程持续负压回抽
      - ▲ 当靠近血管结构时不要改变穿刺针的方向
      - ▲ 在骨性结构上方进行血管穿刺
      - ▲ 确认封堵器械恰当放置 / 止血
- ◆ 动静脉瘘
  - 动脉与邻近静脉之间存在血管交通
  - 可应用 US 多普勒技术在可疑部位进行探查，动静脉瘘的 US 表现为：静脉内的血流动脉化，且动静脉交通水平出现湍流 / 高

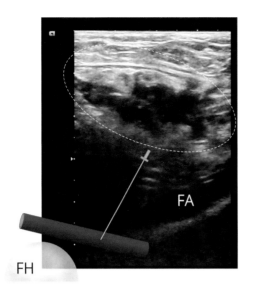
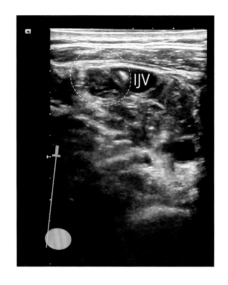
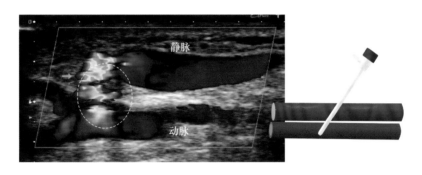
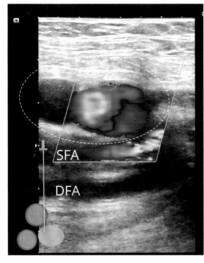
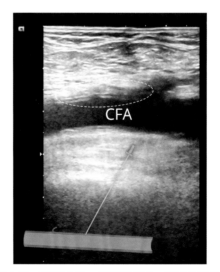

图 5.17　血管并发症图例及其发生机制。从上至下、左至右：腹股沟血肿，颈部血肿，动静脉瘘 *，假性动脉瘤，动脉夹层。CFA：股总动脉；DFA：股深动脉；FA：股动脉；FH：股骨头；IJV：颈内静脉；SFA：股浅动脉。（adapted from Dehghani et al. Journal of Medical Case Reports. 2013，7：2.）

流速血流

■ 通常由以下原因导致（并列出避免方法）：

● 穿刺针穿透目标血管后壁后，进入或再次穿透邻近的血管，或穿刺针在进入目

标血管前已经穿透邻近血管

▲ 全程应用 US 跟踪针尖

▲ 全程持续负压回抽

▲ 在送入鞘管前确认导丝的走向

◆ 动脉夹层
  - 在血管内膜下区域出现不同长度的假腔
  - US 可以显示撕裂的内膜及其下面的假腔：当假腔内有血流时，US 表现为无回声区，多普勒技术可证实假腔内存在与动脉腔平行的血流；当假腔内充满血栓时，表现为等回声区，多普勒技术可证实没有血流
  - 通常由以下原因导致（并列出避免方法）：
    - 穿刺针部分进入血管，针尖未进入血管腔时送入导丝
      ▲ 在送入导丝前确认针尖的位置
      ▲ 如果感觉到任何阻力，不要送入导丝

参考文献

1. Troianos CA, Hartman GS, Glas KE, et al. Guidelines for performing ultrasound guided vascular cannulation: Recommendations of the American Society of Echocardiography and the Society of Cardiovascular Anesthesiologists. *Anesth Analg.* 2012;114(1):46–72. doi:10.1213/ANE.0b013e3182407cd8
2. AIUM practice guideline for the use of ultrasound to guide vascular access procedures. *J Ultrasound Med.* 2013;32(1): 191–215. doi:10.7863/jum.2013.32.1.191
3. Dietrich CF, Horn R, Morf S, et al. Ultrasound-guided central vascular interventions, comments on the European Federation of Societies for Ultrasound in Medicine and Biology guidelines on interventional ultrasound. *J Thorac Dis.* 2016;8(9):E851–E868. doi:10.21037/jtd.2016.08.49

第6章

如何在无 X 线下进行房间隔穿刺

José Mauricio Sánchez，MD

历史

如今，在现代临床心脏电生理和结构性心脏病介入治疗领域，房间隔穿刺是一项常规的操作技术。但是，我们应了解房间隔穿刺技术的发展历史，一开始这项技术并非像现在这么简单。实际上，这个想法已存在长达 70 多年。Cournand 等在 1947 年的报告中展示了通过房间隔缺损来测量左心房（left atrial，LA）的压力[1]，紧随其后，寻找测量 LA 压力的替代方法和技术的需求推动了房间隔穿刺技术的发展。Ross，Braunwald 和 Morrow 随后展示了第一次在犬和之后的人体，经穿间隔途径置入左心导管来进行左心压力的测量[2-3]。当时由于房间隔穿刺技术的难度大、风险高，其他测量 LA 压力的方法（如肺毛细血管楔压监测法）也得到快速发展，并且该技术在当今仍被频繁应用。同时，逆行主动脉途径到达左心室和二尖瓣环技术的出现，共同导致了房间隔穿刺技术需求的减少。此后，新兴治疗手段的出现，如心房颤动等心律失常的 LA 消融[4]，结构性心脏病的二尖瓣成形术[5]，才使房间隔穿刺技术再次引起了临床医生的关注。过去的 20 年来，经食管超声心动图（transesophageal echocardiography，TEE）和心腔内超声（intracardiac echocardiography，ICE）等先进的影像系统的问世，彻底改变了这项技术，从此前主要依靠 X 线透视引导的操作，变成了一项完全无 X 线就可以安全完成的操作[6]。

虽然可以使用 TEE，但因需要另一个操作者进行操作，且 ICE 可以达到与之相当甚至更优的显像，上述原因使得 ICE 成为了大多数现代电生理导管室的标准配置。当今，ICE 的分辨率以及看到的解剖细节是难以置信的。文献也已证实了 ICE 可安全、有效地用于房间隔的穿刺[7]。ICE 在房间隔穿刺中的实际应用，对现代技术和导管微型化的不断改进具有革命性的意义。此外，已被证实，相控阵 ICE 在需要房间隔穿刺 LA 入路的导管消融中，还可以起到实时监测，及时发现并发症的作用[8]。

一场无 X 线消融的革命

图像技术日新月异，现已经发展至术者可以应用三维电解剖标测系统和 ICE，在无 X 线下完成导管消融手术[9-11]。尽管目前很多术者均已认可无 X 线下完成右心系统的消融手术，但对于需房间隔穿刺的左心系统进行无 X 线消融，还存有疑虑。鉴于目前心房颤动消融仍是最常见的成人心律失常消融手术，接受、学习并掌握无 X 线下房间隔穿刺技术是非常重要的。已有相关文献报道可在无 X 线下完成心房颤动消融手术，且该技术现已被越来越多的电生理中心和术者接受并采用[12-15]。此外，这项技术不仅可安全地用于左心房相关手术，还可以用于经房间隔左心房入路的左心室相关手术操作。

技术

和任何新技术一样，理解技术流程的每一个步骤，有助于安全、成功地完成该项技术操作。无 X 线房间隔穿刺的技术流程，主要包括以下 3 个关键步骤：

1. 放置电极导管
2. 送入导丝和交换鞘管
3. 送入房间隔穿刺针和进行穿刺

第 1 步需要三维电解剖标测系统的辅助，第 2、第 3 步的关键是应用 ICE 获得实时、准确、清晰的可视化影像，这需要术者熟练掌握相关 ICE 的操作技术。

电极导管的放置

虽然对穿刺间隔本身不是必要的，但最好还是维持一个与常规操作相似的工作流程。首先，利用三维电解剖标测系统放置电极导管，可初步建立一个三维解剖模型，从而可以更好地确定相关的解剖结构。应用 EnSite 系统（Abbott，Abbott Park，IL）时，它可以全程显示任一导管由外周静脉进入右心房的过程；应用 CARTO3 系统（Biosense Webster, Irvine，CA）时，尽管当前的 CARTO3 系统可以显示大多数诊断用电极导管，但构建模型时需要应用消融导管或其他带有导航功能的可控弯标测导管（PentaRay 或 Lasso，Biosense Webster）。电极导管放置的关键是：①可以实时动态观察导管的移动；②术者对动态移动的导管，要有较好的触觉反馈。前送电极导管时，操作应轻柔，且一旦感觉到阻力或三维影像显示导管弯曲时，应停止前送动作。电极导管进入右心房后，构建右心房的三维解剖模型，右心房模型的建立有助于放置冠状窦电极导管，以及因特定病例或术者需要的其他电极导管。随后可将 ICE 导管送入右心房。AcuNav 8-Fr ICE 导管（Siemens）可通过左侧股静脉的 8.5-Fr 鞘管送入，在送入过程中应保持 ICE 导管头端为无回声区。在左髂静脉进入下腔静脉的交界处，可能需要打弯 ICE 导管以保证其头端始终为无回声区，这样才可以顺利送入 ICE 导管。由于电极导管此前已放置到位，ICE 可显示这些导管，术者可应用 ICE 沿着上述已经放置到位的电极导管，将 ICE 导管经盆腔上行至腹部，直至下腔静脉-右心房。ICE 进入右心房后即可探查各个心腔。需要说明的是，送入导丝前放置电极导管并构建右心房解剖模型并不是强制性的，但是提前构建好右心房解剖模型，对于房间隔穿刺以及穿刺后送入左心房电极导管都是具有指导意义的。况且，这样的操作流程，与目前大多数应用 X 线穿刺间隔的术者操作基本一致，熟悉的流程，有助于术者无缝衔接过渡到无 X 线房间隔穿刺。

送入导丝和交换鞘管

一旦电生理导管和 ICE 导管放置于术者需要的位置，就可以开始送入导丝、交换鞘管的步骤了。作者习惯应用改良的 Seldinger 技术穿刺股静脉，并在右侧股静脉置入 8-Fr 的血管鞘，之后应用直径 0.032 英寸的长导丝，将 8-Fr 的血管鞘交换成房间隔穿刺长鞘。在送入导丝时，术者应首先确认 ICE 导管的位置，因为 ICE 导管的位置是显示并导引导丝放置到上腔静脉的关键。由于心脏在胸腔中的位置存在自然变异，通常需要对 ICE 导管进行调整。一旦 ICE 导管到达 RA，逆钟向旋转 ICE 导管以显示 RA、RV、主动脉和部分 SVC，这为导丝的放置提供了最佳视野。

之后在 ICE 直视下将直径 0.032 英寸导丝或多根导丝送入上腔静脉（**图 6.1**）。最佳的 ICE 切面可显示上腔静脉中最大长度的导丝，这样可更好地显示导丝送入上腔静脉的整个过程。导丝送入时，同样需要动作轻柔，且时刻关注导丝头端是否打弯变形，或感受前送导丝是否有阻力。导丝到达上腔静脉后，沿导丝将 8-Fr 血管鞘交换为 8-Fr 房间隔穿刺长鞘。术者可根据自己的习惯选择合适的长鞘，临床上有多种长鞘可供选择，包括可控弯长鞘，作者习惯用 Preface 长鞘（Biosense Webster）。如果使用可控弯长鞘或更大直径的长鞘，应该选用

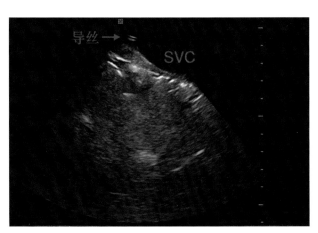

图 6.1　ICE 显示位于上腔静脉（SVC）内的导丝

加硬导丝以提供更好的支撑力。沿导丝送入长鞘前，应确认导丝没有在右心耳内打弯（**图 6.2**），随后将长鞘头端指向房间隔面缓慢送入，进入右心房后在 ICE 直视下将长鞘送入上腔静脉。需要注意的是，在送入长鞘时可轻微来回移动导丝（前送–后撤），感受有无阻力，如存在阻力可能提示导丝存在弯曲或打弯，这时应立即停止前送长鞘，明确情况后方可继续送入。沿导丝送入长鞘的整个过程应在没有任何阻力的情况下进行，并且随时可以轻松

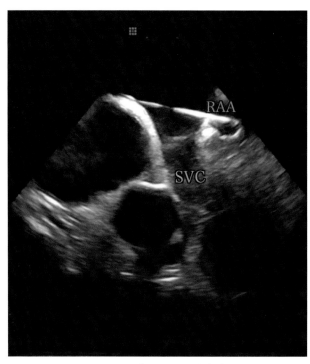

图 6.2　ICE 显示位于右心耳内打弯的导丝

来回移动导丝。当长鞘沿导丝从右心房上部进入上腔静脉时，常可在 ICE 上显示出来（**图 6.3**）。再次强调，由于沿导丝送入长鞘的过程并不是全程可

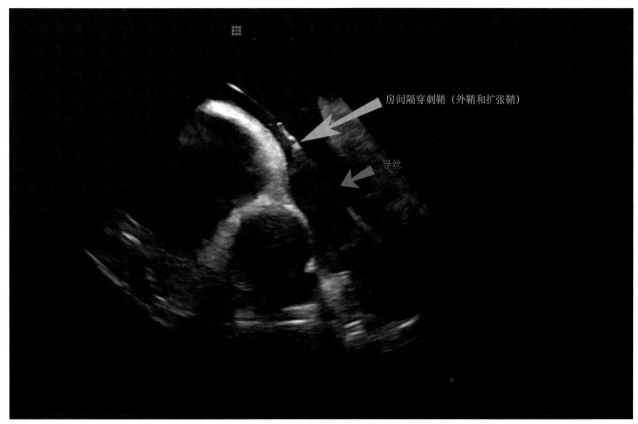

图 6.3　ICE 显示长鞘沿导丝到达 RA 上部即将进入 SVC

视的，因此，应确保长鞘送入过程中没有任何阻力，避免导丝打弯所致风险。

穿刺房间隔

一旦长鞘在 ICE 直视下送入上腔静脉，即可将导丝移除。应用生理盐水冲洗长鞘，再沿长鞘送入 Brockenbrough 房间隔穿刺针（BRK-1，Abbott），到位后冲洗穿刺针（▶视频 6.1）。当然，也可选用射频能量穿刺针（Baylis Medical，Montreal，Canada）。一旦穿刺针前送至鞘管的长度，即可在 ICE 直视下缓慢地将长鞘和穿刺针同时从上腔静脉回撤，直至长鞘和穿刺针到达房间隔的位置（图 6.4 和 ▶视频 6.2）。

房间隔穿刺的位置取决于手术目的。对心房颤动消融来说，会优选靠后的穿刺点；但如果是要通过穿间隔入路进行左心室的室性早搏、室性心动过速消融，在卵圆窝更靠前的部分进行穿刺是合理的。在房间隔穿刺前应给予肝素抗凝。ICE 可显示穿刺针位于卵圆窝前后的位置，以及穿刺时的帐篷征。将 ICE 导管顺钟向旋转（切面朝后），可确保穿刺位置不要太靠后。将 ICE 导管逆钟向旋转（切面朝前），ICE 探头离开卵圆窝、朝向主动脉。当通过 ICE 确认穿刺针的位置后，即可进行房间隔穿刺（▶视频 6.3）。经穿刺针注射生理盐水，可以辅助确认穿刺针进入左心房。在 ICE 直视下送 0.032- 英寸长导丝进入左上肺静脉，然后将长鞘沿导丝送入左心房（图 6.5，图 6.6，▶视频 6.4）。

视频 6.1　沿长鞘送入房间隔穿刺针（3 秒）

视频 6.2　在 ICE 直视下缓慢地将长鞘和穿刺针同时从上腔静脉回撤，直至长鞘和穿刺针到达房间隔的位置（3 秒）

视频 6.3　ICE 引导下的房间隔穿刺（3 秒）

视频 6.4　ICE 引导下将长鞘沿导丝送入左心房（3 秒）

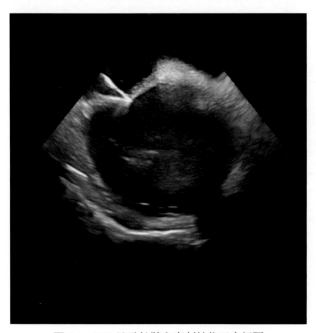

图 6.4　ICE 显示长鞘和穿刺针位于房间隔

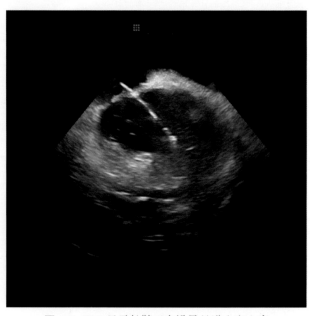

图 6.5　ICE 显示长鞘正在沿导丝进入左心房

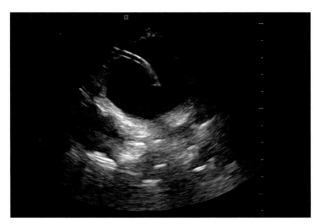

图 6.6　ICE 显示已进入左心房的长鞘

挑战

　　大家对于无 X 线房间隔穿刺感到的困难和担忧，最常见的是不能全程可视化。当进行标准的房间隔穿刺时，术者有多种影像系统可供选择，包括 X 线透射和 ICE。当单一的影像系统不能清楚地显示相关解剖结构时，其他影像系统可提供补充。比如虽然 X 线透视并不能像 ICE 那样可以直接地显示心脏组织，但 X 线却可以清晰地显示出不透射线物体（如导丝和长鞘）的位置。因此，当进行无 X 线下的房间隔穿刺时，导丝的可视化是至关重要的。此外，在 ICE 上确认导丝和鞘管的运动是确保另一个导管没有被误认为是导丝的关键。另外，前送导丝或鞘管时的阻力反馈，对于安全和成功地完成操作也是非常重要的。有任何阻力都需要立即停止，并对目前的临床情况进行评估后，方可进行下一步操作。

结论

　　在当今的技术条件下，可以安全地开展无 X 线下房间隔穿刺技术。逐步式、流程化的操作是关键。鉴于大多数导管消融手术需要房间隔入路，因此对于成人电生理医生而言，这是一项必不可少的技术。

视频 6S　Mansour Razminia 教授逐步讲解本章手术操作（10 分 49 秒）

参考文献

1. Cournand A, Motley HL, Himmelstein A, Dresdale D, Baldwin J. Recording of blood pressure from the left auricle and the pulmonary veins in human subjects with intraauricular septal defect. *Am J Physiol.* 1947;150:267.
2. Ross J, Braunwald E, Morrow AG. Transeptal left atrial puncture; new technique for the measurement of left atrial pressure in man. *Am J Cardiol.* 1959;3:653–655.
3. Ross J, Braunwald E, Morrow AG. Left catheterization by the transeptal route: A description of the technique and its applications. *Circulation.* 1960;22:927–934.
4. Jaïs P, Haïssaguerre M, Shah DC, et al. A focal source of atrial fibrillation treated by discrete radio frequency ablation. *Circulation.* 1997;95:572–576.
5. Inoue K, Owaki T, Nakamura T, Kitamura F, Minamoto N. Clinical application of transvenous mitral commissurotomy by a new balloon catheter. *J Thorax Cardiovasc Surg.* 1984;87:394–402.
6. Baykaner T, Thosani AJ, Yasmeh B, et al. Safety and efficacy of zero fluoroscopy transseptal puncture. [Abstract B-PO02-126] *Heart Rhythm.* 2018;15(5 Suppl):S232.
7. Tardif JC, Vannan MA, Miller DS, Schwartz SL, Pandian NG. Potential applications of intracardiac echocardiography in interventional electrophysiology. *Am Heart J.* 1994;127:1090–1094.
8. Marrouche NF, Martin DO, Wazni O, et al. Phased-array intracardiac echocardiography monitoring during pulmonary vein isolation in patients with atrial fibrillation: Impact on outcome and complications. *Circulation.* 2003;107:2710–2716.
9. Drago F, Silvetti MS, Di Pino A, Grutter G, Belivacqua M, Leibovich S. Exclusion of fluoroscopy during ablation treatment of right-sided accessory pathways in children. *J Cardiovasc Electrophysiol.* 2002;13:778–782.
10. Grubb N, Petzer E, Lang C, Colthart A, Elhag O. A zero fluoroscopy approach for electrophysiologic studies and catheter ablation for common supraventricular tachycardias. *Heart Rhythm.* 2006;3:S123.
11. Ebrille E, Caponi D, Siboldi A, et al. Single center experience of fluoroless AVNRT ablation guided by electroanatomic reconstruction in children and adolescents. *Pacing Clin Electrophysiol.* 2013;36(12):1460–1467.
12. Ferguson JD, Helms A, Mangrum JM, et al. Catheter ablation of atrial fibrillation without fluoroscopy using intracardiac echocardiography and electroanatomic mapping. *Circ Arrhythm Electrophysiol.* 2009;2:611–619.
13. Reddy VY, Morales G, Ahmed H, et al. Catheter ablation of atrial fibrillation without the use of fluoroscopy. *Heart Rhythm.* 2010;7:1644–1653.
14. Razminia M, Manankil MF, Eryazici PL, et al. Non-fluoroscopic catheter ablation of cardiac arrhythmias in adults: Feasibility, safety, and efficacy. *J Cardiovasc Electrophysiol.* 2012;23(10):1078–1086.
15. Sánchez JM, Yanics MA, Wilson P, Doshi A, Kurian T, Pieper S. Fluoroless catheter ablation in adults: A single center experience. *J Interv Card Electrophysiol.* 2016;45:199–207.

第 7 章

如何在减少 X 线透视的同时保证手术的安全

José Osorio，MD；Gustavo X. Morales，MD

介绍

没有安全性，医学领域里的任何技术和科技的进步，都是不能被广泛应用的。导管消融心律失常有着良好的安全记录，并且相关技术的不断发展，使得这项手术操作更加有效和安全[1]。此外，当前的 X 线透视设备较前亦有明显改进，在提高成像质量的同时，明显降低了患者暴露于放射线的剂量。

最初设计与 X 线透射结合使用的影像技术，近年来发展迅速，如三维电解剖标测系统、心腔内超声等，正是这些技术的不断发展和改进，使得导管消融可以在少 X 线，甚或无 X 线下完成。不过，术者应掌握上述新技术，并协同使用它们，方可实现少 X 线、无 X 线的手术操作。

无 X 线时，在血管内和心腔内安全操作导管的关键在于：①可以实时观察导管的位置和移动轨迹；②通过操作导管可以准确记录到相关解剖结构的电信号；③术者对动态移动的导管，要有较好的触觉反馈，一旦感受到阻力，应立即停止操作。

在无 X 线技术中，三维电解剖标测系统（electroanatomic mapping system，EAMS）和心腔内超声（intracardiac echo，ICE）是替代 X 线的两大重要影像工具。

诊断用电极导管的操作和放置

当诊断用电极导管进入右心房时，术者立即就可看到导管记录到的心腔内电位，这时术者可以结合局部电位信息，以及利用 EAMS 提供的两个传统的标准正交体位（右前斜位和左前斜位），来明确导管的位置，并引导导管的操作。常规首先放置最具难度的冠状窦电极导管。作者中心应用的是多极、双向可控弯冠状窦导管，放置导管时，术者密切关注导管远端电极的电位信息，并结合 EAMS 的三维影像信息，轻柔地将导管送入冠状窦内。此外，ICE 也可用来识别冠状窦口，并引导冠状窦导管的放置。可将 ICE 导管顺钟向旋转，一旦辨认出主动脉瓣和漏斗状主动脉后，再轻微顺钟向旋转 ICE，冠状窦口即可显示在 ICE 影像的下部（**图 7.1**）。

另一项用于辅助放置诊断用导管的技术，是首先在 EAMS 和电信号的引导下，将压力消融导管从股静脉送至右心房，压力导管实时反馈的组织贴靠压力，可帮助术者更有信心、更安全地识别和构建右心房及相关解剖模型，如冠状窦、右心耳和上腔静脉等。一旦上述三维解剖模型构建完成，术者将自信、安全地送入无压力感应器的诊断用电极导管。

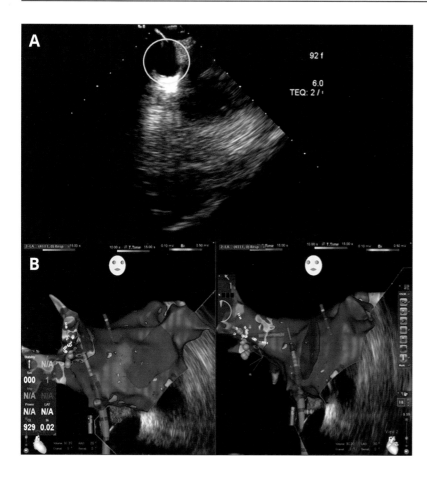

图 7.1　**A.** ICE 显示出的冠状窦口（黄色圆圈）。可见位于其内的冠状窦电极导管。**B.** EAMS 的两个正交体位（右前斜位和左前斜位）。可见 ICE 切面朝后以显示冠状窦

无 X 线消融右侧心律失常的安全性

　　无 X 线心脏消融的最初经验来源于针对右侧心律失常的治疗。2002 年，Drago 等发表了 21 例 WPW 综合征（右侧显性旁路）患者，应用最小化 X 线技术进行消融的初步经验，其中 19 例患者一次手术成功治愈，无并发症发生[2]。

　　随后一系列文章的发表，进一步证实了无 X 线下进行右侧导管消融室上性心动过速的安全性，包括房室结折返性心动过速（atrioventricular nodal reentrant tachycardia，AVNRT）、房性心动过速、右侧旁路参与的顺向型房室折返性心动过速[3-5]。

　　虽然在上述文献的报道中，仍有一些病例术中应用了 X 线透视技术，但大多数病例的手术确实可在无 X 线下安全地完成。此外，上述文献报道的并发症，被认为与无 X 线技术并不相关，而是与消融手术自身相关，比如 AVNRT 消融过程中出现一过性房室传导阻滞。

　　对于右侧消融的一个安全性考虑是准确识别和标记出希氏束的解剖位置，尤其是要理解它相对于消融靶点的位置（**图 7.2**），这有助于降低希氏束或房室结周边消融引起房室传导阻滞的风险。第二个安全性考虑是在消融右心房游离壁时，避免损伤右侧膈神经。术者可在 EAMS 构建的右心房三维解剖模型上，通过高能量起搏是否产生膈神经刺激，来识别并标记出膈神经的走行，以避免在这些位点消融从而防止消融所致右侧膈肌瘫痪。因此在避免膈神经损伤方面，三维 EAMS 要优于单独使用 X 线[6]。

　　另一个已被证实可安全应用无 X 线技术的常见心律失常，是典型的三尖瓣峡部（CTI）依赖的心房扑动（房扑）。已有两个独立研究报道证实了无 X 线消融典型房扑的安全性[7-8]。在作者的实验室，大多数接受 CTI 消融的患者同时存在心房颤动（房颤），因此可应用心腔内超声（ICE）直视下完成 CTI 消融。ICE 非常有助于理解 CTI 区域的解剖，并且明显优于 X 线透视法，后者仅能依赖对导管移动的感知来判断局部解剖，以及偶尔应用静脉内造影来识别 CTI 区域消融困难的解剖结构（进一步细节请参考第 11 章）[9]。

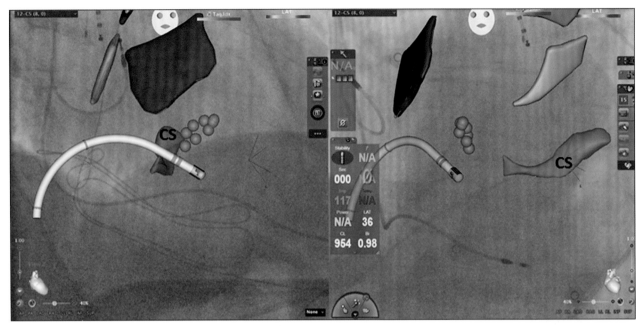

图 7.2　在 EAMS 上标记出希氏束（**黄色点**）。消融导管（Abl）位于 Koch 三角基底部的慢径区域。CS：冠状窦

无 X 线进行房间隔穿刺

自从 EAMS 被广泛应用之后，导管消融手术暴露的放射线剂量已明显降低。但是，对大多数术者来说，术中放射线剂量的减少主要来自穿刺房间隔后，导管在左心房标测和消融过程中的 X 线减少，也就意味着绝大多数术者，房间隔穿刺过程仍然主要是在 X 线引导下，同时辅以心腔内超声完成的。房间隔穿刺的最常用方法是在 X 线引导下，应用 Brockenbrough（BRK）技术完成的[10]。

Clark 等在 2008 年首次发表了无 X 线进行房间隔穿刺的经验，他们应用 EAM 系统构建右心房三维解剖模型，同时结合经食管超声心动图指导房间隔穿刺[11]。通过此项技术，术者可以成功且安全地在无 X 线下完成左侧旁路的消融。

随后在 2009 年，Ferguson 等改进了此技术，用可旋转 ICE 替代了经食管超声心动图。他们报道了 21 例患者，其中的 19 例成功应用可旋转 ICE 技术，完成了无 X 线下的房间隔穿刺和房颤消融，且无并发症出现。但是，目前可旋转 ICE 已很少被使用。

直到 2010 年第一篇相控阵 ICE 指导房间隔穿刺的文章才被发表，文章中 Reddy 等报道了连续 20 例的阵发性房颤患者，均应用相控阵 ICE 技术

安全地完成了房间隔穿刺[12]。相控阵 ICE 指导下的房间隔穿刺技术，是目前临床应用最广泛的房间隔穿刺技术。

在无 X 线穿间隔过程中，为提高手术的安全性，应注意下列关键步骤：

1. 由于静脉管壁较薄，且有时走行迂曲，术者应意识到当从左侧股静脉送入 ICE 导管时，存在损伤静脉的可能性。因此，实时显示髂静脉和下腔静脉，对安全地送入 ICE 导管是必要的。有时需要调整 ICE 导管以识别静脉的真腔，且这种情况并不少见。

2. 一旦 ICE 到达下腔静脉的上部，清晰地识别出下腔静脉和右心房的交界处，有助于将 ICE 顺利地送入右心房。值得注意的是，对于绝大多数人来说，右心房位于下腔静脉的前方，因此通常需要轻微前向打弯 ICE 导管，以使其顺利地进入右心房。

3. 当 ICE 导管位于右心房内，前向打弯 ICE 导管使其位于三尖瓣口的上半部分，该切面可显示出三尖瓣环，继续前送 ICE 导管入右心室，松弯同时顺钟向旋转 ICE 导管，将显示出左心室。由于在仰卧位时，心包积液通常位于左心室基底部的心包腔内，因此可在该切面评估基线的心包情况，明确术前是否存在心包积液（**图 7.3**）。如存在心包积液，需测量基线值以便术中连续监测进行对比，判

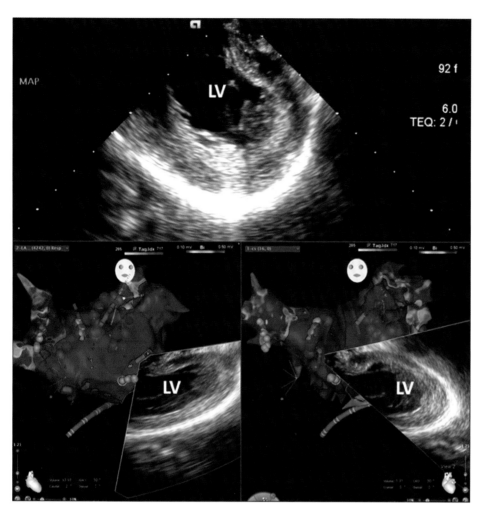

图 **7.3**　ICE 显示出左心室（LV）影像，证实术前不存在心包积液。EAM 的右前斜位、左前斜位影像，显示 ICE 导管头端跨过三尖瓣进入右心室

断有无新出现的心包积液。

4. 为了帮助理解相关解剖结构，通常应用 CARTOSOUND（Biosense Webster，Irvine，CA）将主动脉瓣、主动脉漏斗和它的长轴轮廓描绘出来。CARTOSOUND 是 CARTO 标测系统中，可将 ICE 影像与三维解剖标测图整合的一个模块。从 ICE 的主动脉切面开始，继续顺钟向旋转 ICE 导管，可结合 CARTOSOUND 依次标记出以下结构：左心耳、左肺静脉和右肺静脉。利用 ICE 快速地评估并标记出左心房重要的解剖结构，有助于术者对左心房的大致结构有一个初步的了解，这样在完成房间隔穿刺后，可简化标测和消融导管在左心房内的操作。

5. 为了显示上腔静脉和右心房交界处的切面，可在房间隔切面将 ICE 导管向后、向右打弯。长的 J 形导丝从右侧股静脉送入时，可通过该切面在 ICE 直视下将其送入上腔静脉（**图 7.4**）。

6. 当导丝进入上腔静脉后，可将股静脉短鞘交

换为穿间隔长鞘。用 ICE 一直显示 J 形导丝通过上腔静脉和右心房的交界处的长轴切面，穿间隔长鞘沿长导丝从股静脉送入，直到 ICE 上清晰显示出长鞘沿导丝进入上腔静脉。

7. 当长鞘到达上腔静脉时，固定长鞘，撤出长导丝，通过长鞘的扩张鞘（内鞘）推注盐水。在 ICE 屏幕上，上腔静脉-右心房交界处可清晰地显示从头侧朝足侧流动的水泡，确认长鞘的头端位于 SVC 内。

8. 将 BRK 穿刺针沿房间隔穿刺鞘的内鞘（扩张鞘）送入后，可能需要旋转 ICE 探头，以在朝卵圆窝后撤整个房间隔穿刺系统的过程中，更好地显示扩张鞘的头端（**图 7.5**）。另一个技术是用 EAM 系统来显示 BRK 穿刺针的头端。为了实现这个技术，需将穿刺针的近端与鳄鱼夹导线的阳极相连，其阴极连接到身体中的无关电极（可以是静脉系统中的导丝）。然后小心轻微地后撤房间隔穿刺鞘，将 BRK 穿刺针的头端暴露在扩张鞘外，用这种方

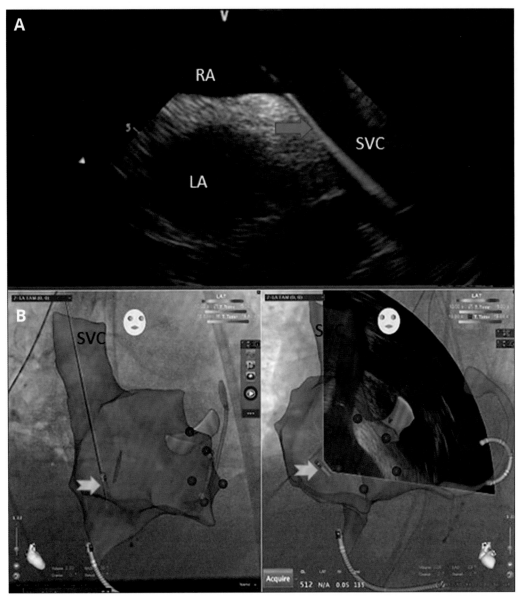

图 7.4 **A.** ICE 显示出上腔静脉，以及从右侧股静脉送入上腔静脉内的导丝（蓝色箭头）；**B.** EAM 显示 ICE 导管（黄色箭头）向后、向右打弯以显示上腔静脉切面。LA：左心房；RA：右心房；SVC：上腔静脉

法可在 EAM 系统上显示出穿刺针的头端，并可使术者在从上腔静脉后撤至卵圆窝的过程中，看见穿刺针的运动轨迹。

9. 一旦穿间隔长鞘管头端"落空"至卵圆窝后，将应用常规的方法，通过 ICE 判定最佳的穿刺位点（**图 7.6**）。

10. 在穿刺针头端穿过间隔后，通过 BRK 穿刺针推注盐水以显示左心房内的微水泡，确认穿刺针位于左心房。之后，可将扩张鞘和外鞘整体送入左心房。

另一个房间隔穿刺技术是使用 SafeSept 穿间隔导丝（SafeSept，Pressure Products，San Pedro，CA），来作为支撑和导引将房间隔穿刺长鞘送入左心房内。

当需要两个经房间隔入路时，在作者中心是进

行单次房间隔穿刺，第二个左心房入路随后通过同一个穿刺位点获取。具体步骤如下：

1. 房间隔穿刺成功后，确保扩张鞘和外鞘位于左心房内，在 ICE 引导下送 J 形导丝入左肺静脉。然后，保留导丝将长鞘和扩张鞘后撤至右心房。如果使用的是 CARTOSOUND，可通过标记导丝穿过卵圆窝的轨迹，来帮助确定左心房入路的位置。之后，在卵圆窝右侧操纵消融导管，通过 EMS 和 ICE 的引导，消融导管经前述的左心房入路进入左心房（**图 7.7**）。

2. 当消融导管和导丝都安全地进入左心房后，将扩张鞘和外鞘整体沿导丝送入左心房，这样就可以使穿间隔鞘管和消融导管都位于左心房之内。

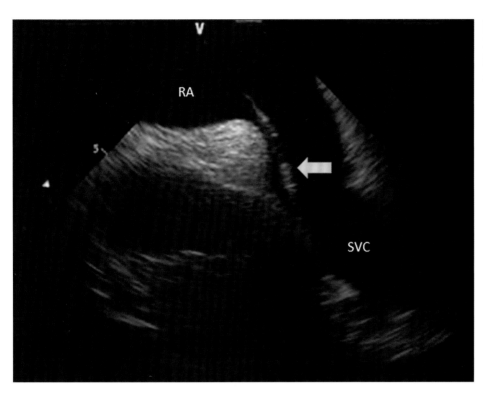

图 7.5　ICE 显示整个穿间隔穿刺系统（**黄色箭头**）从上腔静脉后撤至卵圆窝的过程。RA：右心房；SVC：上腔静脉

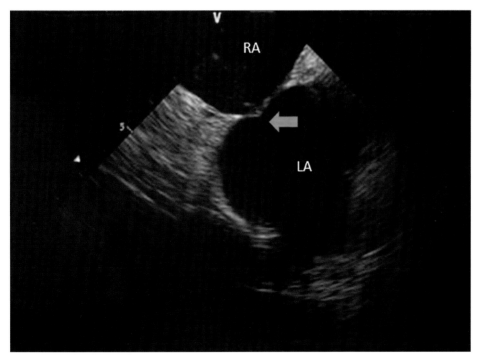

图 7.6　ICE 显示房间隔穿刺系统（**橙色箭头**）顶在卵圆窝处出现帐篷征，标记为理想的穿刺位点。LA：左心房；RA：右心房

更多关于房间隔穿刺的技术详见第 6 章。

无 X 线标测和消融左心房心律失常的技巧

　　无 X 线技术用于左心房心律失常消融的相关文献呈增加趋势。据报道，最早应用无 X 线技术

进行左心房消融的是左侧旁路相关的心律失常。2015 年，文献报道了 47 例旁路患者在无 X 线下进行成功消融，其中包括 21 例左侧旁路。除 2 例外，其他左侧旁路均逆行经主动脉入路，在无 X 线下安全地完成了手术，即刻成功率为 100%，仅有 2 例左侧旁路在术后 16 个月的随访过程中出现临床复发。手术未出现与无 X 线透射相关的并

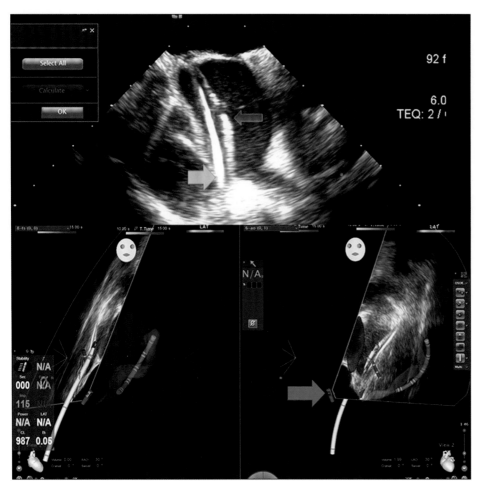

图 7.7 两次房间隔入路的 ICE 影像。可见导丝（黄色箭头）位于左下肺静脉，消融导管（红色箭头）刚通过房间隔进入左心房。EAM 系统的左、右前斜位影像显示上述过程

发症[13]。

在导管消融中，最具挑战性的室上性心律失常显然是房颤和非典型房扑。EAMS 已成功减少了对 X 线透视的需求，以致在很多中心已不再使用 X 线。需要关注几个安全事项，以便成功顺利地完成房颤消融手术。

获得左心房入路后，第一步是构建精准的左心房三维解剖模型，仔细识别所有肺静脉口和左心耳。在这个过程中 ICE 非常有用，因为它可以确认多极标测导管相对于肺静脉口的位置。在我们中心，在 EAMS 上常规保持 2 个正交体位（左、右前斜位），以右前斜位为例，它可以显示出房室沟的位置，以避免多极标测导管通过二尖瓣进入左心室，尤其是应避免环形标测导管进入左心室缠绕二尖瓣瓣器结构[14]。

当左心房的电解剖模型构建完成后，我们通过高能量起搏消融导管的头端，来标记出右肺静脉前庭的膈神经走行（图 7.8）。这样可以在消融右肺静脉的前庭时，避免损伤周边走行的膈神经。

更多细节请参考第 13 章和第 14 章。

压力感应导管辅助的无 X 线消融及其安全性

无 X 线导管消融心律失常技术，早在压力感应导管问世之前即被证实是安全的，但我们相信压力感应导管这项新技术，将进一步提高无 X 线导管消融的安全性。即使在应用 X 线透视时，导管操作的过程中，仍然可能不慎对组织施加了过高的压力，这时我们可通过导管最远端的弯曲来识别上述情况；但对于无 X 线导航技术，无法据此来识别高压力的存在，因此术中可能存在不恰当的高压力及其所致的潜在风险。压力感应导管可实时监测、反馈导管头端与组织贴靠的压力大小，这样就可以在无 X 线下显示出导管贴靠心脏组织的压力，进一步提高无 X 线手术的安全性。

一项纳入 30 例患者的研究报告，其中包括 12

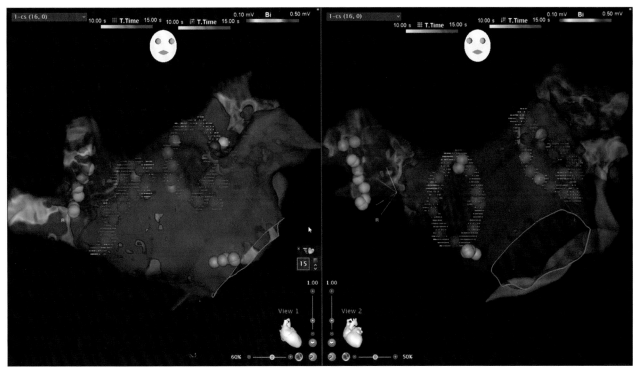

图 7.8　应用 EAMS 构建的左心房电解剖模型的右、左前斜位。可见位于右侧静脉前方的**绿色标记**，是应用高能量起搏确认的膈神经走行；同时可见消融标记点（**红色点**）远离膈神经的走行

例儿科患者，在无 X 线下应用压力感应导管进行右心房（20 例）、左心房（8 例）、右心室流出道（2 例）的心律失常消融，所有手术无并发症发生，且在 6 个月随访期内无 1 例心律失常复发。

压力感应导管的应用，同样可以提高房颤消融的安全性。一项随机研究评价了在无 X 线下，应用压力感应导管进行消融的安全性和有效性[15]。8 例房颤患者被随机分为 CARTO 组和 ICE 组，所有患者均应用压力感应导管进行消融，手术时间、随访 12 个月时无心律失常生存期与传统的 X 线指导下房颤消融没有差别。无手术相关的严重并发症发生，CARTO 组同 ICE 组相比，随访 12 个月时无心律失常生存期没有差异。

无 X 线技术在室性心动过速中的应用

已发表的有关室性心动过速（室速）的最小化或无 X 线消融文献相对较少。两个重要的影像工具已被证实在保证安全的同时，可进一步降低室速消融术中的放射线暴露剂量。

第一个工具，就是被反复提及的心腔内超声，它可通过以下几个方面减少 X 线透视，以及安全地导航导管到达心脏的相关腔室：

1. 直视心腔内结构（例如乳头肌），目前的其他影像系统均无法实时显示出相关结构。

2. 提供更为详细的解剖学标志，以利于更好地引导消融导管的操作。

3. 在起搏标测、激动标测和消融过程中，监测导管头端和心室组织是否贴靠[16]。

4. 可以早期、及时发现并发症（如心包积液）。

对于两个特定位点起源的心律失常，ICE 可以在提高手术安全性的同时，进一步减少放射线的暴露：

1. 冠状动脉窦起源室速，ICE 可以识别消融导管头端相对于冠状动脉开口的位置，因此有助于避免损伤这些关键结构。

2. 乳头肌起源室速，EAMS 在获取突出于心腔内的乳头肌解剖细节方面存在不足，因此无法对这些结构精确定位。ICE 结合 CARTOSOUND 模块有助于精确定位乳头肌的位置，并可详细显示导管与乳头肌不同区域的接触程度，在确保安全性的同时潜在提高了手术的有效性[16]。

第二个有助于提高室速消融安全性，并减少X线透视的影像工具是CARTOUNIVU模块。这个模块可将事先获取的X线影像整合进CARTO系统，即可将EAMS构建的三维解剖模型叠加在事先获取的X线影像上。更多细节参见第4章。

这个工具曾在44例室速导管消融患者中进行前瞻性研究。虽然它们并不是无X线手术，但CARTOUNIVU可使大约50%患者在低剂量X线下完成消融手术，上述手术大多数为心内膜消融。

在我们中心，我们发现了这项技术在心外膜室速消融中具有最佳的应用价值。尽管目前心外膜入路的心包穿刺技术完全依赖于X线透视引导，但CARTOUNIVU可以将冠状动脉造影影像与EAMS构建的三维解剖模型整合在一起，以帮助判断消融导管和心外膜冠状动脉主要分支之间的解剖关系，从而减少术中的X线暴露。在心外膜进行射频消融之前，一个重要的安全推荐就是确认消融导管的头端和任何一个冠状动脉主要分支之间的距离，且这仅能依靠X线透射和冠状动脉造影来明确。这对于局灶起源的室性心律失常可能无所谓，但对于更为常见的折返机制相关的室性心律失常，术中常常需要更广泛的基质改良以获得手术的成功。因此，在手术过程中，随着消融导管的移动，需要多次、多体位的冠状动脉造影来判断消融导管与冠状动脉主要分支的关系。但由于CARTOUNIVU可将冠状动脉造影影像与三维解剖模型整合在一起，因此在进行心外膜射频消融时，就不再需要重复多次进行冠状动脉造影了，从而大大降低了术中放射线的暴露剂量（**图7.9**）。

结论

已有大量的文献结果表明，无X线下消融心律失常是安全的。诸如EAM系统和ICE等影像工具，极大地促进了无X线技术在各类型心律失常消融中的发展和应用。如果严格遵循本章描述的这些安全技巧，那么心脏全部四个心腔的心律失常消融手术，都可应用无X线技术安全地完成，未来，随着无X线技术的广泛应用，以及科技的进一步发展，将使术者可以更加安全地完成这些复杂的导管消融手术。

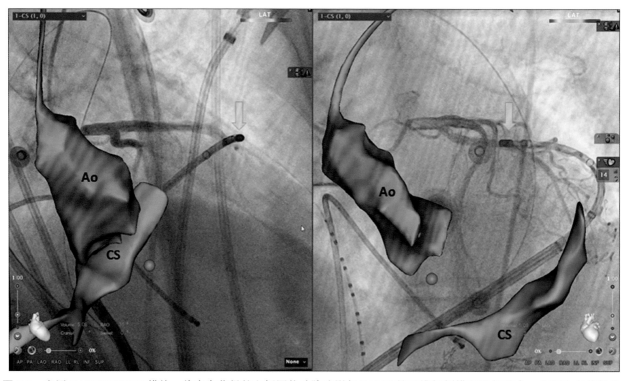

图7.9 应用CARTOUNIVU模块，将事先获得的左侧冠状动脉造影与EAMS的三维解剖模型进行整合，**左图为右前斜位**，**右图为左前斜位**。消融导管（**黄箭头**）位于心外膜消融处。Ao：主动脉；CS：冠状窦

参考文献

1. Calkins H, Hindricks G, Cappato R, et al. HRS/EHRA/ ECAS/APHRS/SOLAECE expert consensus statement on catheter and surgical ablation of atrial fibrillation. *Heart Rhythm.* Oct 2017;(14); No 10.
2. Drago F, Silvetti MS, Di Pino A, Grutter G, Bevilacqua M, Leibovich S. Exclusion of fluoroscopy during ablation treatment of right accessory pathway in children. *J Cardiovasc Electrophysiol.* 2002;13(8):778–782.
3. Tuzcu V. A non-fluoroscopic approach for electrophysiology and catheter ablation procedures using a three-dimensional navigation system. *Pacing Clin Electrophysiol.* 2007;30:519–525.
4. Earley MJ, Showkathali R, Alzetani M, et al. Radiofrequency ablation of arrhythmias guided by non-fluoroscopic catheter location: A prospective randomized trial. *Eur Heart J.* 2006;27:1223–1239.
5. Alvarez M, Tercedor L, Almansa I, et al. Safety and feasibility of catheter ablation for atrioventricular nodal re-entrant tachycardia without fluoroscopic guidance. *Heart Rhythm.* 2009;6:1714–1720.
6. Schmidt B, Chun KR, Ouyang F, Metzner A, Antz M, Kuck KH. Three-dimensional reconstruction of the anatomic course of the right phrenic nerve in humans by pace mapping. *Heart Rhythm.* 2008 Aug;5(8):1120–1126. doi:10.1016/j.hrthm.2008.05.003
7. Razminia M, Manankil MF, Eryazici PL, et al. Nonfluoroscopic catheter ablation of cardiac arrhythmias in adults: Feasibility, safety, and efficacy. *J Cardiovasc Electrophysiol.* 2012 Oct;23(10):1078–1086.
8. Macias R, Uribe I, Tercedor L, Jimenez J, Barrio T, Alvarez MA. A zero-fluoroscopy approach to cavotricuspid isthmus catheter ablation: Comparative analysis of two electroanatomical mapping systems. *Pacing Clin Electrophysiol.* 2014; 37:1029–1037.
9. Bencsik G. Novel strategies in the ablation of typical atrial flutter: Role of intracardiac echocardiography. *Curr Cardiol Rev.* 2015;11:127–133.
10. Ross J Jr, Braunwald E, Morrow AG. Transseptal left heart catheterization: A new diagnostic method. *Prog Cardiovasc Dis.* 1960;2:315–318.
11. Clark J, Bockoven JR, Lane J, Patel CR, Smith G. Use of three-dimensional catheter guidance and trans-esophageal echocardiography to eliminate fluoroscopy in catheter ablation of left-sided accessory pathways. *Pacing Clin Electrophysiol.* 2008;31:283–289.
12. Reddy VY, Morales G, Ahmed H, et al. Catheter ablation of atrial fibrillation without the use of fluoroscopy. *Heart Rhythm.* 2010 Nov;7(11):1644–1653.
13. Scaglione M, Ebrille E, Caponi D, et al. Zero-fluoroscopy ablation of accessory pathways in children and adolescents: CARTO 3 electroanatomic mapping combined with RF and cryoenergy. *Pacing Clin Electrophysiol.* 2015;38:675–681.
14. Sabar MI, Bajpai A, Momin A, Kaba RA. Circular mapping catheter entrapment in mitral valve apparatus requiring emergency surgery: A rarely reported complication of pulmonary vein isolation procedure for atrial fibrillation. *BMJ Case Rep.* 2017 Oct; 25;2017.
15. Bulava A, Hanis J, Eisenberger M. Ablation of atrial fibrillation using zero-fluoroscopy technique: A randomized trial. *Pacing Clin Electrophysiology.* 2015; 38:797–806.
16. Proietti R, Rivera S, Dussault C, et al. Intracardiac echo-facilitated 3D electroanatomical mapping of ventricular arrhythmias from the papillary muscles: assessing the 'fourth dimension' during ablation. *Europace.* 2017;19:21–28.
17. Cano Ó, Andres A, Osca J, et al. Safety and feasibility of a minimally fluoroscopic approach for ventricular tachycardia ablation in patients with structural heart disease. *Circ Arrhythm Electrophysiol.* 2016;9:e003706. doi:10.1161/CIRCEP.115.003706

第 8 章

如何在无 X 线下进行食管温度监测

Oliver D'Silva，MD；Hany Demo，MD；Theodore Wang，MD；Mansour Razminia，MD

介绍

随着心房颤动（房颤）患病率的升高，目前受影响的美国人越来越多，患病人数的增加不可避免地导致了房颤消融手术量的增加。如何在手术量呈现增长趋势的情况下，进一步提高手术的安全性、降低其并发症，是房颤消融领域面临的关键问题，尤其是如何保护食管安全，避免出现罕见但致命性高的并发症——心房食管瘘，更是重中之重。食管温度监测被认为是在左心房消融过程中提醒术者，并协助调控消融能量的一种方法[1-2]。传统上，食管温度探头的放置及其位置的确定，是在 X 线透视辅助下进行的。目前，无 X 线下放置食管温度监测的方法已相继出现，本章将对此进行介绍。

操作过程

据报道，现已有多种无 X 线监测食管温度的方法，本章将重点介绍其中的两种。在第一种方法中，使用标准线型单传感器食管探头（SSP）（Acoustascope，Smiths Medical ASD）来监测食管温度（图 8.1）。第二种方法中，使用自膨胀式多传感器食管探头（MSPs）CIRCA S-Cath MSP（CIRCA Scientific，LLC，Englewood，CO）（图 8.2）来监

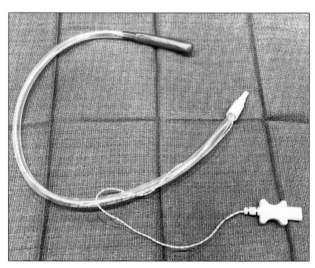

图 8.1　标准线型单传感器食管探头

测食管温度。

标准线型单传感器探头（SSP）

如果使用 SSP 来监测食管温度，则按照以下步骤在消融前放置 SSP，并在消融过程中调整其位置。首先，使用剪刀在 SSP 远端的外壳上剪出一个小的、十字交叉形的裂缝，注意保护探头的完整性（图 8.3）。接下来，在 4 极电极导管顶端涂抹凝胶，将其插入 SSP 的内腔。送入 4 极导管使它的头端和 SSP 的远端对齐（图 8.4），这时用标记笔

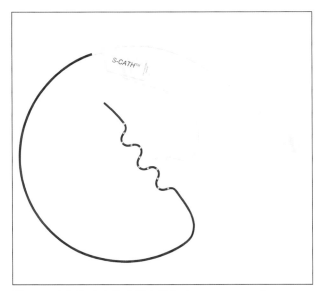

图 8.2　自膨胀式多传感器食管探头 Circa S-Cath（Reprinted with permission of CIRCA Scientific.）

在 4 极导管的近端作一标记（**图 8.5**），这个标记有助于术者明确 4 极导管头端相对于 SSP 顶端的位置，这对于精确判断 SSP 位于食管的位置是非常关键的。当 4 极导管的头端超出 SSP 的顶端时，4 极导管的头端可在 EnSite 系统上显示（Abbott，Abbott Park，IL）。用这种方式，可在隔离不同肺静脉时，确认位于食管内 SSP 的相对位置。当消融下肺静脉区域时，为了使 SSP 安全地到达食管内对应的位置，可先将 4 极导管轻微后撤，使 4 极导管近端的标记，距 SSP 的近端约 1 英寸（2.54 cm）左右，然后将 4 极导管和 SSP 作为整体一起前送，这样可避免 4 极导管头端直接暴露于食管内，前送

导致食管穿孔的风险。4 极导管 /SSP 整体前送后，再轻轻送入 4 极导管，使其近端的标记与 SSP 的近端对齐，随后轻微后撤 SSP，以使 4 极导管头端暴露出来（**图 8.6**），结合 Ensite 系统即可显示 SSP 位于食管内的相对位置。另外，当 4 极导管 /SSP 整体到达较深的食管位置时，保持 4 极导管头端略超出 SSP 的顶端，这时整体后撤，可在 EnSite 系统上构建出相对于左心房和肺静脉的食管走行（**图 8.7**）。

但应用 CARTO 标测系统时，可将 4 极电极导管缝合在 SSP 的顶端附近，这样两者作为一个整体，相对位置是固定的。4 极导管可在 CARTO 标测系统上显示出来，之后 2 个导管作为一个整体移动，我们可以间接判断 SSP 位于食管内的位置。需要强调的是，4 极导管与左心房对应消融点的位置，应至少保持 1 cm 的距离，以避免理论上消融导管与食管内 4 极导管形成环路造成食管损伤的风险。另外，还有一些术者在 ICE 直视下，调整 SSP 在食管内的位置。

自膨胀式多传感器探头（MSP）

如果使用 MSP 来监测食管温度，可在 ICE 引导下将其送入食管。ICE 可显示出 MSP 的热敏电阻，最远端的热敏电阻为 "1"，最近端的为 "12"（**图 8.8**）。ICE 引导下的 MSP 放置过程具体如下：首先，从 homeview 切面顺钟向旋转 ICE 导管，可

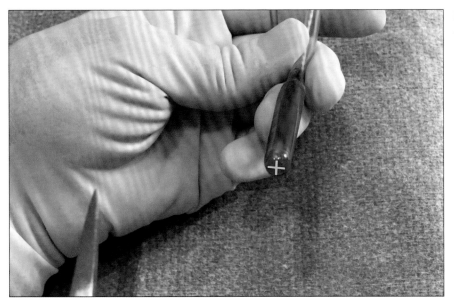

图 8.3　在 SSP 远端的外壳上剪出一个小的、十字交叉形的裂缝

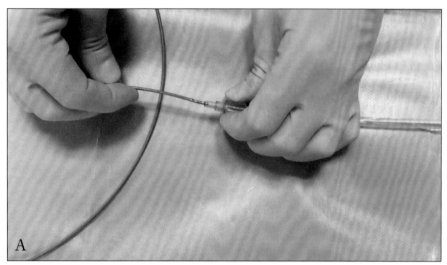

图 8.4　A. 将 4 极导管沿 SSP 内腔送入；B. 使 4 极导管头端与 SSP 远端对齐（B）

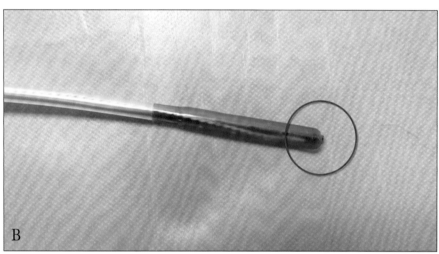

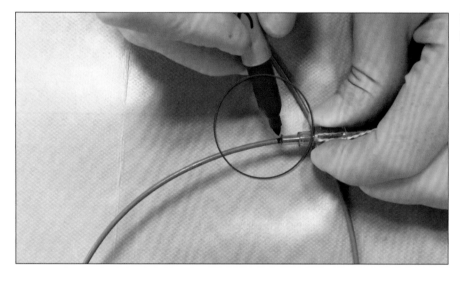

图 8.5　这时用标记笔在 4 极导管的近端作一标记

显示出左侧肺静脉；为了更好地显示食管，这时需要轻微后撤 ICE 导管，然后稍微朝左侧打弯，并同时轻轻顺钟向旋转 ICE 导管，即可显示出右下肺静脉。由于右下肺静脉水平通常是左心房靠后的

位置，这个位置有助于观察食管。在该切面，食管显示为纵轴观（图 8.9）。此时将 MSP 送入食管，一旦在右下肺静脉水平看到第 6 个热敏电阻，后撤 MSP 内的支撑钢丝，在 ICE 上将显示出蛇形

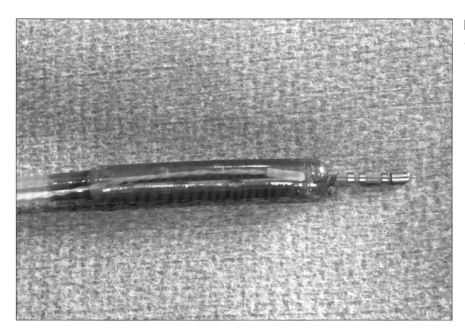

图 8.6　随后轻微后撤 SSP，使 4 极导管头端暴露出来

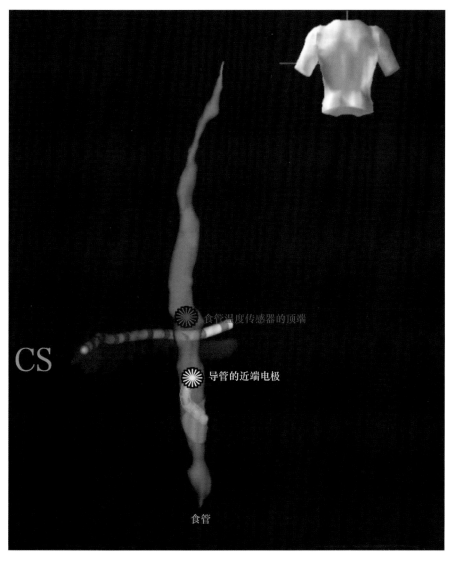

图 8.7　保持 4 极导管头端略超出 SSP 的顶端，这时整体后撤，可在 EnSite 系统上构建出相对于左心房和肺静脉的食管走行

CS

食管温度传感器的顶端

导管的近端电极

食管

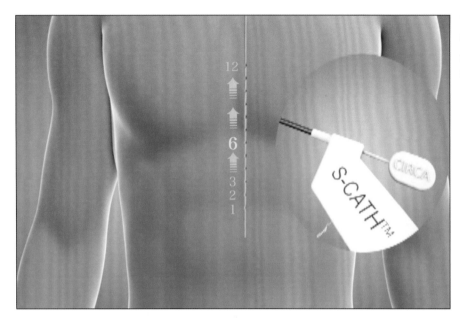

图 8.8 Circa 导管的最远端热敏电阻标为 "1"，最近端标为 "12"（Reproduced with permission of CIRCA Scientific.）

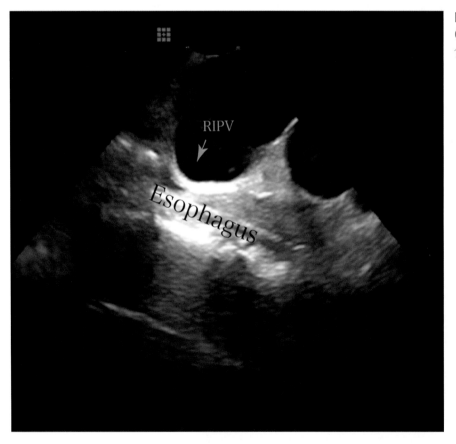

图 8.9 ICE 切面可见右下肺静脉（RIPV）及食管的纵轴观。Esophagus：食管

的 MSP（图 8.10）。当第 6 个热敏电阻位于右下肺静脉水平时，第 1 个热敏电阻通常位于 LA 下缘的远端，我们试验室在 X 线透射下也验证了此方法（图 8.11）。MSP 的优势在于对温度升高的灵敏度增加，且在消融过程中不再需要调整温度探头的位置。

优势和不足

与传统的 X 线透视下食管温度监测相比，无 X 线方法优势在于患者、电生理工作人员和术者，均不用承受放射线损伤的风险。尽管对于应用食管温度监测是否可以减少消融相关的食管损伤，目

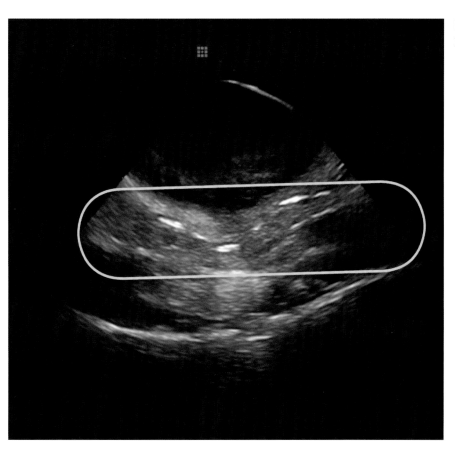

图 **8.10**　后撤 MSP 内的支撑钢丝，ICE 上即显示出蛇形的 MSP

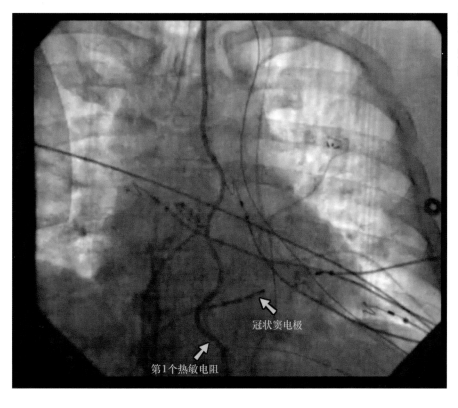

冠状窦电极

第1个热敏电阻

图 **8.11**　当第 6 个热敏电阻位于右下肺静脉水平时，第 1 个热敏电阻通常位于左心房下缘的远端，此方法已通过 X 线透视验证

前尚无定论，但至少此方法是在无 X 线下进行的。其他力求减少食管损伤的方法，如吞咽钡剂或食管偏离，都需要应用 X 线透视。

无 X 线进行食管温度监测可能存在的一个缺点，就是应用 4 极导管增加了手术费用，但这可通过消毒、再利用 4 极导管来改善。在我们中心，应用与消毒食管超声探头类似的方法，对 4 极导管进行消毒。

结论

在导管消融过程中，放射线对患者和电生理工作人员造成的风险是不容忽视的，应该尽一切努力消除不必要的放射线暴露。即使引导食管温度监测探头放置的放射线剂量并不多，但这已成为限制一些术者完成无 X 线消融手术的因素之一。在不应用 X 线透视的情况下，可使用本章所述的两种方法（一种应用 SSP，另一种应用 MSP），有助于术者完成真正的无 X 线消融手术。

视频 8S　Mansour Razminia 教授逐步讲解本章手术操作（7分 17 秒）

参考文献

1. Perzanowski C, Teplitsky, Hranitzky PM, Bahnson TD. Real-time monitoring of luminal esophageal temperature during left atrial radiofrequency catheter ablation for atrial fibrillation: Observations about esophageal heating during ablation at the pulmonary vein ostia and posterior left atrium. *J Cardiovasc Electrophysiol.* 2006;17:166–170.
2. Redfearn DP, Trim GM, Skanes AC, et al. Esophageal temperature monitoring during radiofrequency ablation of atrial fibrillation. *J Cardiovasc Electrophysiol.* 2005;16:589–593.
3. Sherzer AI, Feigenblum DY, Kulkarni S, et al. Continuous non-fluoroscopic localization of the esophagus during radiofrequency catheter ablation of atrial fibrillation. *J Cardiovasc Electrophysiol.* 2007;18:157–160.

第二篇

室上性心动过速的消融

第 9 章

如何在无 X 线下进行房室结折返性心动过速的消融

Nicholas H. Von Bergen，MD；Ian H. Law，MD

介绍

房室结折返性心动过速（atrioventricular nodal reentrant tachycardia，AVNRT）是一种十分适合无X线消融的心律失常，因为其消融靶点通过静脉入路容易达到，且相对远离冠状动脉和其他需要血管造影确认的解剖结构；此外，AVNRT 患者比较年轻（其他类型室上性心动过速的患者也是如此），从降低 X 线暴露相关的终身风险来讲，这组人群无 X 线导管消融的获益更多。这一章，我们将讨论 AVNRT 的基本机制和治疗概述，并且详细阐述无 X 线进行 AVNRT 消融的步骤。

背景

AVNRT 仍然是儿童和年轻的成年患者室上性心动过速（室上速）的最常见机制[1-2]。患者通常表现为突发突止的心悸症状，年轻患者心动过速的频率可大于 200 次 / 分。

AVNRT 的电生理解剖机制多被认为是由两个不同的传导径路组成的折返环路，通常叫作"快径路"和"慢径路"（**图 9.1A 和 B**）。关于快慢径路的研究报道最早在 1956 年，在猪心进行的房室传导时间测量试验中，出现了房室结前传的跳跃现象，提示了房室结双径路的电生理特性[3]。虽然部分患者在没有典型跳跃现象的情况下诱发了 AVNRT，但多数的电生理学家仍然认为：房室结区域同时存在一个前传和一个逆传的径路，并由它们组成的折返环是 AVNRT 的电生理机制（图 9.1B）[4]。

AVNRT 最早的治疗方式是通过外科手术对结周组织进行破坏[5]，这种治疗方法造成永久性房室传导阻滞的风险很高，这是可以理解的，因此在 20 世纪 80 年代晚期，已逐渐被导管射频消融所替代[6-7]。最初消融的靶点为房室结快径路，但在 20 世纪 90 年代早期，电生理学家很快将消融的靶点从快径路转移为慢径路，这也形成了当前我们进行房室结改良技术的基础[8-9]。虽然消融策略已经明显改善，但相比其他类型的折返性心律失常，AVNRT 仍然具有较高的复发率和房室结损伤的风险[10-11]。这也促成了一部分电生理学家尝试将基于解剖的消融策略，改变为基于电压标测和（或）激动标测指导的消融策略，后续章节会有介绍。

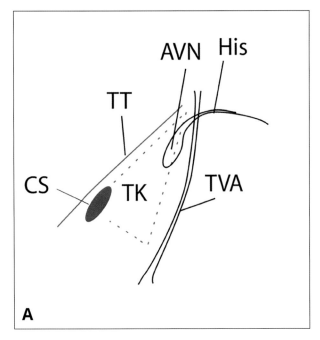

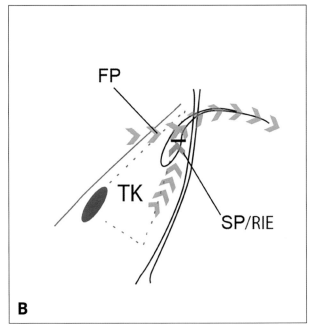

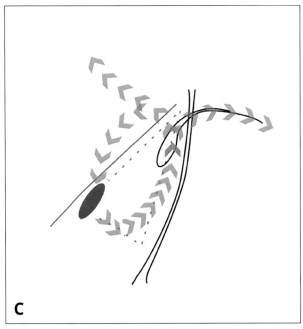

图 9.1 **A.** Koch 三角（TK）示意图，图中展示了房室结（AVN）、希氏束（His）、三尖瓣环（TVA）、冠状窦（CS）和 Todaro 腱（TT）。**B.** 窦性心律时典型快径路（FP）和慢径路（SP）/ 右下延伸（RIE）示意图，黑色线条提示慢径路阻滞的部位。**C.** 典型 AVNRT 示意图，前传经慢径路，逆传经快径路

AVNRT 的机制

　　虽然我们已经对 AVNRT 进行了深入研究，但截至目前仍缺乏标准的分类方法。既往曾根据 AVNRT 前传和逆传速度（慢 / 快、快 / 慢、慢 / 慢型），以及 AVNRT 的发生概率（典型和不典型）进行分类，也曾根据前传和逆传径路的解剖位置进行描述［右下延伸（right inferior extension，RIE）/ 快径路和左侧延伸］。在本章中，为了清楚和准确起见，我们将通过前传径路和逆传径路的解剖位置来描述 AVNRT，如最典型的 AVNRT 可描述为右下延伸 / 快径路折返型 AVNRT，如**图 9.1**C 所示。该折返环的慢径路位于 Koch 三角（triangle of Koch，TK）区域，其边界包括上方的中心纤维体，下方的冠状窦底部，室侧的三尖瓣隔侧瓣和房侧的Todaro 腱。

　　多数 AVNRT 的慢径路分布于 Koch 三角（TK）的中下部，被称作右下延伸，然而，研究者们也提出了其他的慢径插入端，比如左下间隔延伸（left inferior septal extension，LIS），以及更少见的左下

侧壁延伸（left inferior lateral area，LILE）和其他少见区域[12-14]。幸运的是，多数的 AVNRT 前传经过 RIE 区域，而逆传依赖于快径路（fast pathway，FP）。即使少见的类型，如慢 / 慢型 AVNRT 不使用 FP 构成折返环路，RIE 仍然是前传或逆传路径的一部分，这使得多数类型的 AVNRT，均能在 RIE 区域消融成功。因此，本章我们将重点讨论在 RIE 区域对 AVNRT 进行无 X 线消融，如果此区域消融不成功，再考虑其他消融靶点。

无 X 线 AVNRT 消融的步骤

▶视频 **9.1** 展示了如何应用电解剖标测（EAM）系统构建心脏的三维模型，以及如何标测和选择靶点、如何进行 AVNRT 消融等内容，可供参考。

视频 **9.1**　逐步讲解结合电压标测和激动标测，进行 AVNRT 消融（7 分 43 秒）

按照第 5 章描述的方法，超声引导下穿刺股静脉成功后，即可在三维系统的指导下，将标测导管送入心脏。使用 Ensite 系统（Abbott，Abbott Park，IL）时，尽管它有专用的标测建模导管，但因为它可以将所有的导管在三维系统上显示出来，因此我们中心常规首先送入可控弯的冠状窦电极导管，来构建沿途血管和心脏的三维模型，之后再将其放入冠状窦。如果使用的是 CARTO3 系统（CARTO3，Biosense Webster，Irvine，CA），则必须首先送入具备磁导航功能的消融导管来构建三维模型（▶视频 **9.1**）。当导管进入下腔静脉和右心房交界处时，导管头端可记录到心房电位，术者即可通过轻柔地前送、旋转导管，并结合局部电位来构建右心房的三维模型。导管在右心房前送的过程中，应保持朝向右后方向直至导管头端局部电位消失，提示到达上腔静脉。当确认了上腔静脉和下腔静脉的位置后，再通过轻柔地顺钟向和逆钟向旋转导管，来填充右心房的三维模型。在构建三维模型的过程

中，可在三维模型上标记出希氏束的位置，通常位于三尖瓣环 1 ～ 2 点钟方向。

右心房三维模型构建完成后，下一步将可控弯导管放入冠状窦。如果是股静脉入路，可在三尖瓣环 6 点钟方向缓慢后撤，并同时顺钟向旋转导管，这可使导管"落入"冠状窦口，而后术者将打弯的导管松弯，并前送导管，即可将其送入冠状窦。如果从颈内静脉入路，则常需要逆钟向旋转导管，以进入冠状窦。建议至少放置两个电生理导管，冠状窦电极和希氏束电极（作者应用的是右心室 / 希氏束复合电极），有的中心也会放置高位右心房电极，如果在构建三维模型时未标记出希氏束的位置，此时可进行标记（**图 9.2**）。

如果在电生理检查过程中发现或者怀疑 AVNRT，就有必要仔细构建房间隔和 Koch 三角的三维模型。

消融之前，需仔细进行基础的电生理检查，测量 AH/AV 间期，观察有无跳跃现象，能否诱发房室结回波和能否诱发 AVNRT。另外一个能否诱发 AVNRT 的标志，是比较心房刺激出现文氏现象时的 AV 间期和 AA 间期，能够诱发出 AVNRT 者更可能表现为 AV 间期大于 AA 间期，即通常我们所说的"跨 R 波传导"。换个不同的说法，心房刺激出现文氏现象时 AA 间期短于 AV 间期这一现象说明了慢径路的存在，这一指标，不但能够预测 AVNRT 能否诱发，消融后，这一现象的消失，也能提示消融成功。

AVNRT 诱发后，对于最常见的典型慢快型 ANVRT，其心房和心室电位重叠，VA 间期 < 70 ms（**图 9.3**）。为了确认 AVNRT 的诊断，需要采用不同的刺激方法，包括心室快速起搏（PPI > TCL）和（或）晚发心房拖带证明房室结逆传，心室起搏时行腺苷阻断，希氏束旁起搏除外间隔旁路，以及观察心室起搏后 AH 反应等。由于篇幅限制，这些方法在这一章将不做讨论，详细介绍可参考已发表的综述[2,14]。

典型的心电图表现，辅以上述的鉴别诊断方法，通常足以明确典型 RIE/FP（慢快型）AVNRT 的诊断，这时以 Koch 三角靠下的右下延伸（也就是通常所说的慢径区域）进行消融，是可以的。但如果 AVNRT 能够持续，并且患者的血流动力

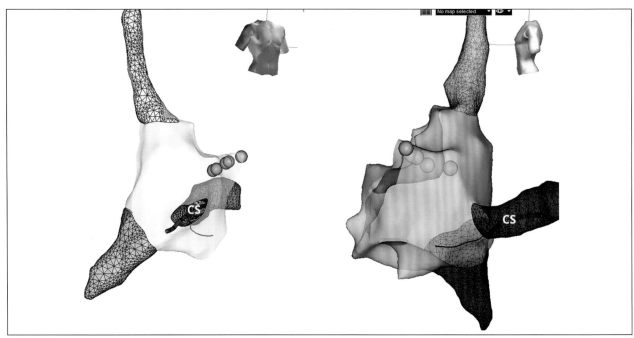

图 **9.2**　右心房三维模型，**金色圆点**标记出了希氏束的位置。**左图**为右前斜位，**右图**为左侧位，分别用不同的颜色标记出了上腔静脉、下腔静脉和冠状窦的位置，以便于区分

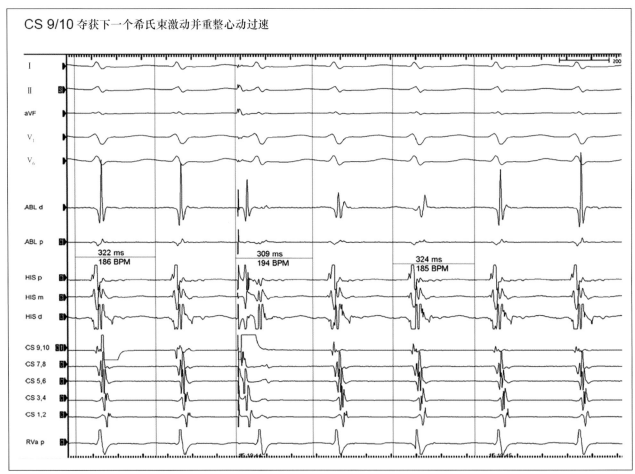

图 **9.3**　在冠状窦口对 AVNRT 前传进行重整示例。该 AVNRT 为典型的慢 / 快型，可见其心房和心室信号重叠在一起。左侧的第 3 跳，在预期心房信号出现之前，经由冠状窦近端电极发放了一个心房刺激，图中可看到该早搏提前了下一个希氏束激动（起搏到希氏束间期为 309 ms，心动过速周长 324 ms）。冠状窦口能够重整既可以是右下延伸，也可以是左下延伸，如需要进一步鉴别，则需要进行不同位点的起搏

学稳定，可进一步进行激动标测，明确慢 / 快型 AVNRT 的折返环路。此时很容易标记到最早的逆传心房激动，常位于快径区域（图 9.1B）。为了确定前传的最早激动点，明确 AVNRT 的折返环路，可在其发作时尝试进行重整。如前传径路经过 RIE 区域，在该区域提前下一房波 10 ～ 40 ms 时进行起搏，则应该能够提前下一个希氏束波以及其后的房波 / 室波（图 9.3）。在起搏部位发放稍微提前的房早（在即将到来的房波前 10 ～ 40 ms，通常位于希氏束波或略微落后的位置），即可重整心动过速，提示前传径路位于起搏区域。

如在 RIE 区域，提前下一房波 40 ～ 50 ms 起搏，都不能重整心动过速，则需考虑有无左下延伸（LIE）和左下侧壁延伸（LILE）的可能，可应用冠状窦电极在这些不同的部位分别起搏，尝试进行重整，以判断真正的前传径路走行。

当 AVNRT 明确诊断后，可有一系列的方法进行消融。我们将分别讨论两种不同的方法，传统的解剖法和整合电压 / 激动标测的新方法，后者需要并且更适合三维标测技术。

解剖法

解剖法利用之前构建出来的右心房和 Koch 三角的三维模型选择消融的靶点，**框 9.1** 和 ▶**视频 9.1** 提供了一系列的参考步骤。无论选择哪种消融方法，这些步骤均可使用。术者需要时刻铭记电解剖（EAM）模型的局限性，当前应用的所有电解

框 9.1　解剖指导下 AVNRT 消融步骤

构建精准的右心房和 TK 模型，标记希氏束的位置（图 9.2）
放置消融导管到合适的解剖位置

- 通常从 TK 低位开始
- 评估有无低振幅、长时程的慢径路电位
- 保证 AV 比例在 1 : 10 到 1 : 2

进行试验性消融，评估效果（参考射频消融和冷冻消融讨论部分），如果没有效果，消融时间要短
如果试验性消融无效

- 调整导管位置，将消融靶点向希氏束移动，在新的位置进行试验性消融。

在成功消融靶点进行巩固性放电
术后通过电生理检查，并应用异丙肾上腺素能否诱发来评估消融的有效性

剖标测系统，展示的心脏结构均为静态图像，术中导管的移动也是相对于这些静态图像的。然而，由于心脏和呼吸运动的影响，心脏的结构时刻都处于动态之中。因此，导管尤其是消融导管，在三维模型上的位置，和目标区域实时动态的位置，可能会存在一定的误差。除此之外，所有的标测系统都有固定的标测图形更新速度，偶尔也会产生三维模型上导管移动的延迟。

通常我们会根据 AV 比例、慢径路电位、解剖位置和对治疗的反应来确定消融的靶点。多数术者选择在 Koch 三角底部（冠状窦口底部）尝试进行试验性消融。AV 比例介于 1 : 10 到 1 : 2 可用来辅助判断 Koch 三角内的靶点是否合适，当然，如果在靶点部位能够观察到低电压、延长碎裂的心房电位更好，这常常是位于右下延伸区域的慢径路电位[6]。无论是射频消融还是冷冻消融，在进行试验性消融时我们都会观察：AVNRT 能否再被诱发、慢径路传导是否消失和是否出现加速性交界区心律等预测成功的标志。这种消融方法可以很容易从 X 线下消融转为无 X 线消融，即使术者对于三维标测系统的经验有限。

应用解剖学的方法，可在 AVNRT 发作时进行冷冻消融治疗。我们会通过实时屏和触发屏来监测腔内电位，其中触发屏根据心房电位变化而更新，这使我们能够精确地通过腔内电图变化确定 ANVRT 是否终止（终止前常有频率的逐渐减慢），以及终止后房室结的传导情况。如果在冷冻消融的 20 秒内心动过速既没有减慢，也没有终止，建议停止冷冻，更换消融靶点。短时间消融心动过速即可终止的靶点提示为成功的消融靶点，长时间消融才出现心动过速减慢或终止者，提示仅部分损伤了心动过速的折返环[15]，不是理想的消融靶点。有的医生选择使用 4 mm 的冷冻消融导管，但发现这与复发明显相关，因而推荐应用 6 mm 冷冻消融导管[16-18]。

一旦 AVNRT 终止，建议在整个冷冻过程中密切监测房室结的功能。既往研究建议在首次消融成功的位点进行"冷冻 – 解冻 – 冷冻"的操作，作者也支持这一方法。在冷冻的过程中，术者要持续监测有无房室结损伤的征象，间断给予心房和心室刺激，观察有无慢径路传导的恢复和 AVNRT 的诱

发。如果在成功消融位点巩固消融后，还能看到单次的回波，作者会在 Koch 三角区域选择新的位点进行短时程的试验性消融，观察到回波消失后，继续整个消融过程，确保回波不再出现。然而，在更为传统的射频消融中，并未明确消融单次回波的必要性，只要出现 PR 间期延长，就应该停止消融治疗，此时就不应一味地针对单次回波进行消融了[19-20]。

由于射频消融会轻微增加房室传导阻滞的风险，常从低能量开始，在窦性心律下进行放电，放电过程中监测有无加速性交界区心律，消融损伤后，观察 AVNRT 能否再次被诱发。再次强调，一定密切监测房室结的传导功能（常常是逆传）。无论是射频消融还是冷冻消融，AVNRT 消融位点的选择并无太大差异，都是根据解剖位置、AV 比例和慢径路电位等。和冷冻消融不同，射频消融过程中会出现加速性交界区心律，另外需要注意的是，在射频消融的过程中，消融导管依然处于运动的状态，密切注意导管的运动、位置，以及可能的力矩、弯曲等机械张力造成的导管突然移动非常重要。三维标测系统能够实时监测导管的位置，为这些问题提供了有力的安全保障，而很多传统的术者，会持续使用 X 线透视观察导管的位置和运动，显然，这明显增加了 X 线的曝光时间。

在慢径消融成功后，静点异丙肾上腺素进行全面的电生理检查很重要，在一个大型的多中心研究中发现，AVNRT 术后复发的最主要危险因素就是消融后未静点异丙肾上腺素进行验证。AVNRT 射频消融治疗成功的终点包括 AVNRT 不能诱发，以及没有或只有一个回波[20]。

电压和激动标测

在 2011 年，Bailin 发表了"通过电压标测的方法直视慢径路进行 AVNRT 消融"的文章[21]。这一重要的文章描述了在 AVNRT 的成功消融靶点位置存在低电压区。后续研究在儿童患者中也确认了类似发现[22]。这一发现表明，电压标测是寻找 AVNRT 成功消融靶点的重要方法之一。在 2017 年末，随着对这一技术的进一步改善，发现窦性心律

下的激动标测，同样能够帮助判断成功的消融靶点[23]。在本书出版时，关于这一方法的一项前瞻性研究正在进行，我们首次使用整合电压标测和激动标测的方法，成功识别了消融靶点，深受鼓舞，因而将其详细介绍给大家。

构建好右心房的电解剖模型，标记出希氏束的位置，明确 AVNRT 的诊断后，即可进行电压标测（图 9.4， ▶ 视频 9.1）。标测在窦性心律下进行，采点范围应该涵盖整个 TK 区域，包括希氏束区域到冠状窦口底部的整个房间隔，建议使用短极间距、高密度的标测电极进行标测，在当前的标测技术条件下，有好几种高密度标测电极可用，当然，这会增加一定的手术费用。我们也会在右心房内其他部位多采集一些点，来填充整个激动的传导过程。

然后，我们会对采点信息进行校正，删除非窦性心律的点，尤其房性早搏、交界区搏动和导管移动造成的伪差等。对于当前的标测系统来说，我们需要在 TK 区域尽量采集 35 个以上的点，如果采点数目不足，则需要进一步采集。下一代的标测系统，采点和确认点的速度会更快，可明显加快标测过程，并且增加采点的密度。

下一步，窦性心律下 TK 区域的激动顺序，就可以通过在电压标测中采集点的数据进行展示（图 9.5）。再次强调，需要排除间期不符的心房信号（比如房性早搏），以取得在窦性心律下准确的心房激动扩布图。

一旦确认了电位的准确性后，即可评估和标记心房波发生碰撞的位置。通常，窦性心律时，心房波会由窦房结先传导至房室结的快径区域，而后分为两个传导方向，一路缓慢经 TK 上部向下传导；同时，另一路沿 Tadaro 腱的后方快速经冠状窦口传导至 TK 的下部。这两个传导方向的激动（一路从 TK 上部缓慢下传，另一路经 Tadaro 腱后方、冠状窦口，到达 TK 下部，自下而上快速传导），常常在 TK 的冠状窦口水平发生碰撞。该碰撞位置，可在三维解剖模型上标记出来，然后再结合电压图的低电压区域，更加精准地定位消融靶点（图 9.5）[23]。

首先我们在三维激动图上标记出激动波碰撞的位置，而后在电压图上确定出低电压区（< 0.5 mV，

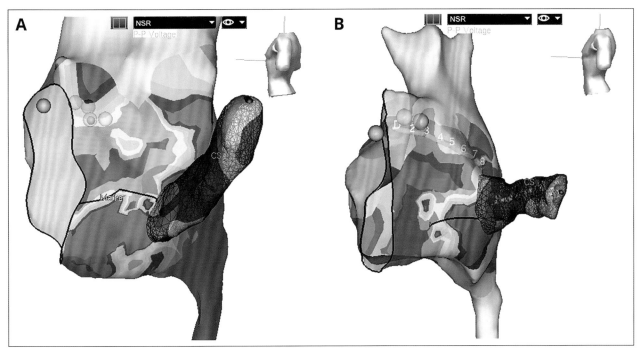

图 9.4　两例不同患者 TK 电压标测图。两幅图均为左侧位，冠状窦由图片左侧指向右侧。希氏束由**黄色 / 橙色圆点标记**。颜色代表心房电压，**红色**为低电压，**紫色**为高电压，低电压的标准为＜ 0.1 mV，高电压的标准为＞ 2 mV，注意到 TK 的中下区域大部分为低电压。在两幅图中，波形碰撞的地方**由黑线标记**，由冠状窦指向三尖瓣（后续讨论）

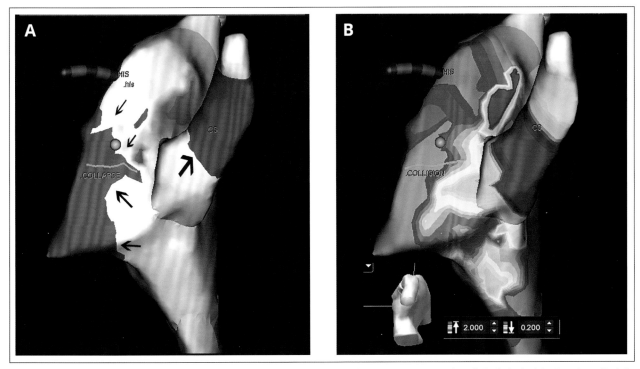

图 9.5　**A.** 激动传播图，亮白色代表心房除极波的前端，**透明白色代表波形经过的区域。紫色代表未除极的组织。**箭头指示激动传导的方向，**绿线标记**两个不同方向的激动波发生碰撞的位置。在三维模型上标记出来，是为了辅助 AVNRT 的消融。**B.** 电压标测图，激动图上标记激动波发生碰撞的地方，即**绿线**可用于确定消融的靶点，典型的消融靶点通常位于绿线（激动波碰撞区）或略高于绿线，靠近 TK 心室侧的低电压区。**蓝色圆点**代表该患者在低电压区经冷冻成功消融的靶点[23]。（Reprinted with permission from Van Aartsen A，Law IH，Maldonado JR，Von Bergen NH. Propagation mapping wave collision correlates to the site of successful ablation during voltage mapping in atrioventricular nodal reentry tachycardia. J Innov Cardiac Rhythm Manag. 2017；8（9）：2836-2842.）

通常在 0.05 ～ 0.3 mV ），这可帮助我们选择消融的靶点，理想的靶点通常位于碰撞线水平或略高于碰撞线水平的低电压区。通常首先在 TK 靠近心室侧区域进行尝试。再次强调，正如前面解剖学消融方法讨论的一样，我们经常选择在心动过速发作时采用冷冻消融的方法，而在窦性心律（或心房起搏）时使用射频消融的方法。消融过程中需密切监测房室结和快径路的传导功能，一旦确定了成功的消融位点后，后续的消融过程就如前面解剖学方法介绍的一样，冷冻-解冻-再冷冻，并在成功消融位点进行巩固消融。**框 9.2** 展示了电压和激动标测的详细步骤。

结论

AVNRT 是一种非常适合无 X 线导管消融的心律失常，本章所述的无 X 线三维标测技术，可进一步提高 AVNRT 短期和长期的消融成功率。

框 **9.2**　使用电压和激动标测进行 AVNRT 消融的详细步骤，▶️视频 9.1 可做详细参考。

构建精准的右心房和 TK 三维模型，标记希氏束的位置（图 9.2，▶️视频 9.1）

窦性心律下使用多极导管构建心房电压图和激动图（图 9.4，▶️视频 9.1）

- 确定采集心房信号电压和间期的准确性，删除房性、交界区早搏

明确激动波发生碰撞的位置，并在三维模型上标记（图 9.5A）

选择低电压区（通常 0.1 ～ 0.5 mV）区域，位于或者略高于碰撞线水平的位置作为消融靶点（图 9.5B，▶️视频 9.1）。

- 确认足够安全，远离希氏束区域
- 结合传统的慢径定位方法确认消融靶点（解剖位置、AV 比例和低振幅信号）

进行试验性消融，观察反应（参考冷冻和射频消融讨论部分），如果无效，停止消融

如果最初的试验性消融没有效果

- 调整导管位置，在新的位置进行试验性消融，消融的位置通常在将导管从低位 TK 移向希氏束的区域，应覆盖低位 TK。我们优先选择低电压区靠近碰撞线的位置作为消融靶点

在成功消融靶点附近进行巩固性消融（▶️视频 9.1）反复静点异丙肾上腺素不能诱发，作为消融终点

参考文献

1. Goyal R, Zivin A, Souza J, et al. Comparison of the ages of tachycardia onset in patients with atrioventricular nodal reentrant tachycardia and accessory pathway-mediated tachycardia. *Am Heart J.* 1996;132(4):765–767.

2. Ko JK, Deal BJ, Strasburger JF, Benson DW, Jr. Supraventricular tachycardia mechanisms and their age distribution in pediatric patients. *Am J Cardiol.* 1992; 69(12):1028–1032.

3. Moe GK, Preston JB, Burlington H. Physiologic evidence for a dual A-V transmission system. *Circulation.* 1956; 4(4):357–375.

4. Tai C-T, Chen S-A, Chiang C-E, et al. Complex electrophysiological characteristics in atrioventricular nodal reentrant tachycardia with continuous atrioventricular node function curves. *Circulation.* 1997;95(11):2541–2547.

5. Pritchett EL, Anderson RW, Benditt DG, et al. Reentry within the atrioventricular node: Surgical cure with preservation of atrioventricular conduction. *Circulation.* 1979;60(2):440–446.

6. Haïssaguerre M, Warin JF, Lemetayer P, Saoudi N, Guillem JP, Blanchot P. Closed-chest ablation of retrograde conduction in patients with atrioventricular nodal reentrant tachycardia. *N Engl J Med.* 1989;320(7):426–433.

7. Kunze KP, Geiger M, Schläter M, Kuck KH. Catheter-induced modulation of impulse conduction of the atrioventricular node by radio-frequency current. *Dtsch med Wochenschr.* 1988;113(35):134–31348.

8. Haïssaguerre M, Gaita F, Fischer B, et al. Elimination of atrioventricular nodal reentrant tachycardia using discrete slow potentials to guide application of radiofrequency energy. *Circulation.* 1992;85(6):2162–2175.

9. Jackman WM, Beckman KJ, McClelland JH, et al. Treatment of supraventricular tachycardia due to atrioventricular nodal reentry by radiofrequency catheter ablation of slow-pathway Conduction. *N Engl J Med.* 1992;327(5): 313–318.

10. Hanninen M, Yeung-Lai-Wah N, Massel D, et al. Cryoablation versus RF ablation for AVNRT: A meta-analysis and systematic review. *J Cardiovasc Electrophysiol.* 2013; 24(12):1354–1360.

11. Siebels H, Sohns C, Nurnberg JH, Siebels J, Langes K, Hebe J. Value of an old school approach: Safety and long-term success of radiofrequency current catheter ablation of atrioventricular nodal reentrant tachycardia in children and young adolescents. *J Interv Card Electrophysiol.* 2018.

12. Inoue S, Becker AE. Posterior extensions of the human compact atrioventricular node: A neglected anatomic feature of potential clinical significance. *Circulation.* 1998; 97(2):188–193.

13. Katritsis DG, John RM, Latchamsetty R, et al. Left septal slow pathway ablation for atrioventricular nodal reentrant tachycardia. *Circ Arrhythm Electrophysiol.* 2018;11(3): e005907.

14. Katritsis DG, Josephson ME. Classification, electrophysiological features and therapy of atrioventricular nodal reentrant tachycardia. *Arrhythm Electrophysiol Rev.* 2016; 5(2):130–135.

15. Kaltman JR, Tanel RE, Wegrzynowicz B, et al. Time and temperature profile of catheter cryoablation of right septal and free wall accessory pathways in children. J *Cardiovasc Electrophysiol.* 2008;19(4):343–347.

16. Sandilands A, Boreham P, Pitts-Crick J, Cripps T. Impact of cryoablation catheter size on success rates in the treatment of atrioventricular nodal re-entry tachycardia in 160 patients with long-term follow-up. *Europace.* 2008;10(6):683–686.

17. Chanani NK, Chiesa NA, Dubin AM, Avasarala K, Van Hare GF, Collins KK. Cryoablation for atrioventricular nodal reentrant tachycardia in young patients: predictors of recurrence. *Pacing Clin Electrophysiol.* 2008;31(9):1152–1159.

18. Das S, Law IH, Von Bergen NH, et al. Cryoablation therapy for atrioventricular nodal reentrant tachycardia in children: A multicenter experience of efficacy. *Pediatr Cardiol.* 2012.

19. Eckhardt LL, Leal M, Hollis Z, Tanega J, Alberte C. Cryoablation for AVNRT: Importance of ablation endpoint criteria. *J Cardiovasc Electrophysiol.* 2012;23(7):729–734.

20. Stern JD, Rolnitzky L, Goldberg JD, et al. Meta-analysis to assess the appropriate endpoint for slow pathway ablation of atrioventricular nodal reentrant tachycardia. *Pacing Clin Electrophysiol.* 2011;34(3):269–277.

21. Bailin SJ, Korthas MA, Weers NJ, Hoffman CJ. Direct visualization of the slow pathway using voltage gradient mapping: A novel approach for successful ablation of atrioventricular nodal reentry tachycardia. *Europace.* 2011;13(8):1188–1194.

22. Malloy L, Law IH, Von Bergen NH. Voltage mapping for slow-pathway visualization and ablation of atrioventricular nodal reentry tachycardia in pediatric and young adult patients. *Pediatr Cardiol.* 2014;35(1):103–107.

23. Van Aartsen A, Law IH, Maldonado JR, Von Bergen NH. Propagation mapping wave collision correlates to the site of successful ablation during voltage mapping in atrioventricular nodal reentry tachycardia. *J Innov Card Rhythm Manag.* 2017;8:2836–2842.

第 10 章

如何在无 X 线下进行房室旁路的消融

Raman L. Mitra，MD

房室旁路可导致症状性心律失常，包括显性或隐匿性旁路参与的房室折返性心动过速（atrioventricular reentry tachycardia，AVRT），以及心房颤动时经旁路前传所致的快速心室率，其中由显性旁路参与的上述心律失常被称为 Wolff-Parkinson-White（WPW）综合征。房室旁路相关的心律失常同样以年轻患者居多。多年的临床实践证明，导管消融是治疗房室旁路的一种有效手段，但传统术中需要 X 线透视[1]。在这些年轻患者中，尤其需要进行无 X 线消融以降低放射线的暴露，保护他们的性腺和甲状腺。无 X 线消融旁路也为患有症状性心律失常的孕妇，提供了避免母亲和胎儿 X 线暴露的风险。当然，医生和护士同样能够从无 X 线中获益，而且不用再穿沉重的铅衣，避免了骨关节的损伤。

对于所有的旁路消融，记录并分析窦性心律和心动过速时的 12 导联心电图非常重要，我们可以依据显性预激时 QRS 波的电轴和形态、心动过速时的 RP 间期、P 波的电轴和形态等信息，定位显性旁路（WPW 综合征），甚至隐匿性旁路的位置[2-4]。此外，心电图还可从以下几个方面，为制订手术计划提供帮助，包括：①手术入路，是经动脉逆行途径还是经房间隔穿刺途径；②是否需要长鞘或可控弯鞘；③是否需要冷冻消融（怀疑希氏束旁旁路或者 Mahaim 束者）；④评估是否存在损伤房室结、冠状动脉和静脉、瓣膜等邻近组织结构的潜在风险。

无论是哪种房室旁路参与的心律失常，进行无 X 线消融时，均应做到以下几点：

1. 经股静脉或动脉系统安全地进入心脏。

2. 对于左侧旁路，应用 ICE 描记出心房、心室、瓣膜和血管，构建心脏的超声模型（2-,3-,4 腔），并指导房间隔穿刺。

3. 进行精准的呼吸门控，并定期评估确保其在术中未发生改变。

4. 构建心脏的电解剖模型和电压图，并与超声构建的心脏模型进行融合。

5. 选择并放置诊断用电极导管。

6. 通过电生理检查和腔内电图分析，来判断旁路的位置和特性。

7. 选择合适的消融导管（冷盐水灌注还是非灌注导管，射频或冷冻导管）和解剖入路。

8. 选择合适的消融能量，监测阻抗和压力（应用压力导管时），监测房室前传和逆传。

9. 评估消融的效果。

同所有的无 X 线操作一样，将导管和鞘管送入心脏的操作需格外注意，尤其存在血管迂曲或狭窄时，要避免腹部血管的穿孔或撕裂。避免这一并发症的最有效方法之一，就是使用配有长 J 形导丝的长鞘，借助长鞘可安全地将导管送入下腔静脉-右心房的交界处。或者可应用多极标测导管在三维标测系统的指导下，前送电极导管的同时，同步构建沿途血管的三维模型，从而描绘出外周静脉至心脏的路标图。当导管到达右心后，需密切监测导管头端的电位。当前有两大系统可用来构建电解剖模型：CARTO（Biosense Webster，Irvine，CA）系统和 EnSite（Abbott，Abbott Park，IL）系统。CARTO系统的优势在于能够把 ICE 超声影像和电解剖模型进行整合，并且能够可视化导管的杆部及其打弯的程度；Ensite 系统的优势在于平台的开放性，对于导管没有限制，可在选择昂贵的标测和消融导管之前，使用便宜的诊断用导管进行心脏的三维建模。

本章作者中心的常规手术流程，是首先放置一个长鞘，方便送入 ICE 导管（Biosense Webster's Soundsatr），和一个 8F 鞘管，可经该鞘管送入一个10 极冠状窦导管，或者一个 20 极导管，便于同时标测右心房和冠状窦。对于消融导管来说，作者中心常规经股静脉送入一 SL0 或 SR0（Abott）长鞘，如果电生理诊断为右侧旁路，可经该鞘管送入消融导管完成手术；当诊断为左侧旁路，同样可经该鞘管穿刺房间隔，送入消融导管完成手术。当然，有时术前体表心电图提示为右侧旁路时，也可不用心腔内超声。通常来说，几乎所有的左侧旁路均可通过房间隔穿刺途径成功消融，仅有极少数的病例需要在冠状窦内消融，此时可能需要使用 X 线，并进行冠状窦造影，以评估有无冠状窦静脉畸形[6-8]。此外，当术前怀疑是左侧旁路的诊断时，笔者中心会在右侧股动脉放置一个 5F 鞘管，当术中需要经动脉逆行途径进行消融时，可将该 5F 鞘管升级为直径更粗的鞘管。

压力导管的使用，使得无 X 线送入导管过程更加安全，因其在推送过程中，可以实时显示导管头端与周围组织的贴靠压力，而不是单纯依靠手感。另外，术中显示压力的变化也很重要，能够保证损伤有效的同时，又不增加穿孔的风险。由于旁路位于房室沟，仅靠 X 线不能确定是否和瓣环接触，导管贴靠压力和局部电位形态等信息有助于提高旁路消融的有效性[5]。在本章的剩余部分，将通过病例的形式来介绍不同部位旁路消融的方法和技术问题，而鉴别诊断方法、如何解释心动过速的机制则不在本章的讨论范畴。所有的展示病例均在无 X 线下完成。

无 X 线手术过程中，三维系统的呼吸门控是关键，这可保证构建三维模型的精准性，以及实时显示消融靶点的准确性。呼吸门控可通过将超声导管（ICE 导管）或消融导管放置于右肝静脉或穿过三尖瓣置于右心室流出道完成，当超声导管位于右侧肝静脉时，其可清楚显示出右半膈肌的影像。

下一步就是构建上腔静脉、右心房、下腔静脉和冠状窦的三维解剖模型，这一步通常使用消融导管完成，当然，也可以使用多极导管如 PentaRay（Biosense Webster）和 10 极导管完成，这主要取决于所使用的三维系统（Carto 或者 Ensite）。**图 10.1 A ～ C** 展示了在 Ensite 系统中，使用 10 极导管从股静脉进入右心房的过程。导管送入的同时，同步构建出了沿途静脉的走行，一旦导管头端进入右心房，即可记录到心房电位，然后将导管送入上腔静脉，再将导管后撤构建右心房模型，最后将其放入冠状窦，整个操作过程在三维系统同步显示的右前斜和左前斜体位影像的指引下完成。所有能够记录到希氏束电位的区域，均用黄点标记。**图 10.1C** 展示了三维模型构建完成后，无 X 线放置 20 极电极导管的过程。

图 10.2A 展示一位预激综合征患者的 12 导联心电图，患者临床心动过速为右侧希氏束旁旁路参与的顺向型 AVRT。其预激为间歇性，通过标测间断的预激前传，以及顺向型 AVRT 发作时、右心室起搏时的最早逆传心房激动点，确定患者为右侧希氏束旁旁路。**图 10.2B** 显示了消融旁路时的导管位置。▶ 视频 10.2 显示了冷冻前旋转三维模型的过程。在手术过程中，三维系统具有以下优势：①可用不同颜色代表不同的心腔；②可改变任一心腔模型的透明度；③可任意角度旋转三维解剖模型；④可标记希氏束等重要的解剖结构；结合上述功能有助于导引并明确消融导管的位置。

视频 10.1　放置冠状窦 10 极导管（29 秒）

左侧旁路可通过穿间隔途径或者主动脉逆行的方法进行消融，传统上，基于安全的考虑，上述两种方法均会使用 X 射线。心腔内超声的问世，很大程度上减少了房间隔穿刺时 X 线的使用需求，

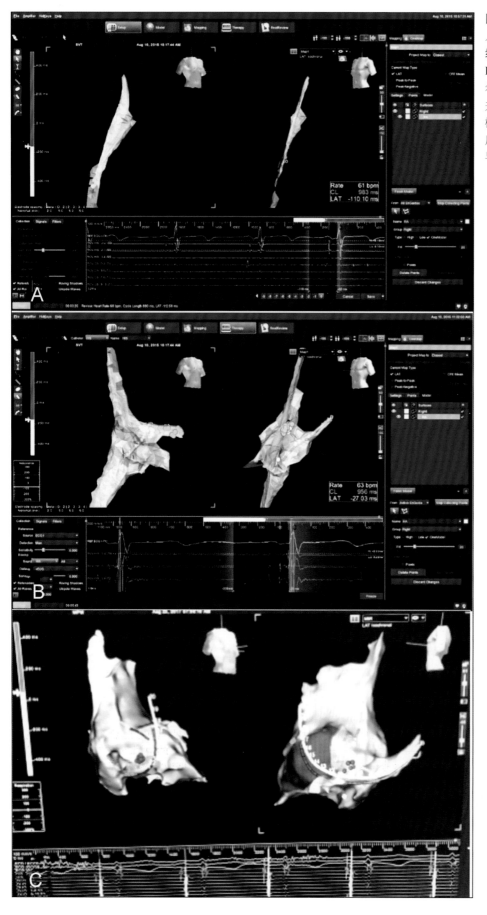

图 10.1　**A.** 经右侧股静脉送入 10 极导管的同时，三维系统同步构建出沿途血管的走行。**B.** 构建右心房的电解剖模型，希氏束区域用**黄点**进行标记，并在三维模型导引下，将 10 极导管送入冠状窦。**C.** 在右心房、冠状窦内放置 20 极标测导管（▶视频 10.1）

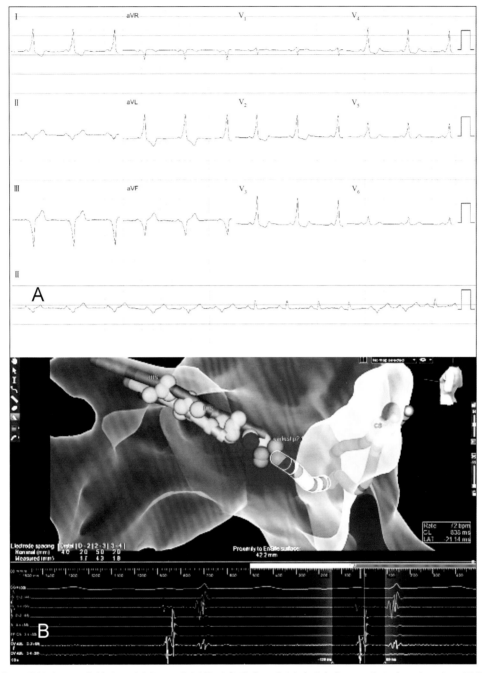

图 10.2　**A.** 1 例预激综合征患者体表心电图，心电图提示旁路位于右侧希氏束旁。**B.** 右心房、右心室、冠状窦的三维解剖模型以及窦性心律时的心腔内电图。

黄色的点为记录到希氏束电位的区域，**橙色**的希氏束导管位于右心房（**红色**）和右心室（**绿色**）交界。黄色的冠状窦内可见一**蓝色**的 10 极导管，另一**绿色导管**为最初 10 极导管初始进入冠状窦的位置，以此作为参照，以确定术中 10 极导管的位置是否发生改变。实时蓝色 10 极导管的 7 ～ 8 电极发生了形变，这是由于 7 ～ 8 电极被选作起搏电极的原因，这种现象见于 Ensite 系统。结合三维模型的透明、可任意旋转功能，在左后侧体位可清楚显示位于希氏束旁的消融导管位置。由于旁路位置距离房室结本体比较近，因而选择 4 mm 冷冻导管（Metronic，Inc.，Minneapolis，MN）进行消融。**红点标记**为能够记录到希氏束电位的最近端区域，**蓝点**代表消融点。旁路被成功消融且并没有影响到房室结的传导功能，虽然消融的第 2 跳在消融导管上可以看到很小的希氏束电位。注意，在消融导管上，局部电图的 A/V 比例显著大于希氏束导管（视频 10.2）。

通过本病例，我们可以看出，三维系统建模技术具有可透明心腔、可任意旋转体位、不同色彩标记相应的解剖结构，以及标记希氏束等重要解剖结构的功能，结合上述功能能够更好地展示心脏的立体结构、导管的位置以及希氏束电图的位置

即使在仍然使用 X 线进行房间隔穿刺的中心，也开始使用 ICE 进行辅助。ICE 对于主动脉逆行方法同样有用，它可清楚地展示出主动脉瓣和升主动脉的结构。对这些病例而言，作者认为 CARTO 系统更具优势，因其可将 ICE 影像和三维系统构建的模型进行整合，同时可以实时显示消融导管的贴靠压力，另外 CARTO 系统不仅能够显示消融导管的远端电极，还可以显示消融导管的杆部及其打弯的程度。

图 10.3 逐步展示了在无 X 线下，结合 ICE 和三维标测系统，构建左心房、下腔静脉、右心房、

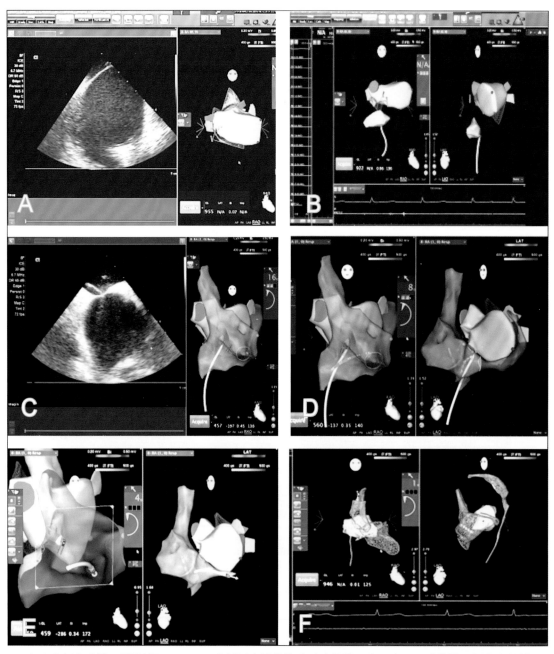

图 10.3 **A.** 左心房超声建模，▶视频 10.3A。**B.** 应用压力导管构建下腔静脉、右心房、上腔静脉和冠状窦的模型。红点代表 ICE 记录到的二尖瓣环，与左心房连接的**蓝色**和**绿色**结构是肺静脉，左心房后方**棕色标记**的结构是食管。消融导管首先置于下腔静脉，而后在压力的监测下送入右心房，结合打弯、旋转的操作来构建右心房的解剖模型（▶视频 10.3B）。**C.** 将 ICE 构建的左心房和三维系统构建的右心房进行整合，整合模型房间隔右侧的**蓝色点**，即为 ICE 确认的房间隔穿刺点（▶视频 10.3C）。**D.** 置入冠状窦电极（▶视频 10.3D）。**E.** 结合右前斜和左前斜体位的三维影像，将压力导管送入冠状窦口，实时压力为 4 g。▶视频 10.3E 展示如何在压力指导下将消融导管送至冠状窦的远端，并同步构建冠状窦模型。**F.** 无 X 线下主动脉逆行方法。首先应用 ICE 构建出左心室（**灰色**）和升主动脉（**粉色**）的三维模型，而后与压力导管构建的主动脉弓和降主动脉模型进行整合。▶视频 10.3F 展示消融导管经主动脉瓣进入左心室

视频 10.2　黄色的点为记录到希氏束电位的区域，橙色的希氏束导管位于右心房（红色）和右心室（绿色）交界。黄色的冠状窦内可见一蓝色的 10 极导管，另一绿色导管为最初 10 极导管进入冠状窦的位置，以此作为参照，以确定术中 10 极导管的位置是否发生改变。实时蓝色 10 极导管的 7 ～ 8 电极发生了形变，这是由于 7 ～ 8 电极被选作起搏电极的原因，这种现象见于 Ensite 系统。结合三维模型的透明、可任意旋转功能，在左后侧体位可清楚显示位于希氏束旁的消融导管位置。由于旁路位置距离房室结本体比较近，因而选择 4 mm 冷冻导管（Metronic，Inc.，Minneapolis，MN）进行消融。红点标记为能够记录到希氏束电位的最近端区域，蓝点代表消融点。旁路被成功消融且并没有影响到房室结的传导功能，虽然消融的第 2 跳在消融导管上可以看到很小的希氏束电位。注意，在消融导管上，局部电图的 A/V 比例显著大于希氏束导管（40 秒）

视频 10.3A　左心房超声建模（2 秒）

视频 10.3B　应用压力导管构建下腔静脉、右心房、上腔静脉和冠状窦的模型。红点代表 ICE 记录到的二尖瓣环，与左心房连接的蓝色和绿色结构是肺静脉，左心房后方棕色标记的结构是食管。消融导管首先置于下腔静脉，而后在压力的监测下送入右心房，结合打弯、旋转的操作来构建右心房的解剖模型（1 分 17 秒）

视频 10.3C　将 ICE 构建的左心房和三维系统构建的右心房进行整合，整合模型房间隔右侧的蓝色点，即为 ICE 确认的房间隔穿刺点（37 秒）

视频 10.3D　置入冠状窦电极（1 分 19 秒）

视频 10.3E　结合右前斜和左前斜体位的三维影像，将压力导管送入冠状窦口，实时压力为 4 g。视频展示如何在压力指导下将消融导管送至冠状窦的远端，并同步构建冠状窦模型（14 秒）

视频 10.3F　无 X 线下主动脉逆行方法。首先应用 ICE 构建出左心室（灰色）和升主动脉（粉色）的三维模型，而后与压力导管构建的主动脉弓和降主动脉模型进行整合。视频展示消融导管经主动脉瓣进入左心室（2 分 2 秒）

上腔静脉和冠状窦三维模型的过程，最终通过房间隔入路或主动脉逆行途径到达左心房和左心室。首先使用 ICE 导管的 CARTOSOUND 技术，构建左心房、二尖瓣、肺静脉的三维模型，并以此作为参考（图 10.3A）；然后，使用消融导管构建右心的三维模型（图 10.3B）；再通过 ICE 确认最佳的房间隔穿刺位点，并在三维模型上标记出来（图 10.3C）；而后可在已建好的三维模型指引下，将冠状窦电极送入冠状窦（图 10.3D）。对于左侧旁路来说，为了更好地发现窦性心律下预激前传最早的 V 波，或心室起搏、心动过速时最早逆传的 A 波，应尽量将冠状窦电极送至远端。但有时，由于冠状窦走行迂曲，或 Vieussens 瓣的存在，前送冠状窦电极时可能会遇到阻力，这将增加冠状窦穿孔的风险。这时可使用可控弯的压力导管先来构建冠状窦的解剖模型（图 10.3E），从而降低冠状窦穿孔的风险。当 ICE 和标测导管构建的杂交模型完成后，即可在 ICE 引导和压力监测下完成房间隔穿刺。

当选择主动脉逆行途径时，可将 ICE 导管置于右心室流出道，即可获得主动脉根部的 ICE 影像，结合 CARTOSOUD 技术，构建升主动脉近端和主动脉瓣的三维模型。然后沿腹主动脉、主动脉弓送入压力消融导管，并同步构建沿途血管的三维模型，而后将 ICE 所建模型和三维系统所建模型进行整合，即可完整地展示出主动脉瓣、主动脉根部和

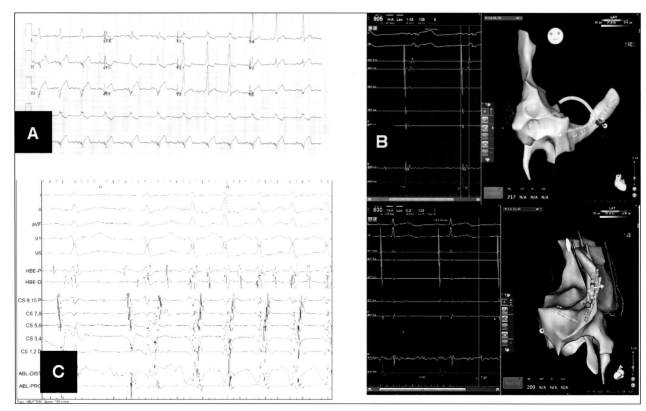

图 10.4 **A.** 1 例 WPW 患者的 12 导联窦性心律心电图，提示旁路位于左后间隔，根据 II 导联和 V₆ 导联负向的 delta 波，不排除心外膜旁路可能。**B.** 上图显示三维模型上经房间隔入路进行消融的导管位置（**红点**），消融前导管头端的局部电位（**蓝色**），以及消融导管的打弯程度、房间隔穿刺鞘的位置均清晰可见，此外上腔静脉、右心房、冠状窦以及冠状窦内的导管，均清晰地标记了出来。下图展示了消融后预激消失，从左侧位的角度来看，可见多个损伤灶（**粉色点**）。**C.** 最初消融过后，预激消失，但仍然能够在窦性心律下自发顺向型 AVRT，提示该旁路仍具有逆向传导功能，需要进一步消融

主动脉弓等解剖结构。在右前斜体位下，将压力消融导管经主动脉瓣送入左心室进行标测，就如同在 X 线指引下的操作一样（▶视频 10.3F）。

　　图 10.4A 展示的是 1 例 WPW 综合征伴有顺向型 ARVT 患者的窦性心律心电图。窦性心律心电图提示为左后间隔旁路，且基于其 II 导联的 delta 波非常负向和宽大，不排除旁路位于冠状窦内的可能[6-8]。开始经房间隔穿刺入路进行消融（**图 10.4B**），预激消失。但 10 分钟后，在预激未恢复的情况下，再次出现了顺向型 SVT（**图 10.4C**）。再次进行消融，终于消除了旁路的前传和逆传，且在消融 1 小时后，静点异丙肾上腺素，前传预激未恢复、顺向型 SVT 不能诱发。

　　1 年后该患者再次出现了心悸的症状，心电图出现了和第一次消融前类似的预激表现。鉴于初次的心电图不排除心外膜旁路，且首次心内膜消融困难，因此第二次消融的手术策略将重点标测冠状窦。**图 10.5A** 和 B 展示了冠状窦的三维模型以及位于其

内的消融导管头端的局部电位，消融导管的实时阻抗为 150 Ω，采用冷盐水灌注的消融策略，10 W 放电，消融不到 3 秒旁路消失（**图 10.5C**）。随后的随访中，患者未再出现预激和心悸的复发。

　　图 10.6 展示了 1 例同样经房间隔入路成功消融的左侧隐匿性旁路。在持续心室刺激下进行左后壁旁路的消融，消融过程中可见旁路逆传消失。

　　在我们中心，过去 3 年共进行了 29 例旁路消融，**框 10.1** 展示患者的基本资料，所有患者均在无 X 线下完成。没有任何一例患者出现心包出血、房室传导阻滞或房室传导系统损伤及血管穿刺相关并发症。只有 1 例患者复发需要再次进行消融，为心外膜旁路，最终在冠状窦内消融成功。如上所述，其他患者均无预激或心律失常的复发。这些结果表明，可在无 X 线的条件下，安全有效地进行旁路的消融。

　　一旦理解了 ICE 和电解剖标测的安全性和有效性，传统的电生理标测和消融方法，即可以成功移植到无 X 线手术流程中。

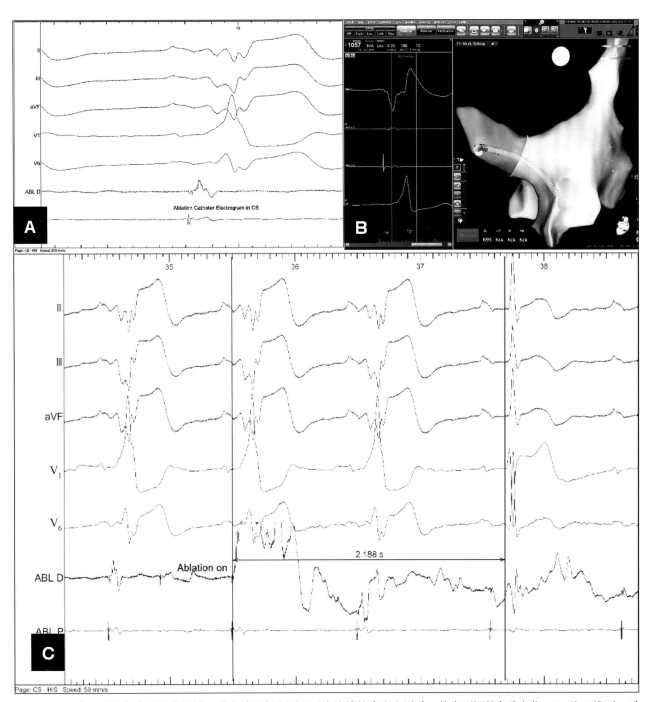

图 10.5　A. 位于冠状窦内的消融导管，其头端局部电图显示为连续的房室电活动，伴有可疑的旁路电位。B. 无 X 线下，后前位可见消融导管于冠状窦内，和图 10.5A 电位对应。C. 冷盐水灌注消融导管以 10 W 放电消融 2 秒预激消失

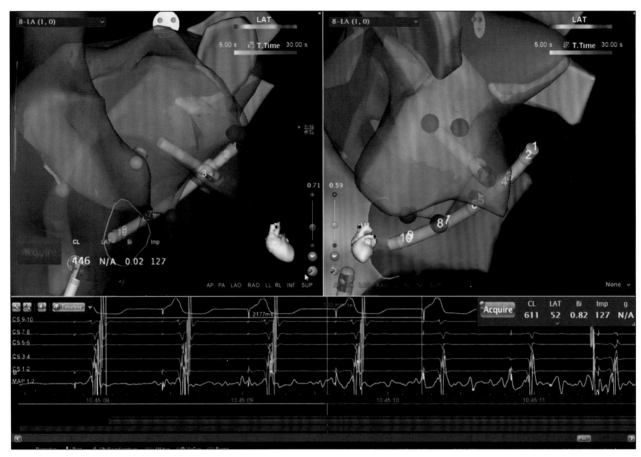

图 10.6　左后侧旁路消融时持续进行心室刺激，可见旁路逆传消失。**左图**为前后位，**右图**为后前位。冠状窦标记为**蓝色**，其内可见 10 极冠状窦电极。ICE 构建的左心房模型，左心耳标记为**粉色**，左上肺静脉（LSPV）标记为**蓝色**，左下肺静脉（LIPV）标记为**绿色**。二尖瓣环上的点标记为**紫色**，希氏束区域的点标记为**黄色**。消融导管的实时位置位于低位右心房（**绿色头端**），CARTO 回放功能可以回顾心室起搏时旁路逆传消失时消融导管的位置（**红色头端**）

框 10.1　2015 年 8 月至 2018 年 8 月进行旁路消融患者的基本情况。

● 患者总数	29 例
● 男性 / 女性	17/12
● 平均年龄	35 岁
● 中位年龄	33 岁
● WPW 综合征	9 例
● 左侧	21 例
● 穿间隔	20 例
● 希氏束旁	2 例
● 冷冻导管	2 例
● CS 消融	1 例
● 逆行主动脉和穿间隔	1 例
● 射线量	0

参考文献

1. Jackman WM, Wang XZ, Friday KJ, et al. Catheter ablation of accessory atrioventricular pathways (Wolff-Parkinson-White syndrome) by radiofrequency current. *N Engl J Med.* 1992;324:1605–1611.

2. Arruda MS, McClelland JH, Wang X, et al. Development and validation of an ECG algorithm for identifying accessory pathway ablation site in Wolff-Parkinson-White syndrome. *J Cardiovasc Electrophysiol.* 1998;9:2–12.

3. Milstein S, Sharma AD, Guiraudon GM, et al. An algorithm for the electrocardiographic localization of accessory pathways in the Wolff-Parkinson-White syndrome. *Pacing Clin Electrophysiol.* 1987;10:555–563.

4. Rostock T, Sydown K, Steven D, et al. A new algorithm for concealed accessory pathway localization using T wave subtracted retrograde P-wave polarity during orthodromic atrioventricular reentrant tachycardia. *J Interven Card Electr.* 2008;22:55–63.

5. Guletta, S, Tsiachris D, Della Bella P. Catheter ablation of an anteroseptal accessory pathway guided by

contact force monitoring technology and precise electroanatomic mapping. *Europace.* 2014;16:825.

6. Lesh MD, Van Hare G, Kao AK, Scheinman MM. Radiofrequency catheter ablation for Wolff-Parkinson-White syndrome associated with coronary sinus diverticulum. *Pacing Clin Electrophysiol.* 1991;14: 1479–1484.

7. Takahashi A, Shah DC, Jaïs P, Hocini M, Clementy J, Haïssaguerre M. Specific electrocardiographic features of manifest coronary vein posteroseptal accessory pathways. *J Cardiovasc Electrophysiol.* 1998;10:1015–1025.

8. Sun Y, Arruda M, Otomo K, et al. Coronary sinus-ventricular accessory connections producing posteroseptal and left posterior accessory pathways: Incidence and electrophysiological identification. *Circulation.* 2002;106:1362–1367.

第 11 章

如何在无 X 线下进行典型心房扑动的消融

Saurabh Shah，MD

介绍

在所有的射频消融手术中，房扑（atrial flutter，AFL）的峡部（cavotricuspid isthmus，CTI）消融是看起来最容易的，因而对于无 X 线消融的初学者，建议由此开始。为了进行无 X 线消融，目前通用的方法是应用 ICE 和三维电解剖标测系统（electroanatomic mapping，EAM）来替代传统的 X 线透视[1-8]。少数情况下，AFL-CTI 无 X 线消融可在心腔内电图（EGM）的指导下完成，而不使用 ICE 或 EAM。然而，CTI 消融时存在解剖变异，并要保持稳定的导管与组织间的贴靠，使得这种方法的成功率很低。MediGuide 技术也能达到近乎无 X 线，但需要提前录制二维 X 线影像才行[9]。MRI 指导的 AFL-CTI 消融也有报道，但还处于研究阶段，未被广泛接受[10]。

本章讨论的技术，简单实用，并且可完全消除患者和术者的放射线暴露。下面的内容将从标准技术及其变化和挑战、操作技巧、挑战等方面进行详细阐述，以此指导读者顺利完成无 X 线 AFL-CTI 消融。

标准技术及其变化和挑战

术前准备

首先临床确诊 AFL-CTI，明确其具有射频消融的指征，签署知情同意书，并做如下准备：

1. 围术期应持续口服华法林或新型口服抗凝药（direct oral anticoagulant，DOAC）。对于术中出血风险高的患者，术前 12 ～ 24 小时停用 DOAC。**变化**：如果您所在的医院备有达比加群的特异性逆转药 Idarucizumab，在术前 3 天将其他 DOAC 替换为达比加群。如果 Andexanet alfa 广泛应用后，术前就无需中断阿哌沙班和利伐沙班。

2. 根据术中是否需要诱发心律失常，决定是否需要停用抗心律失常药物 5 个半衰期（胺碘酮除外）。

3. 如患者处于窦性心律，或过去 4 周不间断地进行了充分的抗凝治疗，可不进行经食管超声心动图检查。

4. 进行术前麻醉风险评估，以确定术中轻中度清醒镇静的安全性，以及能否实现充分的镇痛和患者配合。可考虑应用丙泊酚、右美托咪定等类似药物进行深度镇静，以限制患者四肢的活动，从而避免三维电解剖模型因参照移位所致的模型失准，这对无 X 线消融尤其重要。

术中操作

整个手术过程中医生和护士均不需要穿戴铅衣，医护人员可将 C 臂移至术野之外，并将其处于停用或备用状态。手术可遵循下列步骤进行：

1. 连接三维标测系统的贴片和心电记录系统的导联。作者团队常规使用 Ensite 三维标测系统搭配 9-FrView Flex ICE 导管。其他的工具，如 CARTO、Rhythmia 三维标测系统和西门子 8-Fr Acuson ICE 导管、CARTO SOUNDSTAR ICE 导管也都是可选的替代方案，只是需要略作调整，后面将会讨论。

2. 如第 5 章介绍的方法，首先在超声指导下进行双侧股静脉穿刺，少数情况下，下肢静脉穿刺受限时，可在超声指导下行右侧颈内静脉穿刺。

3. 按照下面所列的导管，配置相应的鞘管：
- 右侧股静脉：
  - 8-Fr 消融导管
  - 7-Fr 围绕三尖瓣环的 20 极导管
  - 6-Fr 可控弯 8 ～ 10 极冠状窦导管
- 左侧股静脉：
  - 10-Fr ViewFlexICE 导管鞘管（长 20 ～ 30 cm，可直达低位下腔静脉的长鞘）
  - **变化**：9-Fr 标准长度鞘管——使用 8-FrAcusonICE 导管时

如果需要，可减少鞘管和导管的数量，仅使用三维系统，不使用 ICE 进行 AFL-CTI 的消融，也是合理的选择。

操作技巧：为了将长鞘送入下腔静脉，可经穿刺针送入 0.035 英寸 150 cm 长的 J 形导丝，直到出现心房或心室早搏，或心电记录系统上出现基线干扰时，提示导丝已进入心腔。通常，当导丝尾端接近患者足部时，提示送入的长度已经足够。在此之前，如前送导丝过程中遇到阻力，提示其进入了分支血管，此时可轻轻回撤导丝，并调整方向后再尝试送入。有时 10 ～ 15 cm 长的短鞘就能够满足需要，同时配套的短导丝具有自身的优势（进入分支血管的概率低于长导丝）。但应注意，9-FrViewFlexICE 导管杆身偏硬，当左侧髂总静脉-下腔静脉成角时，时常通过困难，因此当左侧股静脉送入 ViewFlexICE 导管时，常需要长鞘辅助。**挑战**：尽管在 X 线的指导下，电生理导管可成功通

过多种类型的下腔静脉滤器[11]，但无 X 线的情况下仍存在一定的困难。首先，为了避免血栓脱落和滤器移位的风险，我们要求患者长期抗凝，且滤器植入时间＞ 6 个月；其次，为了减少通过滤器的导管，可通过右侧颈内静脉放置 20 极导管，同时记录冠状窦和三尖瓣环侧壁的电位；最后，为了减少通过滤网的次数，建议使用长鞘。具体操作如下：经由任意一个股静脉，送入一根直头导丝，穿过滤器直至记录到早搏，沿导丝缓慢送入长鞘。腹部超声能够看到下腔静脉滤器，可辅助完成上述步骤。当手术完成，准备撤出长鞘时，应先送入导丝和长鞘的内鞘，将长鞘头端的弯度尽可能拉直后，方能撤出长鞘。

4. 将 ICE 导管送入右心房的中低位，送入过程中可适当将 ICE 导管打弯，以通过成角的血管、避免进入分支血管，或跨过明显的欧氏嵴。

挑战：起搏器或 ICD 电极，并不是无 X 线消融不可逾越的挑战，首先，我们要求电极导线植入时间必须＞ 6 周才能进行无 X 线消融。其次，术中应用 ICE 观察并记录起搏 / 除颤电极的原始位置。再次，送入电生理导管时，应避免与电极导线发生缠绕。通常，一旦导管由下腔静脉进入右心房，应立即将其头端指向右心房的低位，从而避免导管与起搏 / 除颤电极缠绕。当导管离开右心房前，应注意松弯。最后，建议在术前和术后对心律装置进行程控，并且术后查看电极位置，确保其在术中未发生移动。

5. ICE 从 home view 切面，记录 CTI 和周围结构的基线影像（**图 11.1**）。**操作技巧**：在右心房内，从侧位的界嵴连续顺钟向旋转 180°，可依次看到界嵴、TV 和 CTI、主动脉根部、左心耳和房间隔，可在房间隔切面观察有无卵圆孔未闭。整个探查过程中，可适当前后打弯 ICE 导管，以获得更佳的图像质量。应当注意，当 CTI 长度＞ 4 cm 时，或表现为深的瓶颈形凹陷（**图 11.2**），或存在明显的欧式瓣 / 嵴时（**图 11.3**），常常消融困难[12]。CTI 存在上述挑战性的解剖结构时，应依据具体情况做出以下决定：①选择合适的消融导管；②是否需要使用长鞘；③导管到位的操作技巧（如倒 U 操作）（**图 11.4**）。**变化**：当应用 CARTO SOUNDSTAR 时，同样可精

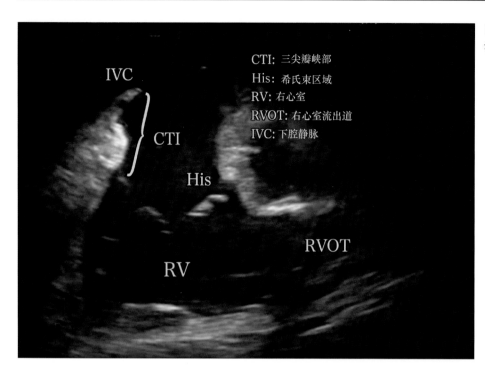

图 11.1 ICE 的 home view 切面,清楚显示了相关的心内结构

图中标注:

IVC

CTI

His

RV

RVOT

CTI: 三尖瓣峡部
His: 希氏束区域
RV: 右心室
RVOT: 右心室流出道
IVC: 下腔静脉

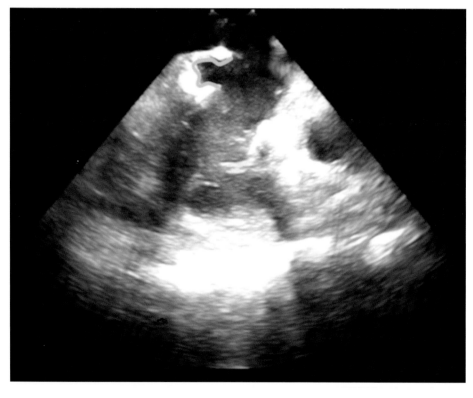

图 11.2 既往曾行三尖瓣成形术的患者,CTI 解剖复杂,可见深的瓶颈形凹陷

确地描记出 CTI 的解剖形态。

6. 将 ICE 送入右心室,探查有无心包积液、有无左心耳血栓,并留取基线影像。然后,回撤 ICE 导管至 CTI 附近的低位右心房水平,回到 home view 切面。操作说明:为了获得基线的 ICE 影像,可将 ICE 导管向前打弯,维持三尖瓣可见,直到与瓣膜水平垂直、与右心室底部平行时,将 ICE 导管向前推送 1 ~ 2 cm 跨过三尖瓣,轻轻松弯,即可获得低位右心室流出道的影像。进而缓慢顺时针旋转 180°,可依次看到左心室、二尖瓣、左心房,刚刚看到左心房的切面是探查基线最大心包积液量的最佳切面,将其记录下来。操作过程中,ICE 导管碰撞引发出的室性早搏很常见,但只是暂时的。继续旋转,将显示左心房内的结构。

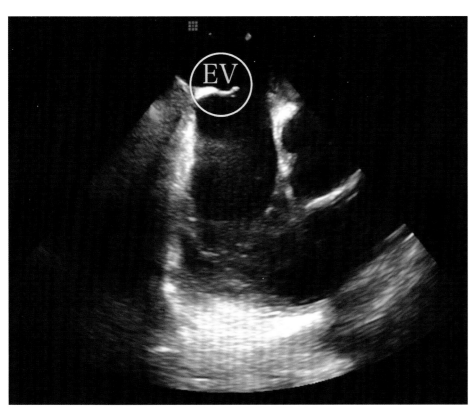

图 11.3　明显的欧氏瓣使得消融导管难以到达 CTI 的近端。EV：欧氏瓣

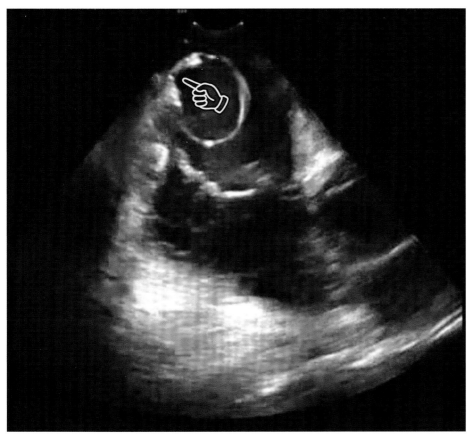

图 11.4　使消融导管呈倒 U 形，以利于消融欧氏瓣的底部，否则该区域很难到达

7. 送入标测导管，构建下腔静脉、上腔静脉、右心房的解剖模型，着重构建 CTI 及其周边的解剖模型。**操作技巧：**当使用 Ensite 标测系统时，首先将可控弯多极冠状窦导管送入体内，在右前斜和左前斜体位下，缓慢前送导管进入右心房，避免进入分支血管，同时同步构建沿途静脉的三维模型。如

果可以，将导管打弯、头端朝向足侧送入，更有利于保证其位于下腔静脉，避免进入分支血管。当导管的远端出现心腔内电位时，提示导管已到达下腔静脉–右心房的交界处，避免导管前送过快，否则我们可能会错过该电位。然后，从右心房水平缓慢回撤导管，直至电位全部消失，在电解剖模型上标记此位置为下腔静脉；接着将导管头端朝向右后，缓慢送入导管，直至电位完全消失，标记为上腔静脉。将电极导管从低位右心房送至上腔静脉的过程中，避免导管朝前进入右心耳，或朝左经未闭的卵圆孔进入肺静脉。如对导管的位置存在疑问，可随时应用 ICE 确认导管的位置。上腔静脉模型构建完成后，将 ICE 导管从上腔静脉回撤至右心房，继续构建右心房的解剖模型，并标记出希氏束的位置，随后在三维电解剖模型或 ICE 的指引下，送入冠状窦电极。一旦冠状窦电极位置稳定后，即进行呼吸补偿，以稳定进行后续的建模。此时，可将系统参考转为冠状窦电极参考，可进一步增加后续建模的稳定性。接下来，在已经构建的模型指引下，送入20 极电极导管到右心房，送入过程中随时补充该电极构建的模型。20 极电极导管的到位方法：在右心房，将电极导管尖端打弯朝向右心房游离壁，前送并旋转，直至其沿着侧壁的三尖瓣环、CTI、间隔"坐在"三尖瓣环上。**变化：**当使用 CARTO 系统时，应首先送入能够导航的消融导管，构建右心房等相关解剖模型。和 Ensite 相比，CARTO 和 Rhythmia 描记心脏区域外（髂静脉等沿途血管）的解剖受限，当在这些区域遇到困难时，可借助心腔内超声导管，在超声直视下送入电极导管，或者借助长鞘，跨越电解剖模型的盲区。

8. 根据 ICE 所见的 CTI 结构选择合适的消融导管，对于长的和（或）光滑的 CTI，我们选择 8 mm 非盐水灌注的消融导管；对于存在凹陷和多肌小梁者，选用盐水灌注的消融导管会更好。由于 ICE 直视下可判断导管和组织是否贴靠，以及消融过程中可通过组织水肿的形成判断消融是否有效，因此减少了在 CTI 消融中使用的压力导管的必要性。当然，选择压力导管，也没有问题。**挑战：**当使用 SRO、RAMP 和各种可控弯鞘管时，需要使用 ICE 确认消融导管和鞘管是否同轴，另外为了确认导管是否出鞘，可结合 ICE 的实时影像，以及 Ensite 系统的特性（导管进入鞘管内时，于三维影像上显示的导管将发生扭曲变形），会更加准确。

9. 通过常规方法确认 AFL-CTI 诊断后，结合电解剖模型和 ICE 影像、心腔内电位，从三尖瓣环向下腔静脉方向连续拖拽导管，消融 CTI，最终达到持续的双向阻滞。**操作技巧：**消融过程中，助手实时调整 ICE 导管，持续保持消融导管处于 ICE 的视野中，具有重要意义：①不仅可以通过局部电位的降低，和阻抗的变化来决策消融的时间和功率，还可以结合 ICE 影像来判断消融的有效性及消融相关风险。②可通过 ICE 实时监测消融导管与组织的贴靠，尤其在三尖瓣环附近活动度较大的部位，ICE 不仅可以监测导管与组织是否贴靠，还可根据瓣环的运动情况及时调整导管的操作。③当患者移动或者深大呼吸时，三维标测系统显示的导管位置，以及导管与三维模型的相对位置可能存在误差，ICE 影像实时动态的特点可弥补三维系统的上述不足。④可应用 ICE 指导消融 CTI 的特殊解剖结构，如瓶颈形的凹陷及明显的欧氏瓣或嵴。ICE 能够直视导管和组织的接触程度，以及消融后组织的变化，后者可作为评估消融损伤有效性的一个辅助指标（**图 11.5**）。⑤当然，实时监测 Pop 和心包积液，也是 ICE 的重要作用之一。

结论

通过完善的术前准备，无 X 线下进行常规的 AFL-CTI 消融，是安全可行的。并且，由于 ICE 和 EAM 同 X 线透视相比，能够提供更多的解剖细节，因此使用 ICE 和 EAM 在消除 X 线暴露的同时，可进一步提高手术的安全性和有效性。X 线指导下的 AFL-CTI 消融，很快将成为过去。

视频 **11S** Mansour Razminia 教授逐步讲解本章手术操作（5分 35 秒）

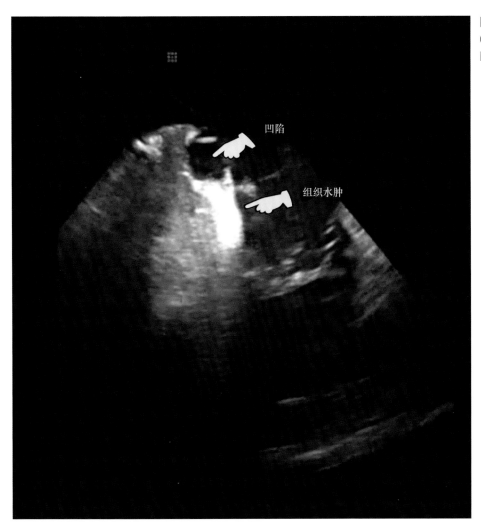

图 11.5　ICE 显示消融后的 CTI（呈强回声表现），线样强回声即为消融过的峡部

凹陷

组织水肿

参考文献

1. Leonelli FM, Tomassoni G, Richey M, Natale A. Usefulness of three-dimensional non-fluoroscopic mapping in the ablation of typical atrial flutter. *Ital Heart J.* 2002;3:360–365.

2. Ormaetxe-Merodio JM, Martinez-Alday JD, Arcocha-Torres MF, et al. Fluoroscopy free ablation of the cavotricuspid isthmus: Results of a pilot multi-center study. *Eur Heart J.* 2008;29 Suppl 1:743 (Abstract).

3. Pachòn M, Arias MA, Castellanos E, Puchol A. No fluoroscopy for cavotricuspid isthmus-dependent right atrial flutter ablation. *Heart Rhythm.* 2009;6:433–434. Epub 2008 July 24.

4. Àlvarez M, Tercedor L, Herrera N, et al. Cavotricuspid isthmus catheter ablation without the use of fluoroscopy as a first-line treatment. *Cardiovasc Electrophysiol.* 2011;22: 656–662.

5. Razminia M, Manankil MF, Eryazici PL, et al. Non-fluoroscopic catheter ablation of cardiac arrhythmias in adults: Feasibility, safety, and efficacy. *J Cardiovasc Electrophysiol.* 2012;23:1078–1086.

6. Macias R, Uribe I, Tercedor L, et al. A zero-fluoroscopy approach to cavotricuspid isthmus catheter ablation: Comparative analysis of two electroanatomical mapping systems. *Pacing Clin Electrophysiol.* 2014;37:1029–1037.

7. Fernandez-Gomez JM, Morina-Vazquez P, Morales Edel R, et al. Exclusion of fluoroscopy use in catheter ablation procedures: Six years of experience at a single center. *J Cardiovasc Electrophysiol.* 2014;25:638–644.

8. Merino J. Tools or toys? The 20-year anniversary of the non-fluoroscopic mapping system dilemma. *Rev Esp Cardiol.* 2017;70:690–693.

9. Sommer P, Wojdyla-Hordynska A, Rolf S, et al. Initial experience in ablation of typical atrial flutter using a novel three-dimensional catheter tracking system. *Europace.* 2013;15:578–581.

10. Chubb H, Williams S, Whitaker J, et al. Cardiac electrophysiology under MRI guidance: An emerging technology. *Arrhythm Electrophysiol Rev.* 2017 Jun; 6(2):85–93.

11. Jez J, Starek Z, Lehar F, Wolf J, Novak M. Complex electrophysiology intervention in a patient with an inferior vena cava filter. *Cor et Vasa.* 2015;57(5):e341.

12. Bencsik G. Novel strategies in the ablation of typical atrial flutter: Role of intracardiac echocardiography. *Curr Cardiol Rev.* 2015;11(2):127–133.

第 12 章

如何在无 X 线下进行房性心动过速和不典型心房扑动的消融

Dan Alyesh，MD；Sri Sundaram，MD

介绍

一直以来，我们需要使用 X 线来帮助看清心脏的结构，以及导管在体内的位置，但 X 线对患者和电生理室的医护人员会产生一定的副作用，包括长期放射线暴露的影响，以及穿戴厚重的铅衣造成的骨关节损伤[1]。近年来随着心腔内超声、三维解剖标测系统的进步，使得无 X 线下完成复杂的左心房消融手术成为可能。

现有证据表明，药物治疗无效的症状性房颤，导管消融可显著改善患者生活质量和降低房颤负荷[2-6]。对于阵发性房颤，单次手术即可获得很高的成功率，而对于持续性房颤，单次手术的成功率却没有这么高。持续性房颤消融后出现的不典型房扑，症状明显，而又常常药物治疗无效[7-9]。尤其在进行肺静脉隔离的同时，还进行了线性消融的患者中，不典型房扑的发生率会更高[10-13]。房颤消融术后的不典型房扑再次消融的手术时间长，而成功率有限[14-16]，是导管消融领域目前的挑战之一。由于手术时间长，识别关键峡部困难，因此不典型房扑术中 X 线暴露的时间通常较长。射线的危害众所周知，对于不典型房扑的消融，减少射线至关重要。在这一章，我们将介绍我们改良的方法，来进行不典型房扑的无 X 线消融。

进入左心房

进入左心房是进行无 X 线消融最具有挑战的步骤之一。由于作者的穿刺方法和很多术者都不一样，这一章将着重介绍自己的方法。首先，应用改良的 Seldinger 技术进行股静脉穿刺，穿刺过程中可使用超声指导，避免误伤股动脉。另外，超声指导下可避免穿刺静脉后壁，减少腹膜后血肿的风险。

获得股静脉入路后，沿左侧股静脉送入冠状窦电极，通过三维标测系统，追踪并显示其移动轨迹，直至电极进入右心房。当前，只有 Ensite 系统（Abbott，Abbott Park，IL）可以兼容所有的电极导管，即可应用任意导管进行心脏三维模型的构建。当使用 CARTO 系统（Biosense Webster，Irvine，CA）时，必须先送入具有磁导航功能的消融导管来构建心脏三维模型。导管到达右心房后，首先构建右心房、右心室上部和房间隔的三维模型，当这些解剖结构都构建完成后，可轻松判断出冠状窦口的位置，这时可将导管顺利地放入冠状窦。然后，沿另一左侧股静脉鞘管送入 ICE 导管至右心房，探查右心房、卵圆窝、左心房、肺静脉口和主动脉瓣等结构。此外，我们应留取基线的心包积液情况作为参照，以防术中发生异常情况时进行对比。下面我们开始准备进行房间隔穿刺，步骤如下：①经右侧股静脉送入导丝，并在 ICE 指引下送至上腔静脉；②沿导丝送入 SL1 长鞘（Abbott）至上腔静脉，而后沿长鞘送入 BRK 穿刺针（Abbott），直至穿刺针尾端距扩张鞘（长鞘的内鞘）2 cm 左右；③在 ICE 直视引导下，整体回撤房间隔穿刺系统（包括长鞘的外鞘、内鞘和房室隔穿刺针），直至其落入卵圆窝；④应用 ICE，判断最佳的房间隔穿刺位点：射频消融选择靠后一些的穿刺点；冷冻消融，则要求穿刺点更为靠前；⑤选择好恰当的穿刺位点后，前送 BRK 穿刺针进行穿刺，穿刺针进入左心房后，可经穿刺针推入生理盐水，这时 ICE 可清楚地看见生理盐水在左心房产生的微泡，这有助于确认穿刺针已进入左心房；⑥确认穿刺针进入左心房后，在 ICE 指导下，将穿刺鞘整体（外鞘＋内鞘）送入左心房少许，并回撤穿刺针，送入硬导丝至左上肺静脉，然后沿导丝将穿刺鞘整体进一步送入左心房。沿导丝送入穿刺鞘的过程中，一旦穿刺鞘跨过房间隔后，将其向前旋转，使其避开左心房后壁和左心耳。如果需要再次进入左心房，可重复上述操作，我们通常使用 AgilisNxT（Abbott）可控弯鞘管来进行第二次穿刺。

设备

由于电生理手术相关工具的进步，使得无 X 线手术成为可能，作者的电生理中心主要使用 Ensite Precision 标测系统（Abbott）。我们之所以选择这个系统，是因为它可以从电极导管进入穿刺鞘管起、直至导管进入心脏的全过程中，实时追踪、显示导管的移动及其位置。同时，该系统具有强大的数据采集能力，这也有利于不典型房扑的消融。在 Ensite Precision 系统中，对于每个病例，没有采点的上限，通常，每个病例我们大概会应用多极标测导管采集 75 000 个点左右，如此

高的分辨率，使得我们能够更好地识别需要消融的部位。另外，使用 Ensite Precision 系统，可减少每个患者的医疗花费。其他术者也报告了使用其他三维电解剖标测系统进行类似的操作过程，如 CARTO（Biosense Webster）和 Rhythmia（Biosense Webster）[17-18]。

对于 ICE 的选择而言，作者常规使用的是 ViewFlex ICE 导管（Abbott），当然也使用过 AcuNav Ultrasoud 超声导管（Biosense Webster）。这两个超声导管系统各具优势。为了高效地进行解剖和激动标测，我们会使用多极导管。对于左心房内的操作，我们通常选择的是 10 极环形标测导管，其可轻松送入肺静脉判断其内的电活动。最近开始应用的 Advisor HD Grid（Abbott）标测导管，由于其具有多个电极，且极间距小，并且能从多个平面获得数据，包括垂直方向的激动，现已成为我们进行不典型房扑消融的优先选择。另外，Advisor HD Grid 相比其他的多极和高密度导管，更加柔软，造成创伤的风险更低。

三维解剖标测系统

我们将冠状窦电图设置为三维系统标测时的参照。其他常用的设置在之前已有描述[19]。具体的冠状窦参照电图的选择，基于局部电图振幅的大小及其稳定性[20]。具体详细的设置和数据采集方法，相关文献已有详细的描述[21-22]，这里不再赘述。简而言之，使用 Precision 标测系统进行 aAFL 消融时，应重视以下 3 方面的设置：

1. 使用局部电图波形的尖峰（Abs peak），而不是起始作为计时参照。这可加速采集左心房标测点的信息，减少术者不必要的校点，从而缩短手术时间。

2. Precision 系统设置 8 种色带代表激动的顺序，白色→红色→橙色→黄色→绿色→浅蓝色→深蓝色→紫色。通过这种有限的色带，能够简化激动图的解读。每种颜色代表相同的激动时间，因此，色带越宽，代表传导速度越快，色带越窄，代表传导速度越慢。色带的变化必须遵循白色→红色→橙色→黄色→绿色→浅蓝色→深蓝色→紫色的顺序，

由于只有 8 种颜色需要分析，大大简化了激动顺序的判断（**图 12.1** 至**图 12.3**）。

3. Precision 系统会对每个标测点的局部激动时间和电压信息进行自动记录和存储，并结合该系统的低电压识别功能（low voltage identification，LVID），可在激动图上识别出低电压区，这样有助于术者更快地识别出折返环的关键峡部。LVID 功

能的低电压设置标准一般为 < 1.0 mV，在这一设置下，电压低于 1.0 mV 的区域，会在三维系统上显示为灰色，定义为瘢痕。当激动图上标测点的局部电图波峰到波峰的值，小于预设的 LVID 值时，该标测点会被标记为灰色，不纳入颜色编码的激动顺序中。这可除外基线干扰造成的错误取点。当调高 LVID 预设值时，更多的标测点被标记为灰色，

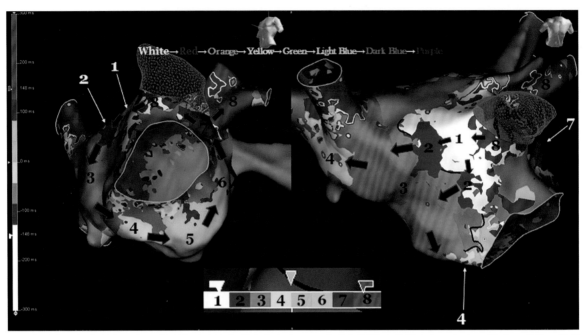

图 12.1　分别从左侧位（**左图**）和前后位（**右图**）观察左心房，心动过速的激动遵循白色→红色→橙色→黄色→绿色→浅蓝色→深蓝色→紫色的顺序，该颜色变化提示为围绕二尖瓣的逆钟向折返，在**白**（区域 1）、**红**（区域 2）区域消融，心动过速终止

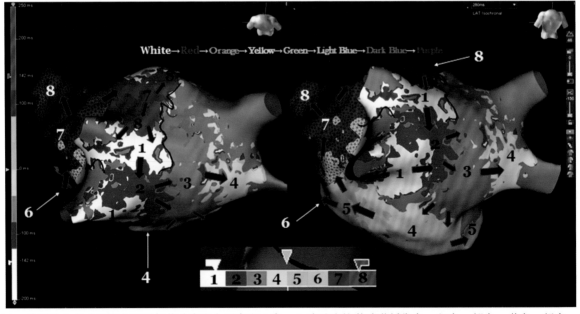

图 12.2　分别从上方（**左图**）和后侧位（**右图**）观察左心房，心动过速的激动遵循白色→红色→橙色→黄色→绿色→浅蓝色→深蓝色→紫色的顺序，该颜色变化提示为顶部依赖的房扑，在**红白色**之间的**黑线区域**消融，心动过速终止

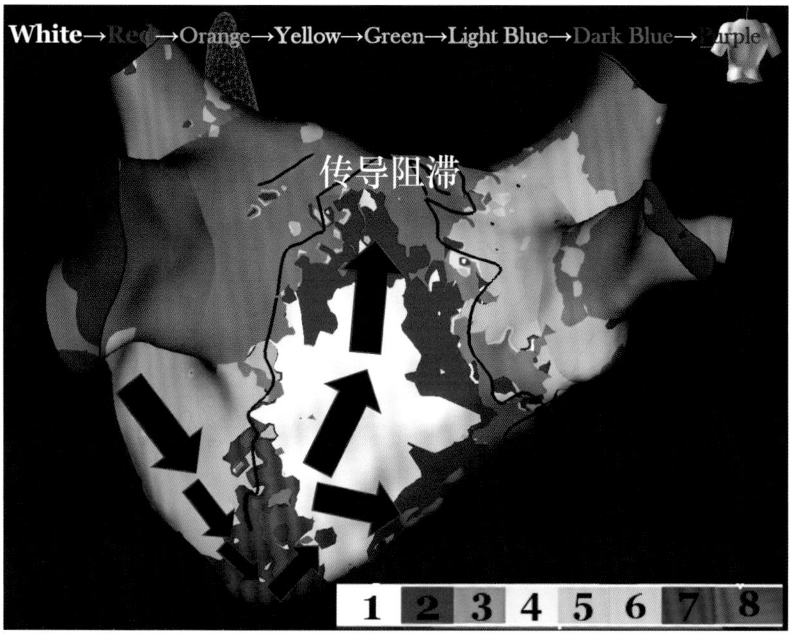

图 12.3　后前位观察左心房，心动过速的激动遵循白色→红色→橙色→黄色→绿色→浅蓝色→深蓝色→紫色的顺序，该颜色变化提示为之前消融线（黑线）和二尖瓣之间形成的不典型扑动，在之前消融线和二尖瓣之间补充两个消融点后，心动过速终止

不参与激动顺序；与之相反，当调低 LVID 预设值，更多的标测点脱离瘢痕区，而被纳入激动图中。我们通过动态调整 LVID 值，结合激动图的激动顺序，可以快速识别出关键峡部：激动图上表现为窄的色带（缓慢传导）且相对高电压（同周围低电压区域相比）的位置。应用 HD-Grid 识别出目标区域后，使用 3.5 mm 盐水灌注的压力导管（TactiCath Catheter，Abbott）在目标区域再进行细标，取点时压力需介于 10 ～ 40 g，使用压力导管进一步采点之后，可更加精细化消融靶点，应用这种方法，我们能够快速成功终止 92% 的不典型房扑[19]。

在应用 CARTO 系统时，有很多的相似性和几点明显的不同。

1. ICE 建模与三维系统建模整合的功能，使得术者在房间隔穿刺之前，即可在三维解剖模型上识别出卵圆窝、食管、左心房和肺静脉口等结构。在进入左心房前识别这些结构，能够降低进入左心房后导管操作的相关损伤风险。

2. 任何非强生（non-Biosense Webster）的导管、针和导丝，都能在标测系统中显示，这一特点使得 BRK 穿刺针、SafeSept wire（Pressure Products，San Pedro，CA）均可通过在其尾端连接鳄鱼夹，进而在三维系统中显示出来。因其能把所有的影像和电解剖数据都整合到一张图上，大大方便了无 X 线房间隔穿刺技术。

3. ConfiDence 模块使用周长稳定性滤器或是周长变化范围滤器，连续获得各个采集点的激动和解剖信息。当取点完毕后，可通过 Ripple 图同时展示电压和激动信息，以便于识别出不典型房扑的关键峡部。

导管操作

一旦导管进入左心房，即可在 ICE 和三维标测系统上实时显示出来。和传统的标测技术相比，无 X 线操作中有一些特殊的注意事项。首先需要在左心房内获得更多的点云信息（EnSite 系统建模时显示为绿色点云，是包含了空间信息的数据集，简称点云），由于心腔结构主要由三维标测系统显示，因此我们获得的点云越多，构建的电解剖模型就越详细。在作者中心，使用 Ensite Precision 标测系统时，术者通常于每个心腔获得的点云在 75 000 个以上。由更多点云构建的更为详细的电解剖模型，可帮助我们识别出具体患者心腔结构的个体变异。通过高密度标测，可减少软件的自动填充，增加模型的真实度。另外，作者通常将内部投射、外部投射，以及填充阈值的基线值，从 10 mm 调整为 5 mm，这样可进一步提高采点的精准性，排除了远场电位的干扰。通过高密度标测识别出消融目标区域后，可应用压力感应导管在目标区域进一步采点。压力感应导管的优势是可以根据贴靠的压力，明确采点信息来自导管头端的心房肌，而不是远场信号。

第二个改变是可视化导管和鞘的位置，有几种方法可以确定鞘和导管的位置，以及它们之间的位置关系，通过 ICE 导管直接观察鞘和导管的位置是首选方法，我们通常保持导管头端电极出鞘几个毫米，这样便于更好地操控导管。鞘管和导管的位置，均可由 ICE 确定。

另外，通过三维标测系统，术者也能够判断出鞘管和导管的位置关系。当导管完全位于鞘管之外时，近端和远端电极都能记录到电位，并且在三维模型上显示为接近导管原型的形状；当导管撤入鞘管内时，近端电极将不能记录到电位，同时阻抗增加，阻抗的这种变化可在三维系统的屏幕上显示出来，表现为近端电极的延长，而远端电极维持原状。

当导管进一步回撤至鞘内，整个导管都会变形（**图 12.4**）。术中，作者可通过前送和回撤导管，来确定消融导管和鞘管的相对位置关系，并维持其头端电极多出鞘外几个毫米。在 CARTO 系统中，当近端电极进入鞘内后，其远端电极会产生颜色变化，以帮助确认鞘管的位置。Abbott 近期推出的标测导管，其近端电极加装了鞘管"滤器"。另外，强生公司的双向可控弯鞘 Vizigo（Biosense Webster），很快会在北美地区投入使用，Vizigo 鞘管已在其他区域市场开始使用，该鞘管含有四个电极，可在三维解剖系统上显示，用于确定鞘管和导管的位置关系。

ICE 指导特殊类型的房扑消融

应用 ICE 作为电解剖标测系统的补充，指导导管操作，是进行无 X 线消融的技术核心。ICE 能够帮助可视化心内膜表面的不规则结构，如嵴和凹陷等，这些结构在电解剖模型上常显示不清。这些不规则的解剖结构，将会使得消融变得很困难，常需要反复调整导管的方向。另外，ICE 还可以评估导管与组织是否贴靠，该特性可作为压力感应导管的补充。在 CARTO 系统的超声图像里，可以通过"绿色头端显示"功能标记消融导管的头端，使导管与组织的真实贴靠变得可视。

特别强调的是，可视化左上肺静脉与左心耳之间的嵴部，对于消融涉及上述解剖结构的房扑具有重要意义。为了看到此嵴部，可将 ICE 导管从位于右心房中部的 home view 切面，打后弯、右弯，同时逆钟向旋转导管，即可同时显示出左心耳和左上肺静脉（**图 12.5**）。其他能够显示的有用结构为左心房顶部和后壁（**图 12.6** 和 **12.7**），这些结构对于顶部依赖的房扑很重要，且和食管、升主动脉等具有重要的解剖关系。这些结构都可以从 ICE 上看到，首先从 home view 切面顺钟向旋转 ICE 导管，找到左上肺静脉，然后继续顺钟向旋转，直到右上

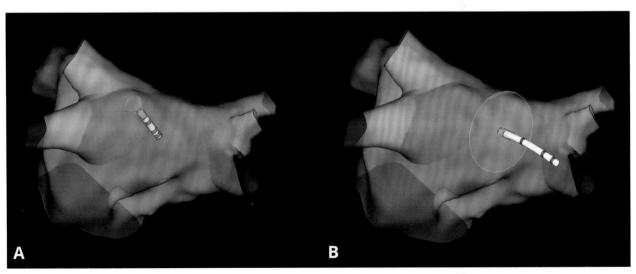

A　　　　　　　　　　　　　　　　　　**B**

图 12.4　**A.** 消融导管完全位于鞘外。**B.** 消融导管部分位于鞘内。由于阻抗升高，电极明显延长

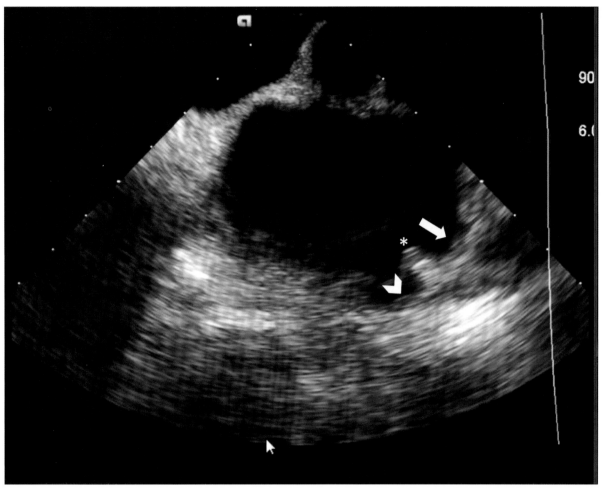

图 12.5　ICE 可见左上肺静脉（**三角箭头**）与左心耳（**长箭头**）之间的嵴部（**星号**），其对不典型房扑折返环来说，是个重要部位

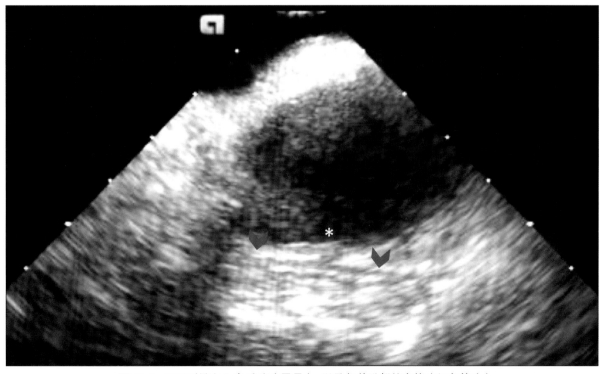

图 12.6　ICE 可见左心房后壁（**星号**），以及与其毗邻的食管（**红色箭头**）

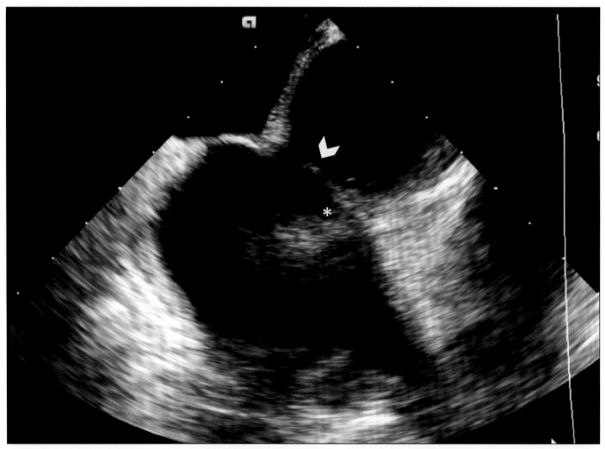

图 12.7　ICE 可见左心房顶部（星号），以及与其毗邻的升主动脉（箭头）

肺静脉进入视野。

　　除此之外，ICE 还可以指导食管温度监测探头的放置。在 ICE 左心房后壁切面，可看见与左心房后壁毗邻的食管，ICE 影像上食管位于左心房后壁的下方。随着温度监测探头的前进和后退，可以在 ICE 上确定其位置。

并发症

　　应用无 X 线技术后，作者中心左心房消融的总并发症发生率接近 2%，同此前没有变化。此外，潜在的并发症可被更早发现。例如结合 ICE 和三维标测系统，我们可以更早发现心包积液。尤其是 ICE，现已成为我们早期诊断心包积液的金标准。我们中心常规在标测、消融的每一步之后，观察左心室的下后壁，因在平卧位时，其处于心脏的最低点，心包积液会汇集于此。另外，出现心包积液后，系统阻抗会发生明显变化，这会使三维标测系统上消融导管的外形发生改变。因此，结合 ICE 和三维技术，使得我们在患者出现血流动力学变化，或心影外缘变化之前，即可发现心包积液。

结论

　　众所周知，不典型房扑的消融具有一定的困难。随着标测系统的改进和 ICE 的使用，现可在无 X 线下安全、成功地进行不典型房扑的消融手术，使得患者和术者均可从中获益。

视频 12S　Mansour Razminia 教授逐步讲解本章手术操作（3 分 55 秒）

参考文献

1. Heidbuchel H, Wittkampf FHM, Vano E, et al. Practical ways to reduce radiation dose for patients and staff during device implantations and electrophysiological procedures. *EP Europace*. 2014;16:946–964.

2. Haïssaguerre M, Jaïs P, Shah DC, et al. Spontaneous initiation of atrial fibrillation by ectopic beats originating in the pulmonary veins. *N Engl J Med*. 1998;339:659–666.

3. Haïssaguerre M, Shah DC, Jaïs P, et al. Electrophysiological breakthroughs from the left atrium to the pulmonary veins. *Circulation*. 2000;102:2463–2465.

4. Haïssaguerre M, Jaïs P, Shah DC, et al. Electrophysiological end point for catheter ablation of atrial fibrillation initiated from multiple pulmonary venous foci. *Circulation*. 2000;101:1409–417.

5. Pappone C, Rosanio S, Oreto G, et al. Circumferential radiofrequency ablation of pulmonary vein ostia. *Circulation*. 2000;102:2619–2628.

6. Oral H, Scharf C, Chugh A, et al. Catheter ablation for paroxysmal atrial fibrillation. *Circulation*. 2003;108: 2355–2360.

7. Haïssaguerre M, Hocini M, Sanders P, et al. Catheter ablation of long-lasting persistent atrial fibrillation: Clinical outcome and mechanisms of subsequent arrhythmias. *J Cardiovasc Electrophysiol*. 2005;16:1138–1147.

8. Patel AM, d'Avila A, Neuzil P, et al. Atrial tachycardia after ablation of persistent atrial fibrillation. *Circulation: Arrhythmia Electrophysiol*. 2008;1:14–22.

9. Kobza R, Hindricks G, Tanner H, et al. Late recurrent arrhythmias after ablation of atrial fibrillation: Incidence, mechanisms, and treatment. *Heart Rhythm*. 2004;1: 676–683.

10. Gerstenfeld EP, Callans DJ, Dixit S, et al. Mechanisms of organized left atrial tachycardias occurring after pulmonary vein isolation. *Circulation*. 2004;110:1351–1357.

11. Deisenhofer I, Estner H, Zrenner B, et al. Left atrial tachycardia after circumferential pulmonary vein ablation for atrial fibrillation: Incidence, electrophysiological characteristics, and results of radiofrequency ablation. *EP Europace*. 2006;8:573–582.

12. Veenhuyzen GD, Knecht S, O'Neill MD, et al. Atrial tachycardias encountered during and after catheter ablation for atrial fibrillation: Part I: Classification, incidence, management. *Pacing Clin Electrophysiol*. 2009;32:393–398.

13. Sawhney N, Anousheh R, Chen W, Feld GK. Circumferential pulmonary vein ablation with additional linear ablation results in an increased incidence of left atrial flutter compared with segmental pulmonary vein isolation as an initial approach to ablation of paroxysmal atrial fibrillation. *Circulation: Arrhythm Electrophysiol*. 2010;3:243–248.

14. Chugh A, Oral H, Lemola K, et al. Prevalence, mechanisms, and clinical significance of macroreentrant atrial tachycardia during and following left atrial ablation for atrial fibrillation. *Heart Rhythm*. 2005;2:464–471.

15. Wazni OM, Saliba W, Fahmy T et al. Atrial arrhythmias after surgical maze: Findings during catheter ablation. *J Am Coll Cardiol*. 2006;48:1405–1409.

16. Weerasooriya R, Jaïs P, Wright M, et al. Catheter ablation of atrial tachycardia following atrial fibrillation ablation. *J Cardiovasc Electrophysiol*. 2009;20:833–838.

17. Lerman BB, Markowitz SM, Liu CF, Thomas G, Ip JE, Cheung JW. Fluoroless catheter ablation of atrial fibrillation. *Heart Rhythm*. 2017;14:928–934.

18. Bulava A, Hanis J, Eisenberger M. Catheter ablation of atrial fibrillation using zero-fluoroscopy technique: A randomized trial. *Pacing Clin Electrophysiol*. 2015;38:797–806.

19. Eitel C, Hindricks G, Dagres N, Sommer P, Piorkowski C. EnSite Velocity™ cardiac mapping system: A new platform for 3D mapping of cardiac arrhythmias. *Expert Rev Med Devices*. 2010;7:185–192.

20. Bailin SJ, Korthas MA, Weers NJ, Hoffman CJ. Direct visualization of the slow pathway using voltage gradient mapping: A novel approach for successful ablation of atrioventricular nodal reentry tachycardia. *EP Europace*. 2011;13: 1188–1194.

21. Sundaram S, Choe W, Jordan R, et al. Catheter ablation of atypical atrial flutter: A novel 3D anatomic mapping approach to quickly localize and terminate atypical atrial flutter. *J Interv Card Electrophysiol*. 2017;49:307–318.

22. Choe W, Sundaram S, Jordan R, et al. A novel 3D anatomic mapping approach using multipoint high-density voltage gradient mapping to quickly localize and terminate typical atrial flutter. *J Interv Card Electrophysiol*. 2017;49: 319–326.

第三篇

心房颤动的消融

第 13 章

如何在无 X 线下进行心房颤动的射频消融

Robin Singh，MD；Paul C. Zei，MD，PhD

背景

自从 Haissaguerre 等描述了肺静脉触发电活动和房颤的关系之后，房颤的射频消融已取得显著进展[1]，该领域见证了射频消融技术的发展和进步，包括：①放弃肺静脉口的节段隔离[2]，而改为肺静脉前庭的环肺静脉隔离[3]，从而尽可能降低肺静脉狭窄的风险；②点对点的消融方法也逐渐被连续拖拽式的消融方法所替代，增加了肺静脉持久隔离的同时缩短了手术时间[4]；③越来越多的术者采用高功率（高至 50 W）短时程的消融方法[5]，进一步缩短了手术时间，同时该方法从理论上来说，能够增加阻抗热造成有效的消融损伤，减低传导热，避免对心脏周围组织造成损害；④消融损伤的持久性，也通过一些技术手段得到了改善，包括应用盐水灌注的压力感应消融导管，可控弯鞘，以及实时监测输出功率等[6-7]。

无论阵发性房颤还是持续性房颤，肺静脉隔离目前仍然是房颤消融的基石。从 STAR AF Ⅱ[8] 和其他研究[9]来看，肺静脉隔离基础上进行其他附加消融的疗效尚不明确。因此，对于持续性房颤而言，消融方法尚存在一定的异质性，即不同的中心结合自身的经验，选择的消融策略可能不同。作者中心当前应用的方法，是首先进行肺静脉隔离，如果随后出现规律的房性心律失常，则进行局灶或线性消融；如房颤持续，进行体外电复律，通过心房程序刺激或静点异丙肾上腺素，找到肺静脉外的触发灶，再行消融；此外，结合窦性心律下的电压标测，尝试寻找异常的、潜在的致心律失常心房基质（心房低电压区），作为后续消融的靶点（**图 13.1**）。对于消融术后复发的持续性房颤患者来说，再次手术时可考虑进行左心房后壁隔离[10]，复杂碎裂电位消融（CFAE）[11] 和标测转子（rotors）[12] 及其他消融方法，但尚存在争议（如 Topera，Abbott，Abbott Park，IL）[13]。近年来上市的各种多极、高密度标测导管，可在电解剖标测时获得大量的标测点数据，有助于快速而精准地识别出潜在的消融靶点，并且可辅助验证消融终点（如 PentaRay，Biosense Webster，Irvine，CA；Rhythmia，Boston Scientific，Charlestown，MA；Advisor HD Grid Mapping Catheter，SE，Abbott）。但讨论上述技术、方法的优势，已超过了本章的范畴，我们旨在阐述如何完成"低 / 零 X 线标测、消融"的基本方法，该方法不仅适用于当前整合了三维标测系统和心腔内超声的影像技术，而且同样适用于未来技术。

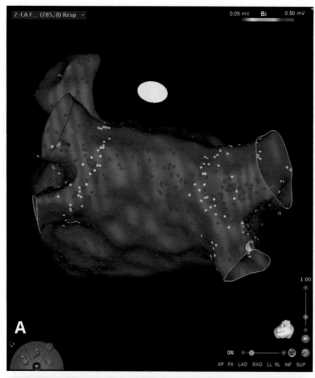

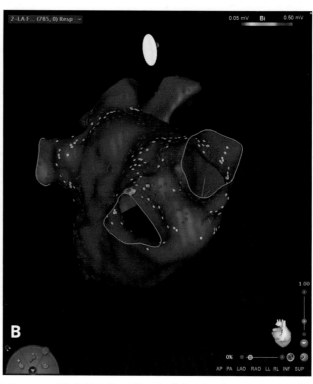

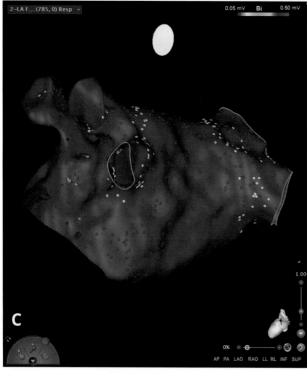

图 13.1　正常窦性心律下的心内膜电压标测。**A**、**B**、**C** 图依次从后前位、右侧位、左侧位不同视角，展示应用 PentaRay 多极标测导管，获得的左心房内膜电压图。在这个病例中，正常内膜电压定义为双极 > 0.5 mV，可见该患者内膜电压全部正常

手术

穿刺及导管放置

虽然通过 ICE 在术中评估左心耳有无血栓越来越常用，但标准操作仍是在术前使用经食管超声除外心腔内血栓[14]。全麻完成后，超声引导下穿刺双侧股静脉（第 5 章），放置血管鞘以方便送入导管。包括多极标测导管（如 PentaRay 或 Lasso，Biosense Webster；Advisor HD Grid Mapping Catheter，SE，Abbott），压力感应消融导管（如 SmartTouch SF，Biosense Webster；TactiCath，

Abbott），ICE 导管（如 CARTOSOUND，Biosense Webster；ViewFlex，Abbott）和一个冠状窦多极参考导管。置入鞘管后，我们常规经鞘管给予负荷量肝素，维持 ACT > 400 ms，并且在术中每隔 15 分钟测定一次 ACT。

安全监测

为了保证在心腔内安全、准确地操作导管，需要一个精准的解剖模型。当前的三维电解剖标测系统可以提供详细的、静态心脏解剖模型，心腔内超声提供的实时动态影像（包括心脏以及置于其内的导管），两者结合可清晰地显示出心脏的解剖结构，以及导管的实时位置。即使这样，射频消融手术过程中仍然可能会发生一些少见的、严重的并发症，包括心脏压塞、肺静脉狭窄、膈神经损伤和心房食管瘘等。

降低导管消融术中，心脏穿孔和（或）心脏压塞的关键，包括以下几个方面：①构建精准的解剖模型，并以此为基础指引导管的操作；②应用压力感应导管进行消融；③频繁结合 ICE，来确认导管的实时位置（图 13.2）；④手术期间定期监测心包，评估有无新发的心包积液。此外，术中及时发现心包积液的关键在于：①术中多与麻醉团队沟通，有助于在血流动力学出现异常征象时，即应用 ICE 探查心包腔的情况；②由于在平卧位时，心包积液会按照重力分布于最低的位置，包括左心房后壁、左心室后壁、右心房后侧壁，因此熟练掌握上述解剖位置的 ICE 切面，同样有助于术中及时诊断新发的心包积液。最后，在射频消融手术结束之后，应再次对心包进行详细的评估，以除外心包积液。

应用多极标测导管构建详细的左心房解剖模型，并在肺静脉前庭消融之前，准确地描记出肺静脉口的位置，对于降低肺静脉狭窄的风险来说至关重要。左心房建模过程中，应注意避免左心房壁过于饱满变形，或把心腔内的标测点默认为心房壁，两者均会导致模型偏离真正的解剖。此外，一些特定的解剖结构，如位于左心耳和左上 / 左下肺静脉之间的嵴部，在标测过程中可能会遇到一定的困难，这时可应用压力导管保持一定的贴靠压力，在嵴部附近拖拽，直到消融导管从 LSPV 落入 LAA，或从 LAA 落入 LSPV，以此来准确标记出嵴部的解剖位置。

在构建上腔静脉和右上肺静脉的电解剖模型时，可应用起搏标测的方法，标记出膈神经的走行，这样有助于预防消融相关的膈神经损伤。通过标记膈神经的走行，我们发现其走行常与大环隔离消融线非常接近，尤其是在右上肺静脉前壁。鉴于此，建议在消融之前再次起搏确认，以进一步降低消融损伤膈神经的风险。

食管温度监测的各种方法，在其他章节已经讨论过（第 8 章）。应用最广泛的方法是在 X 线指导下，于食管内送入单传感器温度监测探头。我们推荐采用的方法是，将一个 4 极标测导管（如 Josephson，Abbott）缝合固定到食管温度监测探头上，并使 4 极电极的头端距温度传感器的头端 1 cm 左右，从而使它们成为整体，能够在标测系统上显示出来（图 13.3）。有证据表明金属电极会和消融导管之间形成电流环路，造成食管损伤[15]，这种错位的固定方法，有助于降低这一方面的风险。通过上述方法，可在三维系统上显示食管温度监测探头在食管内的移动及位置，进而指引温度探头到达消融点相对应的位置。当然，术中也可在 ICE 引导下，移动和调整电极的位置。同传统 X 线一样，三维解剖模型或 ICE 显示出的食管，是线性、一维的，并不能代表完整的食管管腔，未显示出来的食管结构，可能横向上与食管温度监测探头有一定的距离，因此在整个后壁的消融过程中，应时刻谨记探头并不能完全代表食管的位置，即偏离食管探头的位置，并不一定没有食管。

电解剖标测

将 ICE 送至右心房后（第 2 章），可在三维标测系统或 ICE 指引下，用类似的方法将标测或消融导管送至右心房。而后使用标测 / 消融导管构建右心房的电解剖模型，描记出上腔静脉、三尖瓣、希氏束和冠状窦口，显示出后者的结构，有利于后续在无 X 线下放置冠状窦参考电极。接着，沿上腔静脉的后侧壁进行高电压起搏，标记出膈神经的走行。而后在无 X 线下进行房间隔穿刺（第

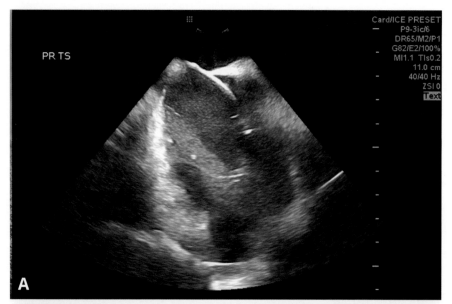

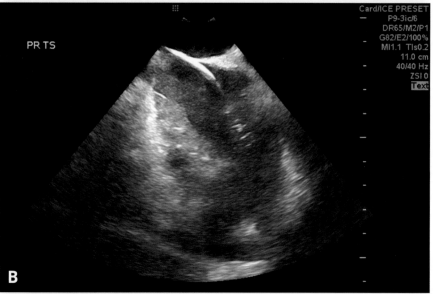

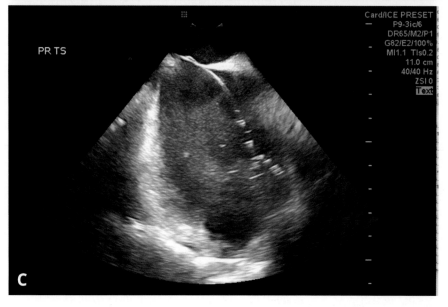

图 13.2　ICE 显示穿间隔的长鞘。在这幅图中，ICE 探头指向左心房、左上肺静脉和后壁。PentaRay 导管正对左上肺静脉，A ~ C 的连续静态图像，展示推送 PentaRay 导管露出房间隔穿刺鞘的过程。可参考 ▶ 视频 13.1 获得更多图像

视频 13.1　ICE 左心房切面可见位于左心房内的 PentaRay 导管和消融导管，展示了 ICE 在左心房的标测和消融过程中，具有实时显示导管位置的能力（5 秒）

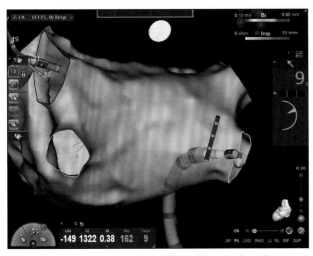

图 13.3　在 CARTO 上可见食管温度监测探头的位置，后前位的左心房解剖模型，可见食管内与食管温度监测探头缝合固定在一起的 4 极标测导管（Josephson，Abbott），注意 4 极电极头端通常距食管温度监测探头的头端约 1 cm，以避免消融导管电流传递至 4 极电极造成食管损伤的风险。在这个病例中，食管温度监测探头正位于右下肺静脉附近

隔。我们通常使用射频针（Baylis NRG，Baylis Medical，Montreal，Canada）进行两次房间隔穿刺，一个放置 SL1 长鞘，一个放置可控弯鞘（Vizigo，Biosense Webster）。

消融

在 ICE 指引下，将消融导管和高密度标测导管分别经可控弯长鞘和固定弯长鞘送入左心房（**图 13.4**）。构建精密的（＞ 2000 个点）左心房电解剖模型，并标记出肺静脉、左心耳和二尖瓣环。而后分别进行双侧肺静脉前庭的大环隔离。消融导管的到位，可通过直接打弯消融导管，或者借助可控弯长鞘完成。当前多数的鞘管在三维标测系统中并不可见，因而为了判断鞘管的弯度、方向和深入左心房的距离，需要借助 ICE 来确定。当然，使用可视化的鞘管（Vizigo，Biosense Wenster）有助于简化此操作过程（**图 33.5**）。如前所述，作者采用的是持续发放射频能量的拖拽式消融方法，对于每一个

视频 13.2　ICE 左心房切面显示 PentaRay 导管经房间隔穿刺鞘进入左心房，表明其具有实时追踪导管移动、判断导管和左心房关系的能力（42 秒）

6 章），作者采用下拉的方式进行穿刺：具体为沿导丝将房间隔穿刺系统（包括内鞘 / 外鞘 / 针）送入上腔静脉，而后在 ICE 直视下将其下拉至房间

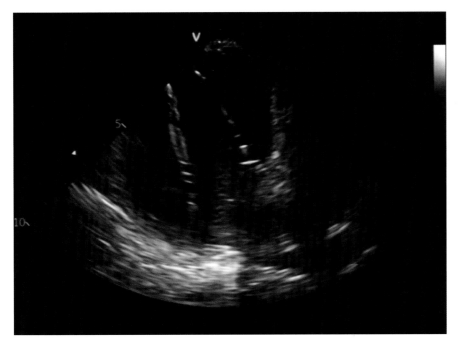

图 13.4　ICE 直视下将 PentaRay 导管和 SmartTouch 送入左心房，左心房超声图像显示，PentaRay 导管和消融导管均位于左心房内，并指向左上肺静脉和后壁。参考 ▶视频 13.2 获得更多信息

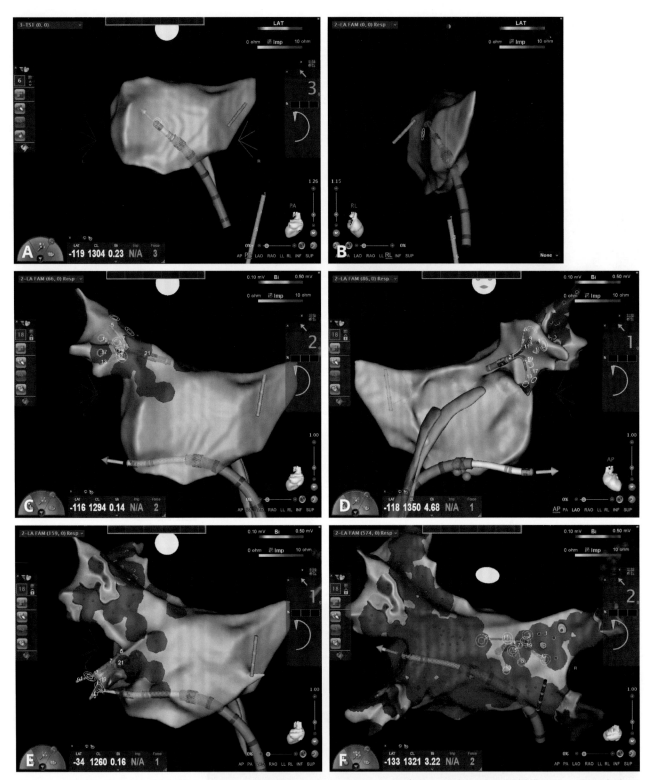

图 13.5 CARTO 平台的可视化鞘（Vizigo）。多极标测导管（PentaRay）构建的左心房三维电解剖模型中，左心房内可见可控弯长鞘以及位于其内的消融导管，两者在三维系统上均清晰可见，这使得经三维系统指引鞘管和消融导管的操作变得更为安全、简单。图 13.5A ～ F 展示了在可视化、可控弯长鞘（Vizigo）的辅助下，使用 PentaRay 导管和消融导管（Smartouch STSF）构建左心房电解剖模型的过程

消融点停留的时间，需要结合功率、解剖位置、导管稳定性、阻抗下降和局部电图振幅降低等变量综合确定。

在撰写本章时，有几种新的消融能量释放策略正在开发中，这些技术的各自优势有可能整合在一起，成为未来房颤消融的标准方法。这些可以预测组织损伤形成、实时测量射频能量释放的参数包括：①整合了贴靠压力、消融功率和放电时间的消融指数（ablation index，AI）[6]；②简单地整合了贴靠压力和放电时间的压力-时间积分（force-time integral，FTI）[7]。上述参数可能具有一定的价值。另外，高功率（50 W）短时程（4 ~ 5 s）的消融策略，因其可缩短消融时间、降低损伤深度的特点，也逐渐获得了认可[5]。还有已开发的，消融损伤点的自动标记算法[16]。可以预见，上述方法很可能在不久的将来，将融入低 / 零 X 线消融的操作流程之中。

验证

遵照 2017 年的房颤消融专家共识[17]，作者推荐采用多种方法来验证肺静脉电隔离的完整性，这些方法包括：应用起搏或非起搏的方法验证传入和传出阻滞；窦性心律下行电压标测证实肺静脉为无电压区；应用药物如腺苷和异丙肾上腺素诱发潜在的"休眠"传导。具体而言，术者会将 PentaRay 导管依次送入每个肺静脉，验证传入阻滞，并通过依次起搏 PentaRay 导管远端的所有双极电极，来验证传出阻滞；并在首次肺静脉隔离后 20 分钟时，静脉推注腺苷以显露潜在的"休眠"传导[18]；而后再次进行左心房的电解剖标测，包括窦性心律下的电压图，以提供进一步的验证[19]。

附加消融

对于阵发性房颤患者来说，当前的数据支持肺静脉隔离仍然是房颤消融的基石[20]。近些年，尽管陆续提出了一些附加的消融方法，但尚未能形成一个理想的、达成共识的消融策略。后壁消融面临最大的障碍，是由于食管温度升高而不能达成充分的消融[21]，消融后可通过高密度标测，来帮助确认左心房后壁是否隔离。如果进行了线性消融，除了传统的通过起搏验证传导阻滞外，我们会对消融的目标区域再次进行电压标测，以证实传导阻滞的地方为低电压区，低电压的地方伴有传导阻滞，通过双重验证来证实消融线达到了真正的电隔离（图 13.6）。窦性心律或起搏下进行激动标测，也是另一验证传导阻滞的方法。如果考虑消融肺静脉外的触发灶[22]，多极导管可准确、快速地定位消融靶点。如果要标测复杂的碎裂电位如 CFAE 和 rotors 等[12]，则需要借助特殊的标测导管，如网篮导管[23]。由于这些导管当前尚不能在三维系统上实时显示，因此 ICE 仍是指引上述导管操作不可或缺的影像工具。

未来方向

利用心脏 MRI（DECAAF Ⅱ）识别消融靶点，以及将房间失同步作为预测消融成功率的指标等新技术、新方法正处于评估当中[25]。2017 年发表的 RADIANCE 研究数据表明使用冷盐水灌注的、多极球囊消融导管可有效地进行肺静脉隔离（Biosense Webster）[26]。（美国）食品药品管理局（FDA）2016 年批准的 HeartLight 激光球囊导管（CardioFocus，Marlborough，MA），具有能够直视心肌组织的特性，因而可能不再需要电解剖标测系统，并且激光球囊导管同样可以使用滴定法释放能量[27]。其他的非热损伤技术，如电转染技术，与传统射频消融方法通过过热量造成细胞坏死不同，其通过提高细胞膜的通透性，进而造成细胞的凋亡，该技术现已获得了大量关注[28]。这些新技术、新方法，昭示了房颤消融领域仍在不断地进步和发展，充满着令人兴奋的前景。最后，无论当前和未来的技术如何发展，毫无疑问，它们都将无缝对接到低 / 零 X 线消融的操作流程中来。

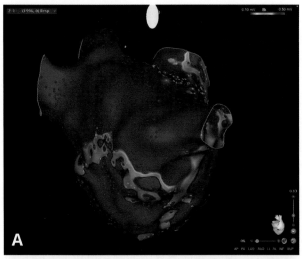

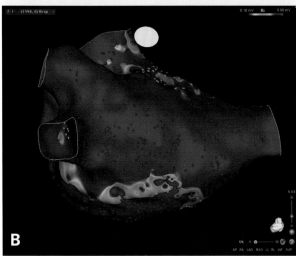

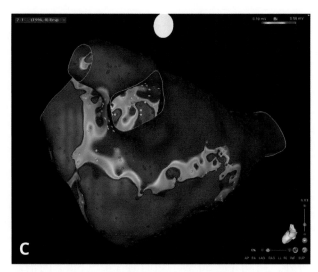

图 13.6 左心房后壁消融。左心房后壁消融后，再次行左心房电解剖标测，通过右侧位（**A**）、后前位（**B**）和左侧位（**C**）三个体位的视图，可以看出肺静脉前庭、左心房后壁均为低电压区，提示已达到肺静脉和左心房后壁的电隔离。值得注意的是这个患者右肺静脉共干，另外，其左心耳的部分也存在异常的心房基质（低电压区）

参考文献

1. Jaïs P, Haïssaguerre M, Shah DC, et al. A focal source of atrial fibrillation treated by discrete radiofrequency ablation. *Circulation*. 1997 Feb 4; 95(3):572–576.

2. Oral H, Knight BP, Ozaydin M, et al. Segmental ostial ablation to isolate the pulmonary veins during atrial fibrillation: Feasibility and mechanistic insights. *Circulation*. 2002 Sep 3;106(10):1256–1262.

3. Mansour M, Ruskin J, Keane D. Efficacy and safety of segmental ostial versus circumferential extra-ostial pulmonary vein isolation for atrial fibrillation. *J Cardiovasc Electrophysiol*. 2004 May;15(5):532–537.

4. Yokokawa M, Bhandari AK, Tada H, et al. Comparison of the point-by-point versus catheter dragging technique for curative radiofrequency ablation of atrial fibrillation. *Pacing Clin Electrophysiol*.2011 Jan;34(1):15–22.

5. Winkle R, Moskovitz R, Mead R, et al. Atrial fibrillation ablation using very short duration 50 W ablations and contact force sensing catheters. *J Interv Card Electrophysiol*. 2018 Jun;52(1):1–8.

6. Hussein A, Das M, Chaturvedi V, et al. Prospective use of ablation index targets improves clinical outcomes following ablation for atrial fibrillation. *J Cardiovasc Electrophysiol*. 2017;28:1037–1047.

7. Fabien S, Decebal G, Youssef M, Marouane M, Sok-Sithikun B, Nadir S. Contact force and force-time integral in atrial radiofrequency ablation predict transmurality of lesions. *EP Europace*. 2014 May;16(5):660–667.

8. Verma A, Jiang C, Betts T, et al. Approaches to catheter ablation for persistent atrial fibrillation. *N Engl J Med*. 2015 May;372:1812–1822.

9. Ejima K, Arai K, Suzuki T, et al. Long-term outcome and preprocedural predictors of atrial tachyarrhythmia recurrence following pulmonary vein antrum isolation-based catheter ablation in patients with non-paroxysmal atrial fibrillation. *J Cardiol*. 2014 July;64(1):57–63.

10. Tahir K, Mounsey JP, Hummel J. Posterior wall isolation in atrial fibrillation. *J Innov Card Rhythm Manag*. 2018;9:3186–3194.

11. Caldwell J, Redfearn D. Ablation of complex fractionated atrial electrograms in catheter ablation for AF; Where have we been and where are we going? *Curr Cardiol Rev*. 2012;8(4):347–353.

12. Krummen DE, Swarup V, Narayan SM. The role of rotors in atrial fibrillation. *J Thoracic Di*. 2015;7(2):142–151.

13. Nedios S, Sommer P, Bollmann A, Hindricks G. Advanced

mapping systems to guide atrial fibrillation ablation: Electrical information that matters. *J Atr Fibrillation.* 2016; 8(6):1337.

14. Baran J, Stec S, Pilichowska-Paszkiet E, et al. Intracardiac echocardiography for detection of thrombus in the left atrial appendage: Comparison with transesophageal echocardiography in patients undergoing ablation for atrial fibrillation: The Action-ICE I study. *Circulation: Arrhythm Electrophysiol.* 2013 Nov;6:1074–1081.

15. Perez J, D'Avila A, Aryana A, Berjano E. Electrical and thermal effects of esophageal temperature probes on radiofrequency catheter ablation of atrial fibrillation: Results from a computational modeling study. *J Cardiovasc Electrophysiol.* 2015;26:556–564.

16. Anter E, Tschabrunn CM, Contreras-Valdes FM, Buxton AE, Josephson ME. Radiofrequency ablation annotation algorithm reduces the incidence of linear gaps and reconnection after pulmonary vein isolation. *Heart Rhythm.* 2014 May;11(5):783–790.

17. Calkins H, Hindricks G, Cappato R, et al. 2017 HRS/EHRA/ECAS/APHRS/SOLAECE expert consensus statement on catheter and surgical ablation of atrial fibrillation. *Heart Rhythm.* 2017 Oct;14(10):e275–e444.

18. Macle L, Khairy P, Weerasooriya R, et al. Adenosine-guided pulmonary vein isolation for the treatment of paroxysmal atrial fibrillation: an international, multicentre, randomised superiority trial. *Lancet.* 2015;386(9994):672–679.

19. Masuda M, Fujita M, Iida O, et al. Comparison of left atrial voltage between sinus rhythm and atrial fibrillation in association with electrogram waveform. *Pacing Clin Electrophysiol.* 2017 May;40(5):559–567.

20. Santangeli P, Lin D. Catheter ablation of paroxysmal atrial fibrillation: Have we achieved cure with pulmonary vein isolation? *Methodist Debakey Cardiovasc J.* 2015;11(2):71–75.

21. Tahir K, Mounsey JP, Hummel J. Posterior wall isolation in atrial fibrillation. *J Innov Card Rhythm Manag.* 2018;9:3186–3194.

22. Hayashi K, Yoshimori A, Nagashima M et al. Importance of nonpulmonary vein foci in catheter ablation for paroxysmal atrial fibrillation. *Heart Rhythm.* 2015 Sept;12(9):1918–1924.

23. Hummel J. Atrial mapping with basket catheters. *JACC Clin Electrophysiol.* 2016 Feb;2(1):66–68.

24. Marrouche NF. Efficacy of DE-MRI-Guided Ablation vs. Conventional Catheter Ablation of Atrial Fibrillation (DECAAF II). Clinical Trial NCT02529319 (https://clinicaltrials.gov/ct2/show/NCT02529319). Accessed August 6, 2018.

25. Ciuffo L, Susumu T, Esra Gucuk I, et al. Intra-atrial dyssynchrony during sinus rhythm predicts recurrence after the first catheter ablation for atrial fibrillation. *JACC Cardiovasc Imaging.* 2018 Jan 17. pii: S1936-878X(17)31151-8. doi: 10.1016/j.jcmg.2017.11.028 [Epub ahead of print]

26. Fornell D. Multi-electrode RF balloon efficient for acute pulmonary vein isolation. *Diagnostic Intervent Cardiol.* 2017. https://www.dicardiology.com/article/multi-electrode-rf-balloon-efficient-acute-pulmonary-vein-isolation. Accessed August 6, 2018.

27. CardioFocus laser endoscopic ablation system cleared in Japan. *Diagnostic Intervent Cardiol.* 2017. https://www.dicardiology.com/content/cardiofocus-laser-endoscopic-ablation-system-cleared-japan. Accessed August 6, 2018.

28. Wojtaszczyk A, Caluori G, Pesi M, Melajova K, Starek Z. Irreversible electroporation ablation for atrial fibrillation. *J Cardiovasc Electrophysiol.* 2018 Apr;29(4):643–651.

第 14 章

如何在无 X 线下进行心房颤动的冷冻消融

Hany Demo，MD；Oliver D'Silva，MD；Mansour Razminia，MD

介绍

有别于传统的点对点射频消融方法，冷冻消融提供了单次发放能量完成整个肺静脉隔离的方法。

传统的冷冻消融方法，需要使用 X 线透视指导完成，平均每例手术的透视时间为 20～60 分钟[1-3]。

三维标测系统和心腔内超声的普及，使得冷冻消融手术的术者，可以在无 X 线的情况下进行手术[4]。

术前准备

在作者的中心，术前 CT 和心脏 MRI 并不是常规检查。但经食管超声心动图必须完善，以除外左心房内血栓。术前无需中断华法林或新型口服抗凝药（direct oral anticoagulants，NOAC）的抗凝治疗。

手术操作

血管穿刺和右心房建模

在超声引导下使用改良的 Seldinger 技术穿刺股静脉。右股静脉置入 14-Fr 鞘管（Input PS，Medtronic，Minneapolis，MN），左股静脉置入 10-Fr 长鞘（Super

Arro-Flex introducer，Teleflex，Morrisville，NC）和 7-Fr 鞘管（Input PS，Medtronic）。经左侧股静脉的 10-Fr 长鞘送入 9-FrICE 导管（VierFlex，Abbott，Abbott Park，IL）到下腔静脉，送入过程中时刻保持导管的头端为无回声区（**图 14.1**），继续前送 ICE 导管至右心房，然后操作 ICE 导管将其送入右心室，评估基线的心包情况（**图 14.2**），并存储基线图像。

Ensite 系统是目前唯一的、在没有启用特定的消融 / 标测导管之前，即能够可视化诊断用电极导管，并应用其进行电解剖标测的三维标测系统。此外，除了三维标测系统，冷冻消融术中需要频繁使用 ICE，以可视化冷冻球囊导管，并指引其操作。在三维标测系统（Ensite Velocity，Abbott）的指引下，经左侧股静脉送入 6-Fr 10 极导管（Inquiry，Ten Ten Diagnostic Catheter，Abbott）至下腔静脉，送入过程中同步构建出下腔静脉的解剖模型，当 10 极导管的远端双极开始出现电位时，表明其已到达下腔静脉和右心房的交界处（**图 14.3**）。而后继续送入 10 极导管至右心房和上腔静脉，在 10 极电极远端电位消失的位置，标记为右心房和上腔静脉的交界（**图 14.4**），同时在三维系统上，构建出上腔静脉的解剖模型，回撤 10 极导管至右心房，在三维系统和 ICE 的指引下，构建右心房和冠状窦的三维模型。

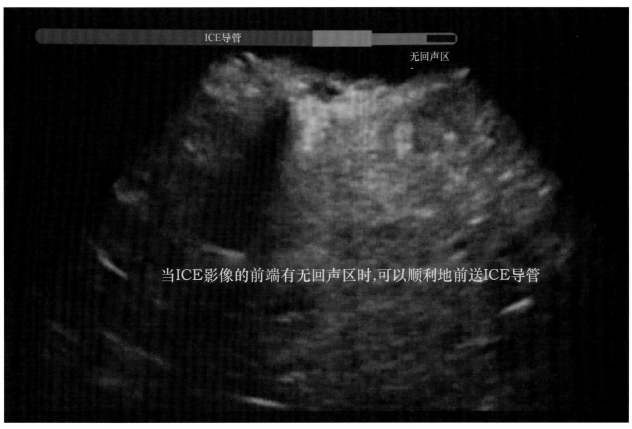

图 14.1　在送入 ICE 导管的过程中，必须保持其头端具有无回声区

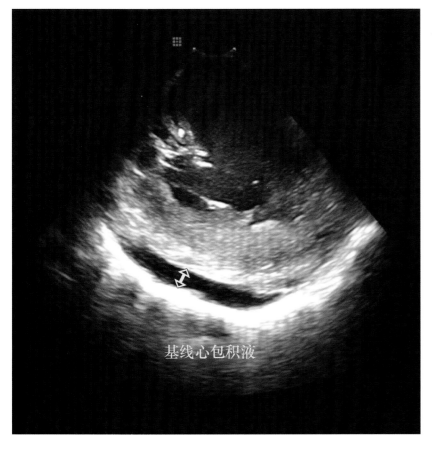

图 14.2　ICE 导管从右心室探查基线的心包情况，可见患者术前即存在一定量的心包积液

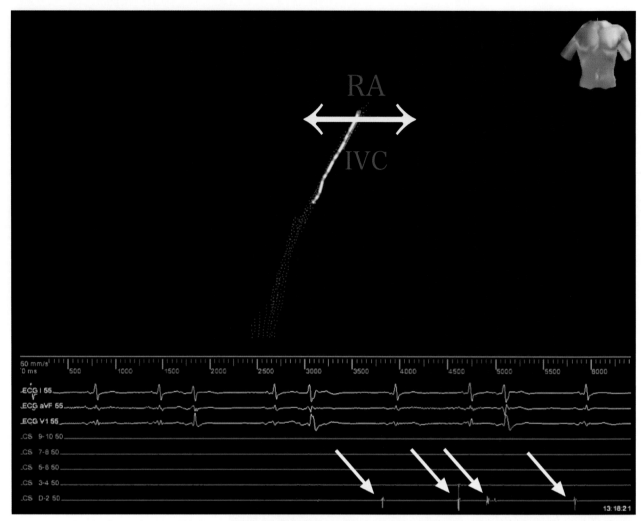

图 14.3　10 极电极的头端电极开始出现电位（**白色斜箭头**），表明其已到达下腔静脉和右心房的交界处。RA：右心房；IVC：下腔静脉

房间隔穿刺

　　房间隔穿刺前，给予按照体重计算的负荷量肝素。整个术中监测 ACT，并间断给予肝素，使 ACT 维持在 350 ～ 400 s。

　　从 home view 顺钟向旋转 ICE 导管，可显示房间隔和左心房，然后在将 ICE 导管打后弯的同时，轻微逆钟向旋转，即可显示出上腔静脉（**图 14.5**）。接下来，在 ICE 指引下，经右股静脉 14-Fr 鞘管送入长 180 cm、直径 0.032 英寸的 J 形导丝（J 形导丝，Medtronic）至上腔静脉；随后再经 14-Fr 鞘并沿 J 形导丝，将房间隔穿刺鞘（SL-0，Abbott）送入上腔静脉（**图 14.6**）；然后将导丝撤出体外，沿房间隔穿刺鞘送入射频穿刺针（NRG RF Transseptal needle，

Baylis Medical，Montreal，Canada）。射频穿刺针到位后，轻撤房间隔穿刺鞘，暴露出射频穿刺针钝形头端，然后在三维系统（**图 14.7**）和 ICE 的实时追踪下，整体回撤房间隔穿刺系统（穿刺鞘＋穿刺针）至右心房，直到 ICE 显示出房间隔的帐篷征（**图 14.8**）。同射频消融的房间隔穿刺（ICE 显示出左肺静脉时进行穿刺）不同，冷冻消融需要选择更靠前、靠下的位置进行穿刺。具体操作如下：当 ICE 看到左肺静脉时，轻微逆钟向旋转 ICE 导管，一旦显示出左心耳，固定 ICE 导管，然后调整房间隔穿刺针使其出现在该切面上，并在 ICE 直视下于房间隔的下部进行穿刺（**图 14.9**），最后结合血流动力学压力监测和 ICE 实时影像，确认穿刺针成功

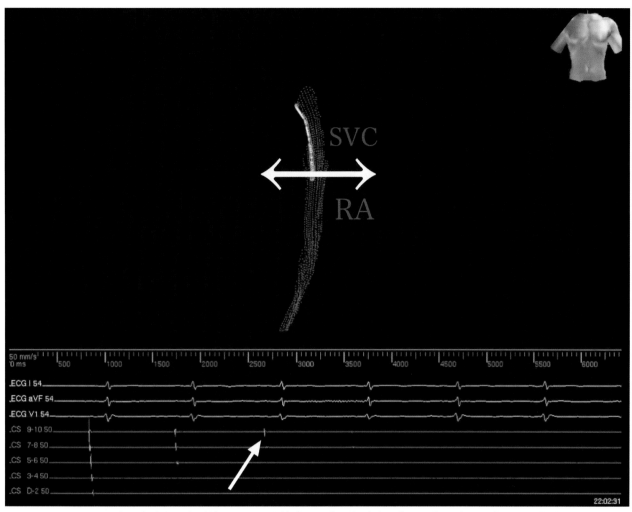

图 14.4　10 极电极远端电位消失，表明其已进入上腔静脉，电位刚好消失的位置，标记为右心房和上腔静脉交界处。RA：右心房；SVC：上腔静脉

进入左心房。

　　如果使用的是标准房间隔穿刺针，因其头端是尖锐的，不能像射频穿刺针那样将钝形头端露在穿刺鞘外面，也就无法使用三维系统来指引操作，这时术者将完全依靠 ICE 来追踪房间隔穿刺系统（穿刺鞘＋穿刺针），并指引其由上腔静脉回撤至卵圆窝，进而完成房间隔穿刺。

鞘管交换

　　冷冻消融前，在 ICE 指导下，经房间隔穿刺鞘将 J 形导丝送入左上肺静脉（**图 14.10**）；然后保留 J 形导丝，撤出 SL-0 房间隔穿刺鞘和 14-Fr 鞘管，交换为 15-Fr 可控弯鞘（FlexCath Advance，Medtronic）。接着，经 FlexCath 鞘送入 10.5-Fr、28 mm 的冷冻球囊（Arctic Front Advance，Medtronic）和一个 10 极环形标测电极（Achieve，Medtronic）到左心房；随后，经左侧股静脉的 7-Fr 鞘管，在三维标测系统指引下，送 6-Fr 10 极导管到上腔静脉，以便在进行右侧肺静脉冷冻消融时进行膈神经刺激。

技巧 1：如何解决鞘管经过房间隔困难的病例

　　对于撤出房间隔穿刺鞘，交换为 FlexCath 鞘管，经过房间隔困难的病例，我们推荐使用"推-拉技术"，具体操作如下：首先保留位于左上肺静脉的 J 形导丝，将通过房间隔困难的 FlexCath 鞘管轻轻回撤至右心房；接着，在三维标测系统指引下，将 10 极导管从上腔静脉回撤至右心房房间隔区域；然后，在 ICE 直视下，将 10 极导管沿 J 形导丝走行，从之前的房间隔穿刺处送入左心房（**图**

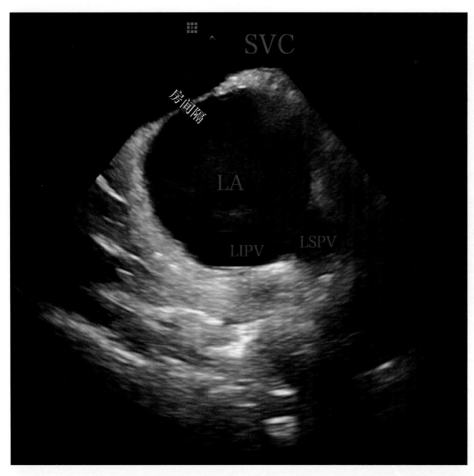

图 14.5 从 home view 顺钟向旋转 ICE 导管，可显示房间隔和左心房。然后在将 ICE 导管打后弯的同时，轻微逆钟向旋转，即可显示出上腔静脉。SVC：上腔静脉；LA：左心房；LSPV：左上肺静脉；LIPV：左下肺静脉

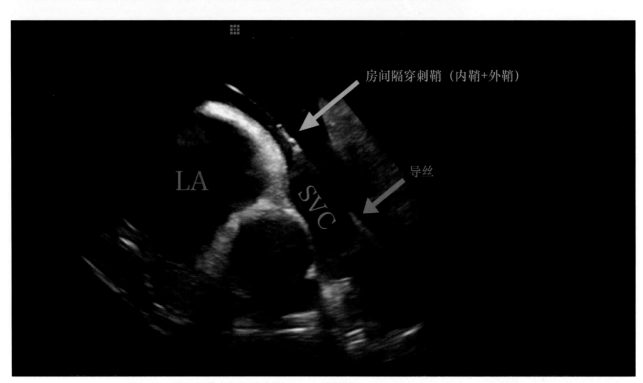

图 14.6 沿导丝将房间隔穿刺鞘送至上腔静脉。LA：左心房；SVC：上腔静脉

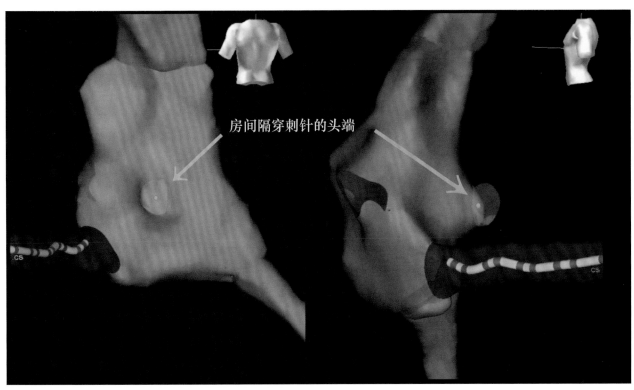

图 14.7　房间隔穿刺前，在三维标测系统上可看到射频房间隔穿刺针的钝形头端

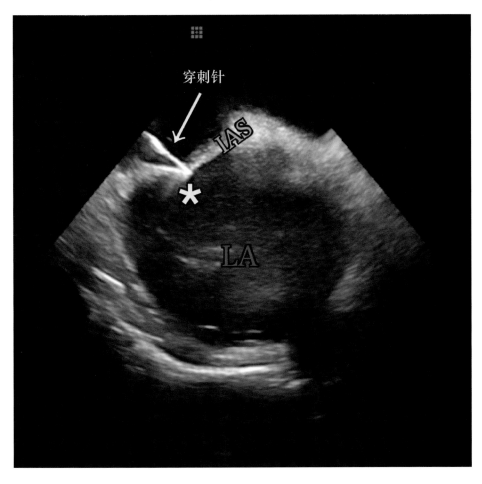

图 14.8　ICE 切面可见房间隔穿刺针（＊）顶在房间隔上形成的帐篷征。LA：左心房；IAS：房间隔

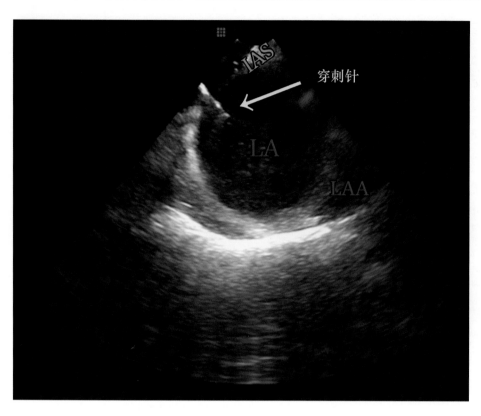

图 14.9 对于冷冻消融，常选择靠前靠下的位置进行穿刺，一旦 ICE 切面显示出左心耳，提示穿刺位置比较靠前。LA：左心房；LAA：左心耳；IAS：房间隔

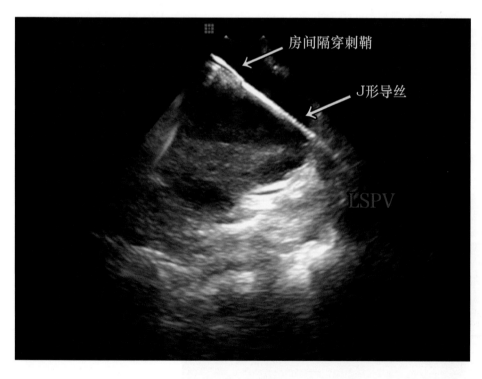

图 14.10 沿房间隔穿刺鞘将 J 形导丝送入左上肺静脉（LSPV）

14.11）；这时，再沿导丝前送 FlexCath 鞘管直至房间隔出现帐篷征，此时，在前推 FlexCath 鞘管的同时回撤 10 极导管，即可使 FlexCath 成功送入左心房（图 14.12）。

技巧 2：将 ICE 导管送入左心房以提高影像质量

为了更加清楚地观察肺静脉，可将 ICE 导管送入左心房。通常我们会经同一个房间隔穿刺点送入 ICE 导管，具体操作如下：完成房间隔穿刺和

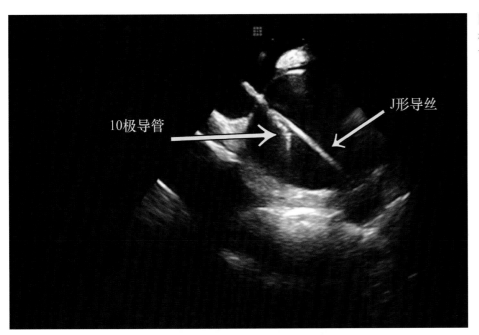

图 14.11　在 ICE 直视下，将 10 极导管沿 J 形导丝走行，从之前的房间隔穿刺处送入左心房

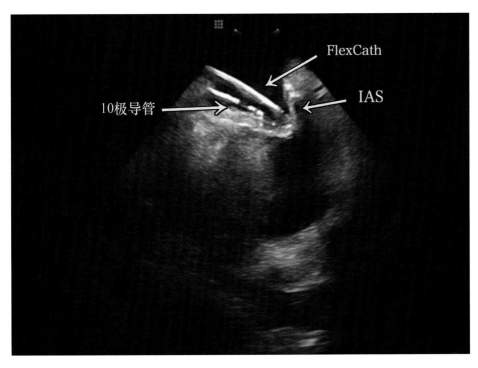

图 14.12　辅助 FlexCath 鞘管通过房间隔的推 - 拉技术。沿导丝前送 FlexCath 鞘管直至房间隔出现帐篷征，此时，在前推 FlexCath 鞘管的同时回撤 10 极导管，即可使 FlexCath 成功送入左心房。IAS：房间隔

鞘管交换后，将 J 形导丝保留在左上肺静脉，回撤 FlexCath 鞘至右心房，注意仍要保持 J 形导丝在左上肺静脉；这时，将 ICE 导管打前弯，可以看到 J 形导丝穿过房间隔的位置（**图 14.13**），然后，将 ICE 导管平行于 J 形导丝，从同一房间隔穿刺点送入左心房；接着，再将 FlexCath 鞘推送至左心房，撤出导丝和内鞘。一旦 ICE 进入左心房后，打后弯可见左侧肺静脉；打后弯的同时顺钟向旋转 ICE 导管，即可见右侧肺静脉。

冷冻球囊消融

肺静脉口部，可从 ICE 上看到，也可通过 Achieve 导管在 Ensite 系统上标记出来。在术者依次完成各个肺静脉的冷冻隔离后，也同时构建出了肺静脉和左心房的三维模型。

冷冻消融的具体操作过程：①先将 Achieve 导管送至左上肺静脉。②然后球囊充气，并将其

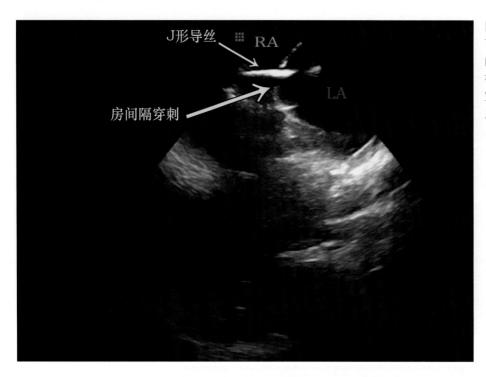

图 14.13 将 ICE 导管打前弯，可以看到 J 形导丝穿过房间隔的位置，然后，将 ICE 导管平行于 J 形导丝，从同一房间隔穿刺点送入左心房。LA：左心房；RA：右心房

推送至肺静脉前庭，冷冻前应用 ICE 确认球囊和 FlexCath 鞘的同轴性（**图 14.14**）。③通过监测肺毛细血管楔压的波形（**图 14.15**），和（或）ICE 彩色多普勒技术（肺静脉口部无彩色血流信号），来证实靶肺静脉完全被球囊封堵；使用 ICE 进行评估时，应通过轻度顺钟向和逆钟向旋转，从前至后对

靶肺静脉进行全面探查，结合彩色多普勒技术观察有无血流，有血流的话还可以明确是前侧漏还是后侧漏。④冷冻前，确保鞘管、球囊和肺静脉的同轴性。如果在 ICE 切面上，球囊和静脉看起来同轴，但却不能清晰看到鞘管，此时可轻轻顺钟向或逆钟向旋转 ICE 导管，找到清晰显示鞘管的切面，而后

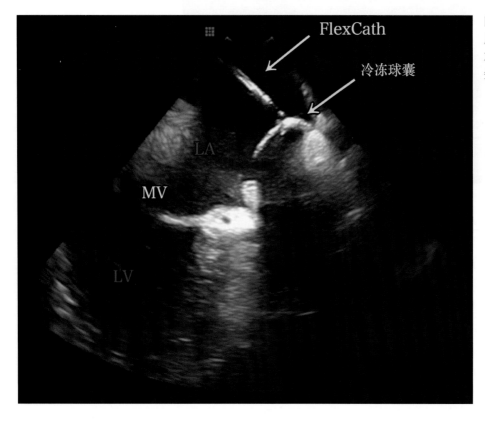

图 14.14 冷冻前经 ICE 确认房间隔穿刺鞘和球囊同轴。LV：左心室；LA：左心房；MV：二尖瓣

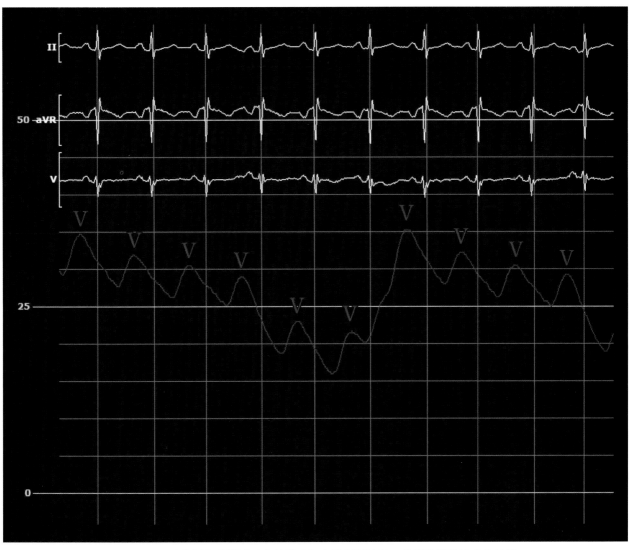

图 14.15　动态压力监测显示出的肺毛细血管楔压波形，提示肺静脉被完全封堵

按照和 ICE 导管操作相反的方向操作鞘管，即可达到同轴。比如，相对球囊和肺静脉，ICE 导管是通过轻微顺钟向旋转找到的鞘管，那么鞘管就应该轻微逆钟向旋转，以达到和球囊及肺静脉的同轴。⑤最后，为了保证消融过程中球囊位于肺静脉的前庭，ICE 应该能够看到球囊赤道的大部分，如同高尔夫球置于球座上一样[5]（**图 14.16**）。

然后开始进行冷冻消融，目标温度为 − 40℃至 − 50℃，每次冷冻持续 180 秒，目标为 60 秒内达到肺静脉电隔离[6]。通常，每个肺静脉我们冷冻 2 次。

为了将冷冻球囊从左侧肺静脉调整至右侧肺静脉，可将球囊放气，回撤至鞘内，保留 Achieve 导管在鞘外，该过程可在 ICE 直视下，并结合三维系统完成。如果 ICE 导管在左心房内，可将其顺钟向旋转，这样可观察到右下肺静脉长轴。如果 ICE 导管在右心房，为了获得同样的切面，可将 ICE 导管轻微回撤，打左弯同时顺钟向旋转。

将 FlexCath 鞘管打弯至最大，并顺钟向旋转 180°，这时，Achieve 导管接近右下肺静脉口或位于右下肺静脉内。上述操作可于 ICE 右下肺长轴切面，在清晰看到 Achieve 导管的情况下，指引其进入右下肺静脉内；另外也可结合 Ensite 系统上 Achieve 导管电位消失，三维解剖图上出现管状结构，来证实 Achieve 导管进入右下肺静脉。

行右侧肺静脉冷冻消融之前，高电压起搏上腔静脉内的 6 极导管，以此监测整个冷冻过程中的膈神经活动。膈肌夺获可通过复合运动动作电位（CMAP）[7-8]和手动感知右侧膈肌运动来实现。如果发现 CMAP 振幅降低，或右侧膈肌运动减弱，

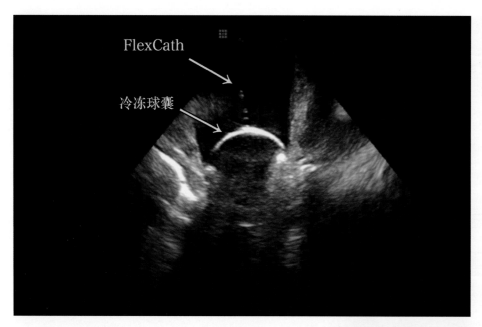

图 14.16 冷冻时应选择相对接近肺静脉前庭的位置，此时在 ICE 上可见球囊赤道的大部分，如同高尔夫球置于球座上一样，示例为右下肺静脉的隔离过程

应立即停止冷冻。

在每个肺静脉完成隔离之后，应用 Achieve 导管验证肺静脉的传入和传出阻滞。根据术者的个人经验，可在每个肺静脉隔离后，选择静脉应用腺苷，进一步确认肺静脉达到了持续的电隔离。

手术结束时，将冷冻球囊及鞘管从左心房回撤至右心房，静脉应用鱼精蛋白中和肝素，而后撤出全部导管。

优势和不足

和其他的无 X 线手术一样，无 X 线冷冻消融，避免了对患者、电生理医护人员的射线伤害。无需穿着沉重的铅衣，也避免了电生理医护人员的骨关节损伤。同时，怀孕的员工和麻醉师也能安全地参与到无 X 线冷冻消融工作中来。

另外，由于无 X 线冷冻消融技术，术中无需使用造影剂确认肺静脉封堵是否良好，完全避免了造影剂肾病和过敏反应的风险。

在无 X 线冷冻消融术中，需大量使用 ICE，这可以促成我们更好地理解解剖的变异，比如左肺共干、右侧中肺静脉和其他少见的肺静脉起源异常等（**图 14.17**）。比如**图 14.18** 所示患者，ICE 很快识别出了左侧三房心，并成功辅助完成了冷冻消融（图 14.18）。此外，熟练使用 ICE，还可以减少术

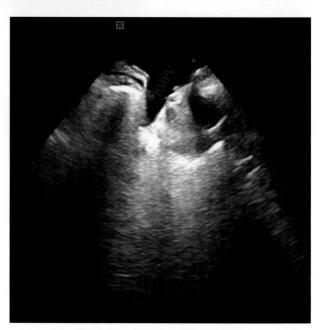

图 14.17 ICE 可见右侧中肺静脉

前为了识别解剖变异而进行的 CT 和心脏 MRI 等检查。

无 X 线冷冻球囊消融的潜在缺点，在于 ICE 导管和三维标测系统额外增加的手术费用，但是，目前在很多中心，冷冻消融过程中常规使用这些技术和工具。而且，无 X 线冷冻消融可省去术前常规进行的 CT 和 MRI 检查，同样也能节省一部分费用。此外，无 X 线冷冻消融的长期成本获益容易被忽视，比如可避免因骨关节损伤而导致医护人员的工作能力丧失。

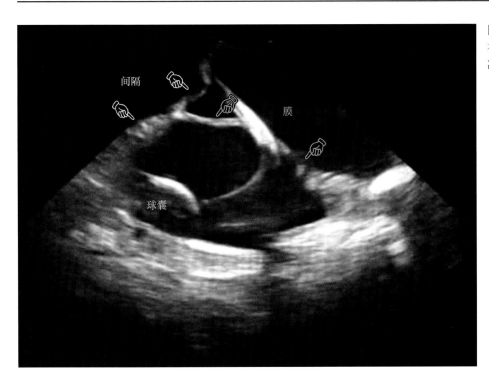

图 14.18　一例左侧三房心患者，在 ICE 指引下进行右下肺静脉冷冻消融

结论

导管消融过程中，患者和电生理医护人员的放射线暴露风险不容忽视，我们应尽可能减少不必要的射线暴露。在三维系统和 ICE 的辅助下，我们可以常规进行无 X 线冷冻消融。无 X 线冷冻消融和传统应用 X 线的冷冻消融相比，具有如下优势：易于识别解剖变异、避免使用造影剂、避免了患者和电生理医护人员的射线暴露，以及减少了电生理医护人员的骨关节损伤。

视频 14S　Mansour Razminia 教授逐步讲解本章手术操作（33 分 42 秒）

参考文献

1. Packer DL, Kowal RC, Wheelan KR, et al. Cryoballoon ablation of pulmonary veins for paroxysmal atrial fibrillation: First results of the North American Arctic Front (STOP AF) pivotal trial. *J Am Coll Cardiol.* 2013;61(16): 1713–1723.

2. Mugnai G, Chierchia G, de Asmundis C, et al. Comparison of pulmonary vein isolation using cryoballoon versus conventional radiofrequency for paroxysmal atrial fibrillation. *Am J Cardiol.* 2014;113(9):1509–1513.

3. Bohó A, Mišíková S, Spurný P, et al. Complications of circumferential pulmonary vein isolation using the cryoballoon technique: Incidence and predictors. *Int J Cardiol.* 2014;171(2):217–223.

4. Razminia M, Demo H, Arrieta-Garcia C, D'Silva OJ, Wang T, Kehoe R. Non-fluoroscopic ablation of atrial fibrillation using cryoballoon. *J Atr Fibrillation.* 2014;7(1):1093.

5. Su W, Kowal R, Kowalski M, et al. Best practice guide for cryoballoon ablation in atrial fibrillation: The compilation experience of more than 3000 procedures. *Heart Rhythm.* 12(7):1658–1666.

6. Aryana A, Kenigsberg DN, Kowalski M, et al. Verification of a novel atrial fibrillation cryoablation dosing algorithm guided by time-to-pulmonary vein isolation: Results from the Cryo-DOSING Study (Cryoballoon-ablation DOSING Based on the Assessment of Time-to-Effect and Pulmonary Vein Isolation Guidance). *Heart Rhythm.* 2017; 13(12):2306–2313.

7. Franceschi F, Dubuc M, Guerra PG, et al. Diaphragmatic electromyography during cryoballoon ablation: a novel concept in the prevention of phrenic nerve palsy. *Heart Rhythm.* 2011;8(6):885–891.

8. Lakhani M, Saiful F, Parikh V, Goyal N, Bekheit S, Kowalski M. Recordings of diaphragmatic electromyograms during cryoballoon ablation for atrial fibrillation accurately predict phrenic nerve injury. *Heart Rhythm.* 2014;11(3):369–374.

第四篇
室性心律失常的消融

第 15 章

如何在无 X 线下消融
起源于右心室和右心室流出道的室性心律失常

Christopher I. Jones，MD；Roderick Tung，MD

介绍

在非器质性心脏病患者中，右心室流出道（right ventricular out flow，RVOT）是特发性室性早搏（premature ventricular complexes，PVC）、室性心动过速（ventricular tachycardia，VT）最常见的起源部位[1-2]。大多数 RVOT 室性心律失常为单磷酸腺苷介导的晚后除极所致，表现为局灶起源，腺苷敏感，这一点与器质性 VT 不同，后者为瘢痕相关的折返机制所致[6]。高负荷（> 20%/24 h）的 PVC 可引发心肌病，以及 PVC 可触发多形性 VT，近年来对上述疾病的认识，扩展了右心室室性心律失常导管消融的适应证[3-5]。

X 线可以显示出心脏的轮廓，并据此推断不同的心腔位置，此外 X 线可以直视导管在心腔内的移动情况，因此室性心律失常的导管消融，常规是在 X 线引导下完成的。但使用 X 线完成手术，对术者来说存在脊柱损害、易疲劳，以及放射线损害等潜在的健康风险，为减少上述 X 线的不良影响，在过去10 年里，整合 ICE（intracardiac echocardiography，ICE）和三维电解剖标测（electroanatomic mapping，EAM）的最小化、甚或零 X 线技术已经渐趋成熟。对于标测技术来说，尽管基于电压的基质标测是器质性室性心动过速消融的主要策略，但对于右心室和 RVOT 起源的特发性室性心律失常来说，基于三维标测系统的激动标测和起搏标测更为重要。

本章将重点介绍我们中心经下腔静脉途径，完成无 X 线 RVOT 室性心律失常导管消融的方法。

相关解剖和心电图定位

RVOT 是连接右心室和肺动脉的管状结构，其向前、向左盘绕在 LVOT 和主动脉根部周围，肺动脉瓣的位置高于主动脉瓣。RVOT 的上缘是肺动脉瓣，下缘是右心室流入道和三尖瓣环上部，该区域有希氏束和近端右束支（图 15.1）。RVOT 的外侧是游离壁面，内侧是间隔面。RVOT 间隔面包括隔缘肉柱发出之后与 LVOT 前上毗邻的大部分基底部室间隔。RVOT 间隔面的靠后区域是特发性室性心律失常的好发部位，与其直接毗邻的是后方的右冠窦（RCC，图 15.2）。左右冠窦的结合部与肺动脉瓣毗邻，左主干动脉的左上方毗邻的是肺动脉瓣上的肺动脉窦。

RVOT 起源的室性心律失常典型心电图表现为左束支传导阻滞＋电轴朝下，胸前导联移行在 V_3

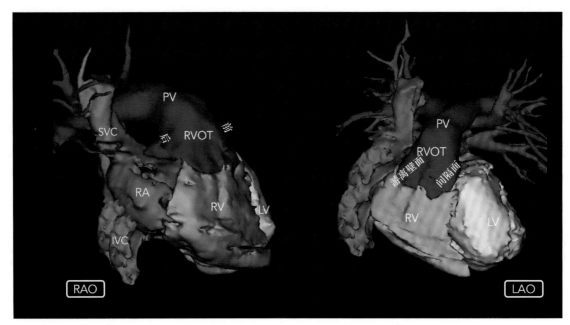

图 15.1 根据 CT 扫描三维重建的右心室流出道（RVOT）。右心室显示为**蓝色**；RVOT 显示为**紫红色**。右前斜位显示 RVOT 的前后部分；左前斜位显示 RVOT 的游离壁和间隔面。RVOT 朝上、朝左走行连接肺动脉瓣。RA：右心房，SVC：上腔静脉，IVC：下腔静脉；PV：肺静脉；RV：右心室；LV：左心室

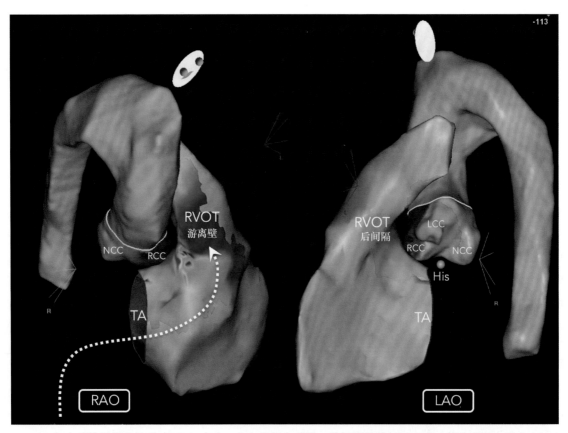

图 15.2 RVOT 与主动脉根部的关系。RVOT 向左、向上盘绕主动脉。将标测导管呈反 S 型（**箭头所示**）送入 RVOT，激动标测提示心律失常的最早激动点位于 RVOT 的后间隔，这可能是由与其毗邻的右冠窦起源的心律失常所致。右前斜位可见右冠窦与 RVOT 的后间隔直接毗邻。希氏束（His）位于右冠窦（RCC）和无冠窦（NCC）的交界处。LCC：左冠窦；TV：三尖瓣

导联之后[7]，如果移行导联在 V_4 之后，提示起源更靠前，可能起源于游离壁。当室性心律失常起源靠前时，表现为电轴右偏，Ⅰ 导联的 QRS 波呈低平或 QS 型，反之起源靠后时，Ⅰ 导联呈 R 波。另外，室性心律失常起源于间隔面时，下壁导联表现为窄的单向 R 波；起源于游离壁面时，下壁导联的 R 波相对较宽，且有切迹[8]。

室性心律失常可起源于 RVOT 延伸入肺动脉内的肌袖，类似于由左心房插入肺静脉的肌袖，心电图常表现为 Ⅰ 导联负向，且下壁导联振幅更高[9-10]。当室性心律失常起源于 RVOT 靠上部位时，标测肺动脉瓣上的肺动脉窦是必不可少的，有时局部会标测到由插入到肺动脉的肌袖形成的提前电位。ICE 有助于肺动脉平面的识别。另外，把标测导管送入肺动脉，将导管打弯呈倒 U 字形，可以更好地标测肺动脉窦[11]。

右心室的调制束和乳头肌也是特发性室性心律失常的好发部位，且调制束起源的 PVC 可触发多形性 VT 或心室颤动。调制束起自右心室间隔面的隔带，走行至右心室前乳头肌，调制束内包含右束支传导系统。隔侧乳头肌是三组乳头肌中最不明显的，起源自隔带后脚末端。隔侧乳头肌起源的室性心律失常心电图特点是：左束支传导阻滞＋电轴朝下，胸前导联移行早。后乳头肌常常分为两部分，附着在右心室下壁。前、后乳头肌起源的室性心律失常心电图特点是：电轴朝上，胸前导联移行在 V_4 导联之后[12]。调制束起源的室性心律失常心电图特点类似于前乳头肌[13]。

最后，右心室室性心律失常的少见部位还包括：三尖瓣环、右心室游离壁、右心室心尖部[14]。消融三尖瓣环起源的 PVC 常需要可控弯鞘，以便消融导管打大弯到达三尖瓣的心室侧，来优化导管的贴靠和稳定性。当标测三尖瓣环靠上部分时，导管和鞘管呈反 S 弯可能会有帮助。

术前准备

术前应至少停用 3 个半衰期的抗心律失常药物，进入电生理导管室时，患者应处于非镇静、空腹状态。患者应首先在清醒状态下连接心电图、

EAM 系统的贴片。基于阻抗变化定位的 EAM 系统（Ensite，Abbott，AbbottPark，IL）可以全程追踪显示所有从股静脉送入心腔的诊断用导管，再由头端带有磁感应装置的导管，利用磁、阻抗双重定位技术来构建目标心腔的结构。

尽管全麻和镇静会抑制自发和程序诱发的室性心律失常，但我们应力求在患者的舒适性与麻醉剂抑制心律失常之间找到平衡。

在镇静、麻醉之前，应首先留取患者自发的 PVC 作为模版，如果无自发的室性心律失常出现，一般我们先以低剂量（2 μg/min）的异丙肾上腺素静脉输入，再以高剂量（10 ～ 20 μg/min）诱发，随后用辅助钙和去氧肾上腺素 / 肾上腺素洗脱。当考虑局灶机制的室性心律失常时，一般尽可能避免全身麻醉。

当术前临床资料（如 epsilon 波、QRS 波碎裂、$V_1 \sim V_3$ 导联 T 波倒置、右心室功能不全）提示致心律失常性右心室心肌病可能时，应完善相关影像学资料。心脏 MRI 可以识别节段运动异常或通过区域钆延迟增强来帮助识别病变心肌。心电图定位起源于游离壁或三尖瓣环侧壁，且下壁导联 QRS 波存在切迹时，更常见于致心律失常性右心室心肌病患者。

手术操作方法

穿刺双侧股静脉，沿静脉入路送入冠状窦电极导管（作为心腔内参照）、ICE 导管、EAM 导管。保持 ICE 显示屏 1 ～ 3 点钟方向为无回声区的情况下，无 X 线下送入 ICE 导管，送入导管的过程中，如果术者感觉到阻力，应回撤导管并调整方向。

ICE 导管进入右心房后，从房间隔切面朝右、朝后打弯，即可显示出右心房-上腔静脉结合部。从 8.5-Fr 股静脉鞘送入长 180 cm 的 0.032 英寸 J 形钢丝，在 ICE 指引下送入右心房-上腔静脉结合部，然后沿钢丝送入 Agilis 可控弯鞘或 SR0/SL0 固定弯鞘，长鞘可以为标测 RVOT 的导管提供更好的支撑力。如果使用基于磁场定位的 EAM 系统，如 CARTO（Biosense Webster，Irvine，CA）或 Rhythmia（Boston Scientific，Marlborough，MA），除非先用消融导管构建目标心腔的电解剖模型，否则不能显

示诊断用电极导管。因此，使用此类系统时，应在构建目标心腔电解剖模型之前，结合其解剖特点，预先选择合适的消融导管（是否需要压力显示、盐水灌注、导管弯型的大小）。

送入标测导管直至出现心房电位时，提示导管越过下腔静脉-右心房结合部，进入心房。然后回撤导管直至心房电位消失，提示导管进入下腔静脉，在该区域构建完整的下腔静脉-右心房结合部解剖模型。然后，将标测导管继续逐渐前送，直至心房电位消失，提示进入上腔静脉，在此区域构建右心房-上腔静脉结合部解剖模型。需强调的是，由下腔静脉送导管入上腔静脉时，应使导管保持一个朝后的角度，这样可以避免导管进入右心耳（导管进入右心耳可能导致穿孔）。接着，再应用标测导管构建右心房解剖模型，首先朝着三尖瓣环方向前向打弯，直至出现 1∶1 的房室电图构建三尖瓣环解剖模型；然后，顺钟向旋转的同时松开导管的弯度，可记录到希氏束电位，在三维解剖模型上标记出希氏束。ICE 的 home view 切面可以清楚地显示右心室流入道与希氏束（位于无冠窦-右冠窦交界处）之间的关系（**图 15.3**）。

冠状窦电极导管的放置可以在 EAM 系统导引下完成，操作导管的具体步骤如下：右前斜位（朝下朝后）、左前斜位（朝左）；也可以在 ICE 的导引下送入冠状窦电极导管，具体步骤如下：首先将冠状窦电极导管放置在三维模型上的希氏束标记

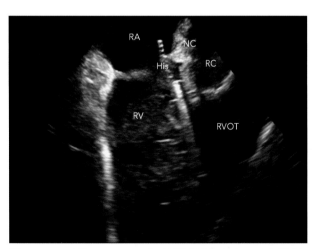

图 15.3 ICE 的 home view 切面可显示右心房、三尖瓣环，以及放置在希氏束（无冠窦-右冠窦交界处）的电极导管。该切面可以很好地显示出右心室和 RVOT，可用来导引导管的放置

点，然后向下朝三尖瓣环六点钟方向打弯、顺钟向旋转冠状窦电极导管，同时同步操作 ICE 导管（打前弯、顺钟向旋转），可以显示出管状结构的冠状窦口，在 ICE 引导下顺钟向旋转、松弯送入冠状窦电极导管，直至记录到典型的冠状窦电位（近场房波和远场室波）。继续旋转 ICE 导管，可以显示在左心房下面沿房室沟走行的冠状窦电极导管。

进行右心室、RVOT 标测时，可结合 EAM 系统的右前斜位、左前斜位提供的电解剖信息，以及 ICE 的实时解剖信息。首先，将长鞘朝下打弯，再沿长鞘送标测导管跨过三尖瓣进入右心室。标测导管进入右心室后，可在 ICE 的实时观察下结合 EAM 系统，构建右心室电解剖模型。构建右心室模型时，应注意避免导管操作不当所致的希氏束和右束支机械损伤，尤其是对于已经存在左束支传导阻滞的患者，更应谨慎操作，必要时可放置一右心室 4 极电极导管备用起搏。笔者建议，为减少心肌穿孔的风险，尽量减少在右心室心尖部、RVOT 前上游离壁区域的标测时间，除非考虑心律失常起源于这些区域。此外，笔者建议采用压力感应导管，实时监测贴靠压力，可有助于减少心肌穿孔的风险。

标测或消融导管朝下打弯进入右心室后，顺钟向旋转，使其朝上指向 RVOT 方向，即可将导管送入 RVOT（**图 15.4**）。如果使用的是双向可调弯导管，进入右心室后，可反向打弯导管，使其呈反 S 形指向 RVOT，进而逐渐送入导管。标测导管进入 RVOT 后，继续向上送入导管直至导管头端的右心室电位消失，提示导管到达肺动脉瓣，可在 EAM 界面通过标记几个右心室电位消失的点，构建出肺动脉瓣环平面。然后结合右前斜位的解剖信息，将导管朝后打弯构建 RVOT 的后侧，进而逐渐松弯，构建 RVOT 的前侧。当前向送入导管构建 RVOT 的前侧时（右前斜位的最上部分，RVOT 最薄的区域），应谨慎操作导管。使用压力感应导管，同时将压力警告设置为大于 20 g，可减少或避免 RVOT 前上区域的心肌穿孔。

当 RVOT 前、后部分构建完成后，再进行 RVOT 间隔面（左侧）和游离壁面（右侧）的标测。将呈反 S 形的导管逆钟向旋转，朝左指向间隔面；反之，顺钟向旋转则朝右指向游离壁面。在完

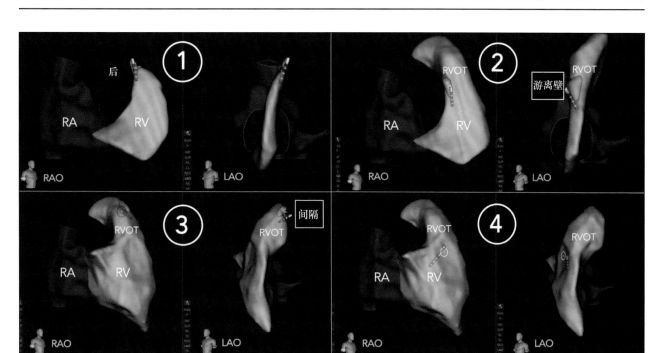

图 15.4　应用基于电、磁的 EAM 系统（Rhythmia，Boston Scientific）进行 RVOT 三维解剖重建的过程。**第 1 步**：结合右前斜位（RAO）、左前斜位（LAO）开始构建右心室、RVOT 解剖模型。右前斜位，导管朝后打弯送入右心室流出道，并构建 RVOT 的后侧部分，将导管朝后打弯送入可避免指向 RVOT 的前壁，减少心肌穿孔的风险。左前斜位，可见导管朝左、朝上已送入 RVOT。**第 2 步**：顺钟向旋转导管构建 RVOT 的游离壁。**第 3 步**：逆钟向旋转导管构建 RVOT 的间隔面。**第 4 步**：无需 X 线已经完成整个 RVOT 解剖模型的构建，可以结合激动标测技术、起搏标测技术进行心律失常的标测。RA：右心房；RV：右心室

成整个右心室、RVOT 的三维解剖重建后，如果室性心律失常的负荷足够，我们将进行激动标测确认心律失常的起源；如果室性心律失常少，我们可进行起搏标测来确认靶点；如果无自发室性心律失常出现，可尝试静脉应用异丙肾上腺素诱发心律失常。

当对乳头肌、调制束等腔内结构进行标测时，ICE 发挥着至关重要的作用。因其可明确导管与上述解剖结构的贴靠，并可指引标测导管对乳头肌、调制束的不同侧面进行详细完整的标测。整合了 EAM 和 ICE 信息的 CARTOSOUND（Biosense Webster），可通过 ICE 构建右心室的三维解剖模型，有助于导引标测导管到达目标区域，此外，由于乳头肌、调制束难以稳定贴靠，导管消融时如何造成有效损伤有一定的困难，ICE 可以实时显示放电消融时组织回声的变化，来评估消融的有效性。需要注意的是，由于右心室前乳头肌和调制束常常连接在一起，很难将两者完全区别开。除 ICE 实时观察外，导管在目标区域标测到浦肯野电位也可作为导管贴靠乳头肌、调制束的间接征象。

激动标测和消融

RVOT 室性心律失常的激动标测是通过比较不同区域的局部双极电图领先体表 QRS 波的程度，来定位室性心律失常的最早起源点。窦性心律下完成右心室、RVOT 的三维模型构建后，即可应用无 X 线技术在现有模型上进行室性心律失常的激动标测。但应注意，位于同一解剖位置的导管，PVC 同窦性心律相比，导管位于三维解剖模型上的位置可能偏差 2 ～ 4 mm，因此应单独构建 PVC 激动标测的三维电解剖模型。当通过激动标测确认了 PVC 的最早激动区域时，应在局部进行更为详细的高密度标测，进一步缩小最早激动区域的范围，聚焦靶点。好的靶点表现为激动由解剖范围极小的中心逐渐向外扩的特点。如果最早的激动点解剖范围宽泛，需穿刺动脉，标测邻近的解剖位置（如右冠窦、LVOT）。理想靶点的局部双极电图表现为高频、波折陡峭，常领先体表 QRS 波 10 ～ 45 ms；而局部单极点图表现为起始锐利的 QS 型，提示激动由导管的头端向周边扩布。对于 RVOT 起源 PVC 的消融靶点来说，局部可以见到领先 QRS 波 30 ms

的电位，但很少见到复杂碎裂电位和舒张中期电位，后两者常见于瘢痕相关的折返性 VT[1]。

如果无法通过激动标测来定位最早的激动点，则可应用起搏标测技术确立室性心律失常的起源点，即起搏的 QRS 波同自发室性心律失常的 QRS 波的形态类似。为提高起搏标测诊断的特异性，起搏的电压应为最低的夺获电压。现在 EAM 系统自带的起搏标测评分系统，可以根据起搏 QRS 波同心律失常 QRS 波的相似程度进行打分，一般评分大于 90% 提示起搏点接近心律失常的起源点，可以量化相似程度、缩短起搏标测的时间。尽管有了起搏标测自动评分系统，但是仍需操作人员进行确认。此外，起搏标测可根据起搏评分系统，划分不同的区域，比如起搏 QRS 波同自发心律失常 QRS 波相似程度高（90%）的区域，可转换为类似激动标测的时间－90，起搏相似程度较低（80%）的区域，转换为－80，依次类推，转换完的起搏标测图可显示为类似激动标测的图像：由位于中央的最早点向周边扩布。

我们常规使用冷盐水灌注导管消融 RVOT 的心律失常，这样可以最大程度降低温度对功率输出的限制。最佳的消融靶点特征：双极电位最早＋远端电极单极电位呈 QS 型，起始锐利。由于单极电位呈 QS 型的区域面积（直径 1 cm 以上）大于双极电位最早点的区域，因此如果仅符合单极电位呈 QS 型这一个标准，对于室性心律失常消融靶点诊断的特异性较差[10]。

消融参数设置为：功率 30 ～ 40 W，冷盐水灌注导管走水速度 13 ～ 30 ml（cc），温度上限为 42℃。理想的消融效果，是术者第一次放电消融即打中心律失常的起源点，VT、PVC 消失，如果首次放电消融无效的话，首次消融所致组织水肿可能会限制以后的消融损伤。消融时间设置为 60 秒，一般在 20 秒以内出现心律失常的减少或消失，除非考虑心肌内起源的心律失常。一些病例，30 ～ 40 秒才出现心律失常的减少或消失，这种情况我们常常一次消融至 120 秒，然后在该靶点的上、下、左、右进行巩固消融，以减少复发的概率。在放电消融时，术者应关注导管的位置、贴靠的压力、阻抗的变化、实际输出的功率等信息，以确保整个消融过程安全、有效。快速的阻抗下降大于 15 Ω 被证实

与 steam pops 的发生相关。

完成消融后，我们常规重复术前成功诱发室性心律失常的诱发方案，消融的终点为：无论是否应用异丙肾上腺素，均无自发或可诱发的室性心律失常。有些时候，一些消融靶点电位低可能无法进行程序刺激，虽然这常见于消融瘢痕相关室性心律失常时。成功消融后，应至少观察 30 分钟[8-9]。

在手术结束时，在 EAM 系统导引下，将消融导管撤入长鞘内，然后再结合 EAM 系统和 ICE，将打直的 Agilis 鞘管和消融导管一起撤出体外。最后将 ICE 导管回到 home view 切面，打弯送入右心室顺钟向旋转，检查有无心包积液。

结论

虽然 X 线指导下的导管消融此前一直是标准操作流程，但如果术者熟悉局部解剖结构，并结合 EAM 系统、ICE 提供的心电解剖信息、导管的实时位置，临床实践中可以安全地完成右心室、RVOT 室性心律失常的无 X 线导管消融[15]。此外，对于起源于心腔内结构（如乳头肌、调制束）心律失常的消融，ICE 和压力感应导管的组合，可以更安全、更高效地完成此类心律失常的标测和消融。

视频 15S　Mansour Razminia 教授逐步讲解本章手术操作（6 分 28 秒）

参考文献

1. Lerman BB, Stein KM, Markowitz SM. Idiopathic right ventricular outflow tract tachycardia: A clinical approach. *Pacing Clin Electrophysiol.* 1996;19:2120–137.
2. Lerman BB, Stein KM, Markowitz SM, Mittal S, Slotwiner DJ. Right ventricular outflow tract tachycardia: an update. *Card Electrophysiol Rev.* 2002;6:668–671.
3. Yarlagadda RK, Iwai S, Stein KM, et al. Reversal of cardiomyopathy in patients with repetitive monomorphic ventricular ectopy originating from the right ventricular outflow tract. *Circulation.* 2005;112:1092–1097.
4. Haïssaguerre M, Extramiana F, Hocini M, et al. Mapping and ablation of ventricular fibrillation associated with

long-QT and Brugada syndromes. *Circulation.* 2003;108: 925–928.

5. Haïssaguerre M, Shah DC, Jaïs P, et al. Role of Purkinje conducting system in triggering of idiopathic ventricular fibrillation. *Lancet.* 2002;359:677–678.

6. Asirvatham SJ. Correlative anatomy for the invasive electrophysiologist: Outflow tract and supravalvar arrhythmia. J *Cardiovasc Electrophysiol.* 2009;20:955–968.

7. Movsowitz C, Schwartzman D, Callans DJ, et al. Idiopathic right ventricular outflow tract tachycardia: Narrowing the anatomic location for successful ablation. *Am Heart J.* 1996;131:930–936.

8. Dixit S, Gerstenfeld EP, Callans DJ, Marchlinski FE. Electrocardiographic patterns of superior right ventricular outflow tract tachycardias: Distinguishing septal and freewall sites of origin. *J Cardiovasc Electrophysiol.* 2003;14:1–7.

9. Ebrille E, Chandra VM, Syed F, et al. Distinguishing ventricular arrhythmia originating from the right coronary cusp, peripulmonic valve area, and the right ventricular outflow tract: Utility of lead I. *J Cardiovasc Electrophysiol.* 2014;25:404–410.

10. Iwai S, Cantillon DJ, Kim RJ, et al. Right and left ven-tricular outflow tract tachycardias: Evidence for a common electrophysiologic mechanism. *J Cardiovasc Electrophysiol.* 2006;17:1052–1058.

11. Liao Z, Zhan X, Wu S, et al. Idiopathic ventricular arrhythmias originating from the pulmonary sinus cusp: Prevalence, electrocardiographic/electrophysiological characteristics, and catheter ablation. *J Am Coll Cardiol.* 2015;66:2633–2644.

12. Crawford T, Mueller G, Good E, et al. Ventricular arrhythmias originating from papillary muscles in the right ventricle. *Heart Rhythm.* 2010;7:725–730.

13. Sadek MM, Benhayon D, Sureddi R, et al. Idiopathic ventricular arrhythmias originating from the moderator band: Electrocardiographic characteristics and treatment by catheter ablation. *Heart Rhythm.* 2015;12:67–75.

14. Van Herendael H, Garcia F, Lin D, et al. Idiopathic right ventricular arrhythmias not arising from the outflow tract: Prevalence, electrocardiographic characteristics, and outcome of catheter ablation. *Heart Rhythm.* 2011;8:511–518.

15. Sadek MM, Ramirez FD, Nery PB, et al. Completely nonfluoroscopic catheter ablation of left atrial arrhythmias and ventricular tachycardia. *J Cardiovasc Electrophysiol.* 2019;30(1):78–88.

第 16 章

如何在无 X 线下消融
起源于冠状动脉窦的室性心律失常

José Mauricio Sánchez，MD

背景

特发性 PVC、VT 的导管消融日益增多[1]。LVOT 起源的室性心律失常发生率也高于此前的预期[2]。此外，标测起源于流出道的室性心律失常时，常常需要同时标测右、左两侧流出道。目前主动脉根部的冠状动脉窦被认为是 LVOT 室性心律失常的好发部位，对于有症状的、合并左心室功能不全的，或 PVC 负荷重所致左心室功能不全风险高的患者，可安全地在冠状动脉窦进行消融治疗[3]。为了减少术者、患者的 X 线暴露，遵循下面我们介绍的无 X 线操作流程，此类起源于冠状动脉窦的室性心律失常患者，同样可以在无 X 线下完成精准的标测，以及安全、有效的消融治疗。

技术

准备和血管入路

冠状动脉窦和 LVOT 起源心律失常的标测和消融，主要依赖于对 LVOT 可能作为室性心律失常起源点的认识。虽然此处不讨论如何确定何时需要标测 LVOT，但当 PVC 的形态提示起源于左心室顶部时，对于 LVOT、冠状窦的远端都应进行详细标测。

在穿刺动脉之前，我们将首先穿刺静脉，应用 EAM 系统构建右心房的解剖模型，并经静脉入路分别送入 4 极希氏束电极导管、10 极冠状窦电极导管、4 极右心室电极导管。然后，应用改良的 Seldinger 技术穿刺右侧或左侧股动脉，置入 8-Fr 血管鞘，沿鞘管结合 EAM 系统送入 3.5 mm 的冷盐水灌注消融导管。Ensite 三维标测系统（Abbott，Abbott Park，IL）可以全程显示导管的移动，即从导管出鞘直至送入主动脉的过程，均可在三维系统上显示出来。CARTO3（Biosense Webster，Irvine，CA）三维标测系统只有当导管送入腹部靠近磁场定位装置时，才可以显示导管的位置。无论应用上述哪种标测系统，送入导管时都应格外小心。一旦前送导管有阻力，应立即停止并重新调整导管方向。大多数情况下，导管可经主动脉逆行途径很顺利地送入主动脉。少数患者因动、静脉迂曲，需应用长鞘辅助通过迂曲的血管。此外，应用压力感应导管可以提高无 X 线下送入导管的安全性。

相控阵技术的 ICE 可在股静脉、髂静脉、下腔静脉多个位置实时观察经动脉系统送入的消融导管（▶视频 16.1）。前送消融导管的同时，同步前送 ICE 导管，可以持续观察导管实时移动的解剖位置

（▶视频 **16.2**、**16.3**）。一旦消融导管到达主动脉弓，术者应朝患者右肩方向打弯消融导管，以使其逆行进入升主动脉。这时，将 ICE 导管置于上腔静脉，切面朝向升主动脉方向，可以实时观察朝向主动脉瓣移动的消融导管（▶视频 **16.4**）。消融导管到位后，将 ICE 导管撤回至 home view 切面的右心房内（**图 16.1**），home view 切面可以显示右心房、右心室、主动脉瓣、升主动脉。在进行下一步操作之前，应清晰地显示出这些结构，以使术者对相关解剖有所了解。

视频 **16.1**　ICE 实时观察和导引消融导管经股动脉、髂动脉逆向送入主动脉（3 秒）

视频 **16.2**　经静脉送入 ICE 导管，与经动脉送入的消融导管保持同步，以实时观察消融导管的位置（3 秒）

视频 **16.3**　经静脉送入 ICE 导管，与经动脉送入的消融导管保持同步，以实时观察消融导管的位置（3 秒）

视频 **16.4**　将位于上腔静脉的 ICE 导管朝向升主动脉，可以实时观察消融导管从主动脉弓进入主动脉根部的过程（3 秒）

标测

应结合局部的电位特征和空间信息，详细构建 LVOT 和主动脉瓣的三维电解剖模型，所有的冠状动脉窦均应进行标测。无冠窦为三个窦中最靠后的一个，并且因其位于房间隔上，局部可记录到心房电位。右冠窦位于无冠窦的前方，在右冠窦操作时，应格外谨慎，在右冠窦或右冠窦的下方，可标记到希氏束电位。ICE 导管从右心房的 home view 切面，可以从长轴来观察主动脉和冠状动脉窦。在该切面，无冠窦位于屏幕上方，逆钟向旋转或朝右打弯 ICE 导管，可显示无冠窦和右冠窦（▶视频 **16.5**），右冠状动脉也可在该切面显示出来（**图 16.2**）。左冠窦位于右冠窦的左侧，顺钟向旋转 ICE 导管将显示出左冠窦（**图 16.3** 和 ▶视频 **16.6**），在该切面常常可以显示出左主干

视频 **16.5**　逆钟向旋转或朝右打弯 ICE 导管，可显示无冠窦和右冠窦（2 秒）

图 16.1　ICE home view 切面可显示右心房、右心室和主动脉根部

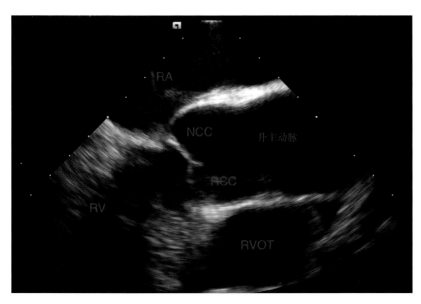

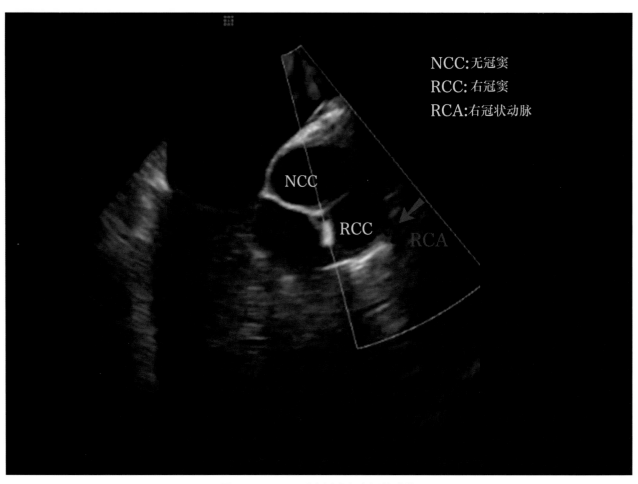

NCC:无冠窦
RCC:右冠窦
RCA:右冠状动脉

图 16.2 ICE 显示右冠窦和右冠状动脉

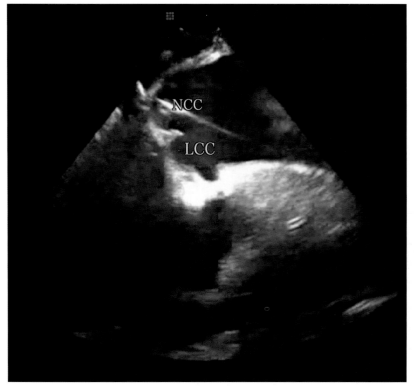

图 16.3 ICE 显示左冠窦（LCC）。NCC：无冠窦

视频 16.6 左冠窦位于右冠窦的左侧。顺钟向旋转 ICE 导管可显示左冠窦（3 秒）

动脉（**图 16.4**）。由于在冠状窦内操作导管时，越向上移动就越靠近冠状动脉，损伤冠状动脉的风险就越高，因此保持导管朝下，即朝向冠状动脉窦及

其交界处是非常重要的。此外，ICE 导管可通过彩色多普勒技术，确定冠状脉的开口，从而避免损伤这些结构（**图 16.5** 和 ▶ **视频 16.7**）。ICE 导管还

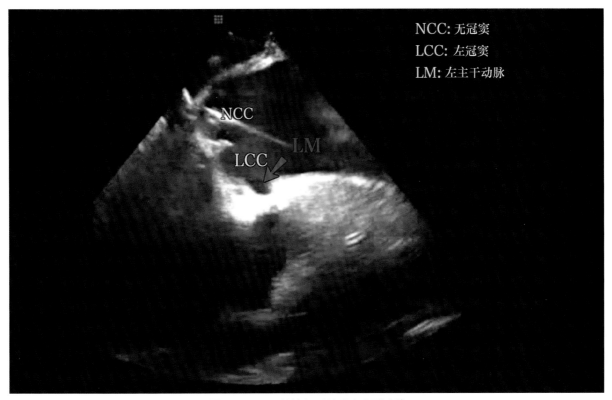

图 16.4　ICE 长轴切面显示左主干动脉

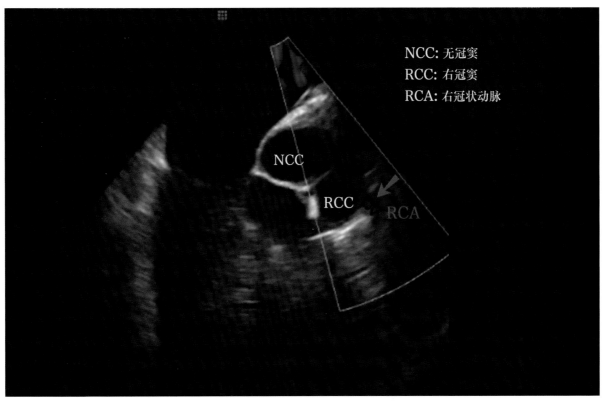

图 16.5　结合 ICE 的彩色多普勒技术可显示冠状动脉血流，明确冠状动脉开口

视频 16.7 可应用 ICE 的彩色多普勒技术确定冠状动脉的开口，以避免损伤这些结构（3 秒）

可以打弯进入右心室，顺钟向旋转从短轴切面观察主动脉根部（图 16.6）。该切面也可以观察到左主干动脉（图 16.7），并可结合彩色多普勒技术明确左主干动脉的开口（图 16.8）。必要时，还可以通过未闭的卵圆孔，或房间隔穿刺，将 ICE 导管送入左心房，从左心房来观察主动脉根部。如果冠状动

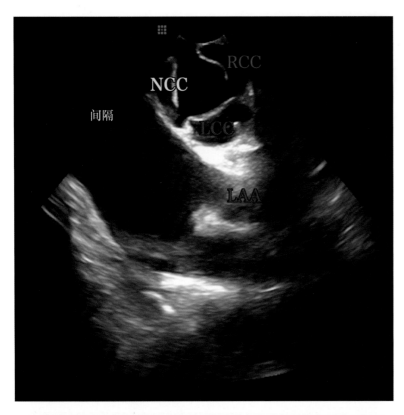

图 16.6 ICE 从右心室获得主动脉根部的短轴切面。NCC：无冠窦；LCC：左冠窦；RCC：右冠窦

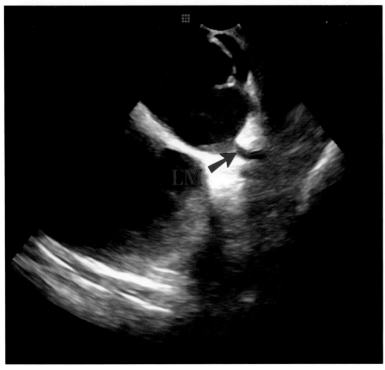

图 16.7 ICE 短轴切面显示左主干动脉（LM）和左冠窦

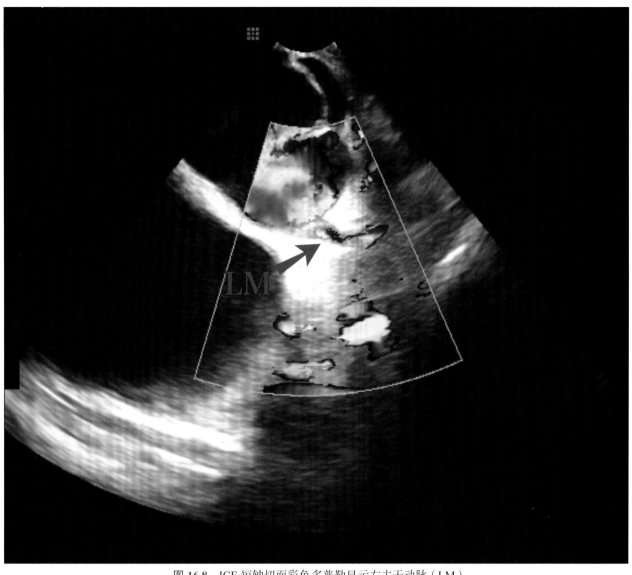

图 16.8　ICE 短轴切面彩色多普勒显示左主干动脉（LM）

脉显示不清楚或心律失常的最早激动点位于冠状动脉窦的靠上位置，常需要冠状动脉造影确保消融的安全性。当然 ICE 的影像大多数情况下非常清楚，不需要冠状动脉造影，仅在 ICE 影像不佳的时候，才可能需要。

挑战

　　血管迂曲目前仍然是无 X 线消融的最常见挑战，提醒术者应始终保持耐心和谦逊的心态，尤其是处于无 X 线消融的学习曲线过程中。如果在学习过程中偶尔需要使用 X 线透视检查，这并不意味着失败，应将其视作学习的机会。无论是 ICE 导管，还是消融导管，使用长鞘可大大降低血管迂

曲所造成的困难。另外，应注重培养自己对前送导管阻力的反应敏感性，导管操作轻柔且对阻力反应灵敏，有助于减少无 X 线导管操作的相关并发症。一旦将电极导管置入心腔内时，可结合 ICE 的实时超声影像和 EAM 系统的电解剖影像，两种影像系统互为补充，有助于安全地完成无 X 线导管消融手术。但对术者来说，需要熟练掌握两种影像系统，同时利用其来确认导管的位置，并指引导管到达相应目标位置。

结论

　　无 X 线下完成冠状动脉窦室性心律失常的消融是安全、有效的。清晰实时的 ICE 影像和术者对

视频 16S　Mansour Razminia 教授逐步讲解本章手术操作
（5 分 29 秒）

相应解剖结构的熟悉是手术成功的关键，此外术中耐心操作导管、结合 ICE 和 EAM 系统的影像同样有助于手术的成功。

参考文献

1. Morady F, Kadish AH, DiCarlo L, et al. Long-term results of catheter ablation of idiopathic right ventricular tachycardia. *Circulation*.1990;82:2093–2099.
2. Coggins DL, Lee RJ, Sweeney J, et al. Radiofrequency catheter ablation as a cure for idiopathic tachycardia of both left and right ventricular origin. *J Am Coll Cardiol*. 1994;23:1333–1341.
3. Pedersen CT, Kay GN, Kalman J, et al. EHRA/HRS/APHRS expert consensus on ventricular arrhythmias. *Heart Rhythm*. 2014;11:e166–e196.

第 17 章

如何在无 X 线下消融
起源于左心室流出道的室性心律失常

Nicholas J. Costa，MD；Jim W. Cheung，MD

介绍

左心室流出道（left ventricular outflow，LVOT）及其周围组织是特发性 VT 和瘢痕相关 VT 的主要起源部位之一，约占所有 VT 的三分之一和左心室特发 VT 的 70%[1]。导管消融现已成为 LVOT 室性心律失常的主要治疗手段，成功可达 90% 以上。经典的手术方法是利用 X 线引导导管的操作，进而完成心律失常的标测和消融，这样使得患者和医生均暴露于 X 线下。相关研究结果提示，一台典型的 VT 导管消融手术平均需要 X 线的曝光时间为 36 分钟，放射线剂量为 14 000 cGy/cm²，暴露该剂量放射线的患者，预估终身癌症风险为 0.28%[2]。另外，手术相关人员需要穿戴铅制防护设备来降低 X 线的暴露，而这些防护设备将增加脊柱的压力，从而造成对医务工作者脊柱的损伤。研究结果表明，50% 从事放射医学的心脏病专家和放射科专家存在背痛不适，对于普通美国大众来说，慢性背痛的发生率仅为 28%[3]。

在现代电生理导管室中，日益增多的新工具使得导管消融手术可以在无 X 线下完成。起初，这些无 X 线技术主要用于右心系统的导管消融手术，但是目前，应用无 X 线技术完成左心系统的导管消融手术（如肺静脉隔离术和左心室室性心律失常的消融术），也变得越来越普遍。更为重要的是，拥有良好的理念是成功完成近乎零 X 线导管消融手术的关键。在本章，作者将对 LVOT 室性心律失常进行简要的回顾，并对如何实现零 X 线或最小化 X 线完成此类心律失常的标测和消融技术，进行详细的阐述和讨论。

LVOT 的解剖

LVOT 是一个复杂的结构，熟悉其解剖特点，对于室性心律失常的标测和消融具有重要的意义。LVOT 位于心脏的中央，其上方的边界是主动脉瓣。主动脉瓣分为左冠瓣、右冠瓣、无冠瓣，左冠瓣位于最上方，右冠瓣位置偏前偏下，无冠瓣位于最下方。每个瓣叶呈半月形，三个瓣叶在主动脉根部呈三角形相互连接。左心室口部由主动脉根部、二尖瓣环周围的纤维组织延展而成，被称为主动脉-室膜[4]。同右心室流出道不同，LVOT 由心肌和纤维组织共同构成[5]。LVOT 的前间隔区域由心肌和室间隔膜部构成[1]，后边界由主动脉与二尖瓣连接部位（aortomitral continuity，AMC）的纤维

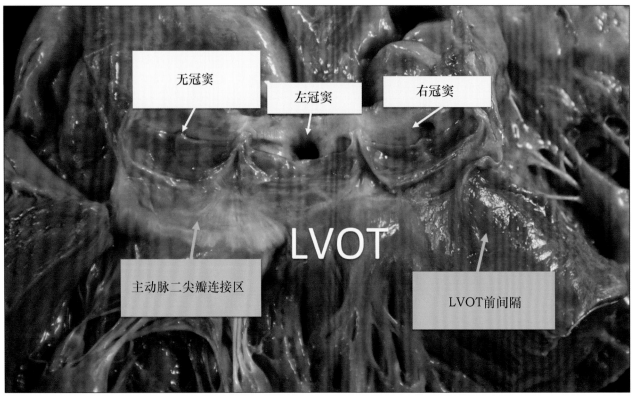

图 17.1 LVOT 解剖。从主动脉根部的无冠窦和右冠窦之间切开显示的 LVOT 大体解剖。由纤维组织构成的 AMC 连接左冠窦和无冠窦，作为 LVOT 的后边界；LVOT 的前间隔面由较厚的心肌构成。LVOT：左心室流出道

组织构成，AMC 通过小部分心肌与左侧纤维三角相连。LVOT 的侧面由心肌构成，该区域为左心室的上边界，被称为左心室顶部。左心室顶部的前界为左前降支动脉，侧界是左回旋支动脉，被心大静脉分为上下两个区域：①下区：通过心外膜途径易于到达、消融；②上区：靠近左前降支动脉和左回旋支动脉的近端，且被心外膜的脂肪层覆盖，难以到达和消融。

LVOT 起源的心律失常

LVOT 不同区域的解剖特点，决定了其不同的室性心律失常发生率。左冠窦、右冠窦，以及左、右冠窦之间是主动脉根部室性心律失常的常见起源部位[4]；再者，AMC 区域是一些特发性和瘢痕相关 VT 的起源点[7]，约占 LVOT 口部心律失常的 8%～11%[4,6]。目前认为，由纤维组织构成的 AMC 与其连接的心肌组织之间存在少量的肌袖，被认为是室性心律失常发生的解剖基础和起源点[8]。此外，左心室顶部是左心室心外膜室性心律失常最

常见的起源部位。由于左心室顶部特殊的解剖特点：消融导管不易到位、邻近冠状动脉近端消融风险高，使得左心室顶部成为导管消融治疗的特殊挑战之一。我们可以尝试不同的手术入路以提高此区域导管消融手术的成功率，比如心内膜面消融、冠状静脉及其分支内消融，或者穿刺心包、外科开胸到达左心室顶部的心外膜面消融[9]。对于左心室流出道起源的室性心律失常，详细地标测目标区域及周边解剖结构，并标记出冠状动脉的开口、走行是安全地完成最小化 X 线导管消融的关键。最佳的消融策略是消融室性心律失常的最早起源点，但由于 LVOT 解剖的特殊性——消融导管不易到位、邻近冠状动脉近端，有时需要消融邻近、对应起源点的解剖位置，如左冠窦、左心室心内膜面，或右心室流出道的间隔面[9]。总体来说，LVOT 起源的室性心律失常，特发性居多，小部分为主动脉根部周边瘢痕组织相关的折返性心律失常[10]。尽管后者并没有明显的器质性心脏病，但心内电生理检查刺激时，可诱发出多种不同形态的单形性 VT，这一点同心肌梗死后的器质性 VT 类似，提示此类患

者同样存在广泛的、异常的维持 VT 折返的基质。因此，此类 VT 患者导管消融治疗的预后，一般差于特发性 VT 患者。

零 X 线 LVOT 解剖建模

　　零 X 线完成任何心律失常的标测和导管消融，其关键是应用合适的影像替代技术，精准构建目标区域的解剖结构。我们认为，ICE 结合三维电解剖标测系统，是目前无 X 线导管消融的基石。ICE 可以用来指导房间隔穿刺、追踪显示导管的位置、监测手术相关并发症，另外，应用 CARTOSOUND 模块（Biosense Webster，Irvine，CA）可将 ICE 影像与三维标测系统的解剖建模功能进行整合。本章作者使用的是 8-Fr 相控阵技术的 ICE 导管（SOUNDSTAR，Biosense Webster）。对于 LVOT 室性心律失常的无 X 线标测和消融，一些 ICE 切面非常重要。首先，应识别每一个冠状动脉窦，并且将其解剖信息与三维电解剖系统整合（**图 17.2A**）。具体 ICE 操作步骤：从 home view 切面，前向打弯并前送 ICE 导管入右心室，然后顺钟向旋转 ICE

导管，直至显示出主动脉和肺动脉瓣。此时，轻微后撤、旋转 ICE 导管，可显示主动脉瓣的短轴切面。在该切面，轻微调整 ICE 导管，可显示左主干冠状动脉的开口和左前降支动脉的近段（**图 17.2 B 和 C**）。继续顺钟向旋转 ICE 导管，可显示主动脉根部的长轴切面和右冠状动脉的开口。从主动脉瓣切面轻微逆钟向旋转 ICE 导管，可显示 LVOT 的前侧和 AMC（**图 17.2 D**）。通过上述的 ICE 切面，LVOT 的所有相关结构，包括肺动脉瓣、右心室流出道均可以清楚显示，并可以应用 CARTSOUD 将其整合、标记在三维电解剖标测图上（**图 17.2 E**）。

　　一旦完成基于 ICE 的 LVOT 解剖建模，就可以将标测导管送入目标区域，必要时可在现有 ICE 建模基础上添加其他相关解剖结构。送入标测导管之前，应结合实际病例的具体情况，选取合适的手术入路到达 LVOT。常用的入路有以下 4 种：①穿刺股动脉，经主动脉逆行途径；②穿刺股静脉、房间隔，经房间隔前向途径；③经冠状静脉入路的心外膜途径；④剑突下穿刺心包的心外膜途径。只要我们术前制订出详细的手术计划、术中选择适当的手术工具，大多数手术均可以通过上述四种手术入

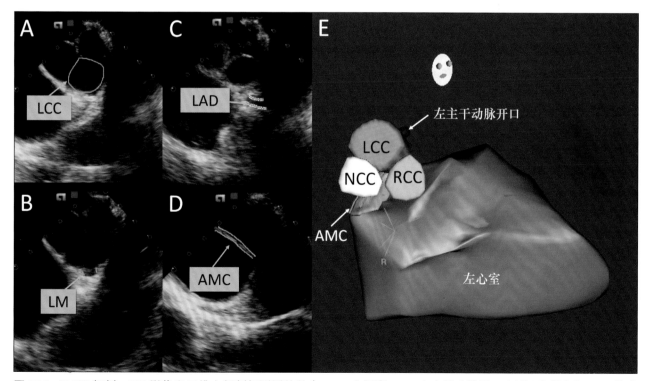

图 17.2　LVOT 解剖：ICE 影像和三维电解剖标测图的整合。**A**：左冠窦；**B**：左主干动脉开口（标记为**紫色**）；**C**：前降支动脉近段；**D**：主动脉-二尖瓣连接部（标记为**橙色**）；**E**：基于 ICE 导管产生的解剖信息被整合在三维电解剖标测图上。AMC：主动脉-二尖瓣连接部；LAD：左前降支动脉；LCC：左冠窦；LM：左主干动脉；NCC：无冠窦；RCC：右冠窦

路，在少 X 线或无 X 线下完成。

经主动脉逆行途径

穿刺股动脉，将标测导管经主动脉瓣逆行送入，是最常用的直接进入 LVOT 的方法。我们常规在血管超声引导下穿刺外周动脉和静脉，以降低穿刺相关并发症的风险[11]，同时可以通过超声明确穿刺导丝的位置，减少 X 线的使用。股动脉穿刺成功后，我们常规沿导引钢丝送入长鞘，以减少导管操作相关主动脉斑块脱落所致栓塞的风险。在送入导引钢丝、长鞘的过程中，可应用 ICE 通过不同的切面观察主动脉根部和升主动脉，并且可以明确导引钢丝的位置（**图 17.3 A 和 B**）。当标测导管沿长鞘送入升主动脉和主动脉根部，且导管的头端露出长鞘时，可以结合三维电解剖标测系统追踪并显示导管的实时位置。此外，如术前有心脏的 CT 扫描影像，可通过将 ICE 主动脉根部切面的冠状动脉窦作为参照，将 CT 主动脉根部影像和三维电解剖标测图整合起来（**图 17.3 C**）。当标测消融导管跨

过主动脉瓣进入左心室时，可用 ICE 勾勒出冠状动脉窦作为主动脉瓣平面的标记。显示出主动脉瓣平面的位置，可以帮助减少导管在 LVOT 进行后撤操作时，不必要地脱入主动脉。消融导管的反复不必要的跨主动脉瓣操作，将增加主动脉瓣损伤以及主动脉瓣碎屑栓塞的风险。

逆行主动脉途径的优点：①导管操作相对直接、简单，大多数 LVOT 区域均可轻松到达；②同穿刺房间隔途径相比，逆行主动脉途径在左心室基底部前间隔区域，贴靠的压力克数优于前者[12]。但应注意，一些病例同时需要经逆行主动脉和房间隔穿刺两个途径进行标测，以获得整个 LVOT 区域的标测结果[13]。我们常规使用压力导管进行 LVOT 的标测和消融，以利于获得稳定、有效的导管贴靠，进而在消融时形成一个好的、有足够深度的损伤灶，这一点对于从心内膜面消融左心室顶部的室性心律失常尤为重要，因为此时需要消融形成的损伤灶足够深。

当然，逆行主动脉途径也有其不足之处：①主动脉瓣的正下方区域，有时经逆行途径不能到达[1]；

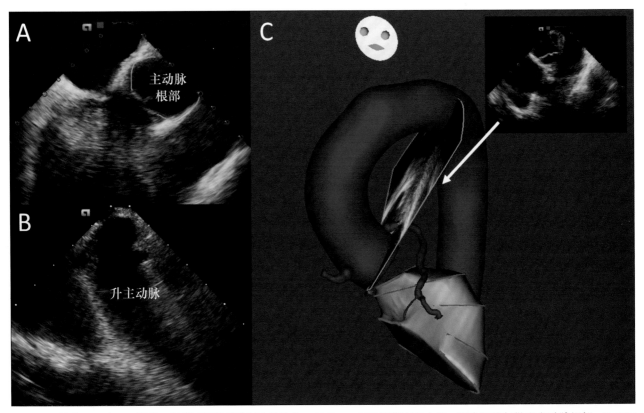

图 17.3　整合 ICE 和 CT 影像，以利于导管经逆行途径进入 LVOT。**A.** ICE 导管在右心房，图中**绿线**勾勒出主动脉根部；**B.** ICE 导管在右心室，图中显示的为升主动脉长轴切面，可见右冠状动脉的开口；**C.** 通过将 ICE 主动脉根部切面的冠状动脉窦作为参照，将 CT 主动脉根部影像和三维电解剖标测图整合起来（**左前斜头位**）

②股动脉穿刺存在血肿、假性动脉瘤、动静脉瘘管形成的风险；③主动脉内操作导管可能发生主动脉斑块或血栓脱落所致栓塞风险。一些小规模的研究结果显示，左心室 VT 导管消融术后，经 MRI 检查证实 58% 的患者存在无症状的脑栓塞[14]，研究中这些出现脑栓塞的患者，手术均经逆行途径完成。上述逆行主动脉途径的风险，与是否使用 X 线完成手术无关。我们在手术操作时，应注意上述并发症，尽可能减少其发生。

穿刺房间隔前向途径

穿刺房间隔前向途径，可以完成绝大多数 LVOT 心律失常的标测和消融，尤其是对于 LVOT 前壁起源的心律失常，因其可使导管在该区域获得良好、稳定的贴靠[12]。再者，对于经主动脉逆行途径难以到达的主动脉瓣正下方区域，可经房间隔穿刺前向途径，采用 Ouyang 等描述的"反 S 弯"导管操作技术，进行标测和消融[1]。为了更好地到达 LVOT 区域，我们中心常规在 ICE 的房间隔切面显示左心耳时，即房间隔的前下区域进行房间隔穿刺，在 ICE 的辅助下，可以安全、准确地完成上述操作。另外，房间隔穿刺前向途径无动脉穿刺

及动脉内操作等相关并发症。如果能熟练完成 ICE 引导下的房间隔穿刺，前向途径特别适合无 X 线下完成 LVOT 的标测和消融。基于上述原因，穿刺房间隔前向途径是我们中心标测、消融 LVOT 心律失常的首选入路。**图 17.4** 是一例无 X 线、ICE 引导下经房间隔穿刺前向途径，成功完成 LVOT PVC 消融的病例。

经冠状静脉到达 LVOT

对于左心室顶部起源的心律失常，常常需要在冠状静脉系统（如心大静脉和前室间隔静脉）进行标测和消融。结合局部电图和三维电解剖标测系统的信息，可以在无 X 线下将电极导管送入冠状窦：将具有导航功能的电极导管送入右心房，打弯进入右心室，然后后撤、顺钟向旋转导管，直至导管进入冠状窦。如果再加上 ICE 的引导，上述过程将更加简单：从 home view 切面轻微顺钟向旋转 ICE 导管，可显示冠状窦口，在三维解剖图上标记出冠状窦口，操作电极导管直接朝着该标记方向放置电极导管即可。多数情况下，一旦电极导管进入冠状窦，前送导管即可到达心大静脉和前室间隔静脉的交界处。但有时电极导管同冠状窦走行不同轴，前

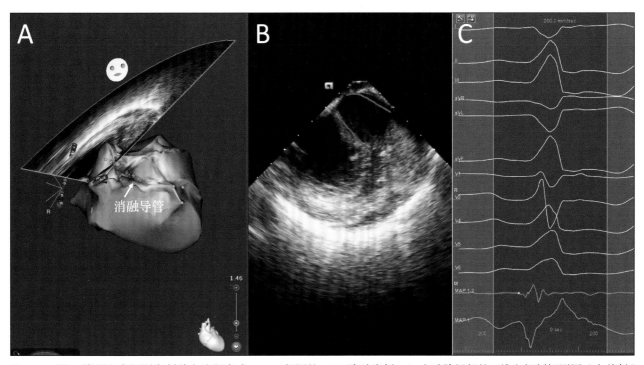

图 17.4 无 X 线下经房间隔穿刺前向途径完成 LVOT 起源的 PVC 消融病例。**A.** 主动脉根部的三维电解剖标测图（右前斜）上可见希氏束导管；图中显示了 ICE 切面同三维解剖图之间的关系。**B.** 同 A 图对应的主动脉根部的 ICE 影像

送导管将非常困难，这时应密切注意导管的位置、贴靠的压力，以避免发生冠状静脉穿孔、冠状静脉撕裂所致夹层的风险。前送导管困难时，行冠状静脉造影明确冠状静脉的走行和解剖可能会有所帮助[9]。

对于左心室顶部起源的心律失常，有时为了明确最佳的消融靶点，需要进入冠状静脉系统远端的细小交通支进行标测[15]。一项研究报道，在冠状静脉造影的引导下，利用 2-Fr 的标测导管对左心室顶部区域的细小交通支进行标测，以寻找出最早的室性心律失常激动点，然后以 2-Fr 导管的位置（最早激动点）为解剖参照，在消融导管能够到达的邻近组织进行消融，成功率可达 71%。上述操作需要 X 线，目前尚没有无 X 线完成上述操作的报道。使用 Ensite NavX（Abbott，Abbott Park，IL）三维电解剖标测系统，结合 Vision Wire（Biotronic GmbH，Berlin，German）可以更容易地进入冠状静脉系统的细小分支完成标测。Vision Wire 直径 0.0014 英寸，导丝远端 15 mm 和近端 30 mm 裸露，其余部分均有绝缘涂层，因此可以通过鳄鱼夹连接导丝近端，记录到位于冠状静脉分支的导丝远端局部单极电图。该技术此前用于心脏再同步化术中，用来寻找最晚的左心室激动点，以此指导左心室电极导线的放置。但该技术是否有助于无 X 线完成左心室顶部起源的心律失常的标测和消融，仍需进一步证实[16-17]。

经穿刺心包途径到达 LVOT

一些左心室顶部起源的心律失常，因解剖所限，经心内膜面和冠状静脉系统均无法完成标测、消融，可能需要穿刺心包经心外膜途径完成手术。1996 年，Sosa 等率先报道了经心外膜途径完成的 VT 标测、消融手术[18]。截至目前，尚缺乏零 X 线完成此类手术的数据。尽管超声引导下的心包积液穿刺引流具有很高的成功率和极少的并发症[19]，但对于没有心包积液的患者，超声下缺乏液性暗区的导引，使得该操作完成困难。因此，目前常规的心包穿刺仍需在 X 线下完成，X 线可指引穿刺针由前入路或后入路进入心包。目前一种具有实时压力监测的心包穿刺针正在接受评估[20]，它的使用有望减少心包穿刺的并发症和 X 线的剂量，但该技术是否能够在无 X 线下安全地完成干性心包穿刺仍需进一步的数据证实。虽然，完成心包穿刺后，可以在无 X 线下完成心外膜标测，但在消融之前应完成冠状动脉造影，明确冠状动脉同消融靶点的关系，以降低医源性冠状动脉损伤的风险。完成冠状动脉造影之后，可将冠状动脉的解剖信息与三维电解剖标测系统进行整合，如 CARTOUNIVU（Biosense Webster），以减少消融过程中 X 线的使用。

磁导航系统和零射线

根据我们中心的经验，磁导航系统可以更容易地完成零射线下心律失常的标测和消融手术，尤其是 LVOT 起源的心律失常。使用 Stereotaxis Niobe ES 磁导航系统（StereotaXis，St. Louis，MO），经房间隔穿刺前向途径，导管进入 LVOT 的操作更为简单。此前，我们介绍的需要"反 S 弯"导管操作技术才能到达的主动脉瓣下区域，因磁导航系统的导管具有良好的顺应性，可在 0.08 ～ 0.1 T 强度的磁场下顺利到达上述位置。导管进入左心室后，首先通过向下的向量使导管朝着心尖方向移动，随后向量朝上使导管朝向 LVOT 的间隔面移动，同时轻微后撤导管，即可使导管到达主动脉瓣下的位置（**图 17.5**）。尽管磁导航系统的导管缺乏压力贴靠的信息，但是磁导航系统进行标测时，发生心脏穿孔的概率是零。磁导航系统可大大减少 X 线的使用，现已被证实可安全地用于多种心律失常的导管消融，如心房颤动、右心室流出道和乳头肌室性心律失常[21-23]，以及其他部位起源的室性心律失常[24]。磁导航导管良好的顺应性，也可以用于冠状静脉系统，对于心大静脉远端和前室间隔静脉交界处起源的心律失常同样有帮助[25]。

注意事项

大多数情况下，LVOT 起源室性心律失常的标测和消融，均可以在无 X 线下顺利完成，但一些特殊的病例，仍需要 X 线来确保导管消融的安全性。适当使用 X 线有时是必要的，比如 X 线可以

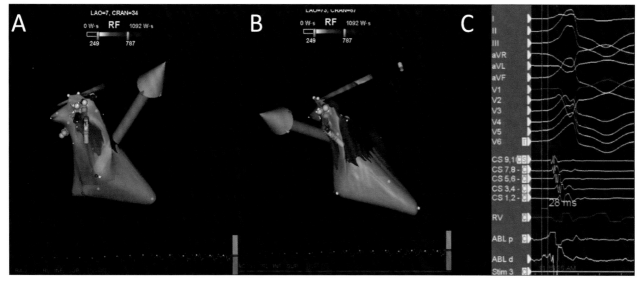

图 17.5　磁导航系统标测和消融 LVOT PVC。电解剖标测显示 PVC 的起源点位于左冠瓣和右冠瓣连接处的下方。**A** 和 **B.** 磁导航系统引导消融导管到达靶点的过程。**C.** 体表心电图和腔内电图显示，PVC 时消融导管局部的电图领先体表 QRS 波 28 ms。CS：冠状窦；RV：右心室；ABLp：消融导管近端；ABLd：消融导管远端

显示导引钢丝前送是否顺利，植入心律装置时 X 线可以指导电极导线安全到位，以及心包穿刺和心包内导引钢丝的放置均需要 X 线的辅助。基于以上原因，我们中心的手术室，仍配备 X 线设备，保留在所有手术中应用 X 线的可能性，必要时可结合无射线（如 ICE 等）技术。当需要使用 X 线时，可通过选择适当的帧数、合适的体位，以最大程度降低 X 线的剂量。

结语

　　LVOT 起源的室性心律失常，可以通过导管消融治愈。在大多数情况下，该手术可在零射线下完成，这样就可以避免患者和医护人员的放射线暴露，也就不再需要笨重的个人防护装备。使用恰当的工具（如三维电解剖标测系统和 ICE），结合正确的理念［尽可能低剂量原则（ALARA）］，可以帮助我们安全、有效地完成 LVOT 室性心律失常的标测和消融。

参考文献

1. Ouyang F, Mathew S, Wu S, et al. Ventricular arrhythmias arising from the left ventricular outflow tract below the aortic sinus cusps: Mapping and catheter ablation via trans-septal approach and electrocardiographic characteristics. *Circulation: Arrhythm Electrophysiol.* 2014;7:445–455.

2. Casella M, Dello Russo A, Russo E, et al. X-ray exposure in cardiac electrophysiology: A retrospective analysis in 8150 patients over 7 years of activity in a modern, large-volume laboratory. *J Am Heart Assoc.* 2018;7:e008233.

3. Klein LW, Miller DL, Balter S, et al. Occupational health hazards in the interventional laboratory: Time for a safer environment. *Radiology.* 2009;250:538–544.

4. Yamada T, Litovsky SH, Kay GN. The left ventricular ostium: An anatomic concept relevant to idiopathic ventricular arrhythmias. *Circulation: Arrhythm Electrophysiol.* 2008;1:396–404.

5. Heeger C-H, Hayashi K, Kuck K-H, Ouyang F. Catheter ablation of idiopathic ventricular arrhythmias arising from the cardiac outflow tracts—recent insights and techniques for the successful treatment of common and challenging cases. *Circulation.* 2016;80:1073–1086.

6. Yamada T, McElderry HT, Doppalapudi H, et al. Idiopathic ventricular arrhythmias originating from the left ventricular summit: Anatomic concepts relevant to ablation. *Circ Arrhythm Electrophysiol.* 2010;3:616–623.

7. Steven D, Roberts-Thomson KC, Seiler J, et al. Ventricular tachycardia arising from the aortomitral continuity in structural heart disease: Characteristics and therapeutic considerations for an anatomically challenging area of origin. *Circ Arrhythm Electrophysiol.* 2009;2:660–666.

8. Kumagai K, Fukuda K, Wakayama Y, et al. Electrocardiographic characteristics of the variants of idiopathic left ventricular outflow tract ventricular tachyarrhythmias. *J Cardiovasc Electrophysiol.* 2008; 19(5):495–501.

9. Enriquez A, Malavassi F, Saenz Luis C, et al. How to map and ablate left ventricular summit arrhythmias. *Heart Rhythm.* 2017;14:141–148.

10. Nagashima K, Tedrow UB, Koplan BA, et al. Reentrant ventricular tachycardia originating from the periaortic region in the absence of overt structural heart disease. *Circ*

Arrhythm Electrophysiol. 2013;7:99–106.

11. Sobolev M, Shiloh AL, Di Biase L, Slovut DP. Ultrasound-guided cannulation of the femoral vein in electrophysiological procedures: A systematic review and meta-analysis. *Europace.* 2017;19(5):850–855.

12. Tilz RR, Makimoto H, Lin T, et al. In vivo left-ventricular contact force analysis: Comparison of antegrade transseptal with retrograde transaortic mapping strategies and correlation of impedance and electrical amplitude with contact force. *Europace.* 2014;16:1387–1395.

13. Mizuno H, Vergara P, Maccabelli G, et al. Contact force monitoring for cardiac mapping in patients with ventricular tachycardia. *J Cardiovasc Electrophysiol.* 2013;24:519–524.

14. Whitman IR, Gladstone RA, Badhwar N, et al. Brain emboli after left ventricular endocardial ablation: Clinical perspective. *Circulation.* 2017;135:867–877.

15. Komatsu Y, Nogami A, Shinoda Y, et al. Idiopathic ventricular arrhythmias originating from the vicinity of the communicating vein of cardiac venous systems at the left ventricular summit. *Circ Arrhythm Electrophysiol.* 2018;11: e005386.

16. Cock CC, Res JCJ, Hendriks ML, Allaart CP. Usefulness of a pacing guidewire to facilitate left ventricular lead implantation in cardiac resynchronization therapy. *Pacing Clin Electrophysiol.* 2009;32:446–449.

17. Mafi RM, Blaauw Y, Dinh T, et al. Left ventricular lead placement in the latest activated region guided by coronary venous electroanatomic mapping. *Europace.* 2014;17:84–93.

18. Sosa E, Scanavacca M, D'Avila A, Pilleggi E. A new technique to perform epicardial mapping in the electrophysiology laboratory. *J Cardiovasc Electrophysiol.* 1996;7:531–536.

19. Tsang TSM, Enriquez-Sarano M, Freeman WK, et al. Consecutive 1127 therapeutic echocardiographically guided pericardiocenteses: Clinical profile, practice patterns, and outcomes spanning 21 years. *Mayo Clinic Proc.* 2002;77:429–436.

20. Di Biase L, Burkhardt JD, Reddy V, et al. Initial international multicenter human experience with a novel epicardial access needle embedded with a real-time pressure/frequency monitoring to facilitate epicardial access: Feasibility and safety. *Heart Rhythm.* 2017;14(7):981–988.

21. Adragão PP, Cavaco D, Ferreira AM, et al. Safety and long-term outcomes of catheter ablation of atrial fibrillation using magnetic navigation versus manual conventional ablation: A propensity-score analysis. *J Cardiovasc Electrophysiol.* 2016; 27:S11–S16.

22. Zhang F, Yang B, Chen H, et al. Magnetic versus manual catheter navigation for mapping and ablation of right ventricular outflow tract ventricular arrhythmias: A randomized controlled study. *Heart Rhythm.* 2013;10:1178–1183.

23. Bassil G, Liu CF, Markowitz SM, et al. Comparison of robotic magnetic navigation-guided and manual catheter ablation of ventricular arrhythmias arising from the papillary muscles. *EP Europace.* 2018;20:ii5–ii10.

24. Valderrábano M, Dave AS, Báez-Escudero JL, Rami T. Robotic catheter ablation of left ventricular tachycardia: Initial experience. *Heart Rhythm.* 2011;8:1837–1846.

25. Bassil G, Saleh L, Markowitz SM, et al. Outcomes of magnetic navigation-guided catheter ablation of left ventricular summit arrhythmia accessible via the coronary venous system. (Abstract). *J Am Coll Cardiol.* 2017;69:495.

第 18 章

如何在无 X 线下消融
起源于乳头肌的室性心律失常

Oliver D'Silva，MD；Hany Demo，MD；Theodore Wang，MD；Mansour Razminia，MD

介绍

仅用 X 线和三维标测系统难以清晰地显示左心室乳头肌的三维结构，并且在尝试标测和消融上述移动结构时，如何保持导管的稳定贴靠，同样具有困难，因此导管消融起源于左心室乳头肌的室性心律失常具有其独特的挑战性。因 ICE 可实时、清晰地显示左心室乳头肌，帮助术者更好地理解乳头肌的解剖结构，还可以实时显示导管与乳头肌的位置关系，因此结合 ICE 技术的无 X 线手术流程可以提高左心室乳头肌室性心律失常的消融成功率。

手术流程

左心室入路

消融左心室乳头肌起源的室性心律失常可以选择穿刺房间隔入路或逆行主动脉途径。逆行法适用于后内乳头肌（posteromedial papillary muscle，PMPM）和前外乳头肌（anterolateral papillary muscle，ALPM）内侧面的标测和消融；而穿间隔途径适合

到达前外乳头肌的外侧面[1]。但当患者存在严重的外周动脉粥样硬化、动脉疾病、人工主动脉瓣时，应首选穿间隔途径。

血管入路和右心房解剖模型的构建

在血管超声的引导下，应用改良的 Seldinger 穿刺技术获得股静脉或股动脉入路。如果选择逆行主动脉途径，将 8-Fr 血管鞘（Input PS，Medtronic，Minneapolis，MN）放置于右股动脉中；如果选择经房间隔入路，将 8-Fr 血管鞘置入右股静脉中。无论前述哪种入路，我们中心常规在右股静脉放置一个 7-Fr 血管鞘（Input PS，Medtronic），在左侧股静脉放置一个 10-Fr 的长鞘（Super Arrow-Flex introducer，Teleflex，Morrisville，NC）和一个 6-Fr 血管鞘（Input PS，Medtronic）。然后，将 9-Fr 的 ICE 导管（ViewFlex，Abbott，Abbott Park，IL）经左侧股静脉的 10-Fr 长鞘送入下腔静脉，送入过程中始终保持 ICE 导管头端存在无回声区（如第 2 章所述）。进一步将 ICE 导管送至右心房，前向打弯并前送 ICE 导管，使其跨过三尖瓣进入右心室，评估基线状态是否存在心包积液，并存储基线超声影像。

无 X 线手术流程的另一个重要组成部分是三维标测系统，选择使用哪种系统取决于术者的习惯和自身医院导管室的配备。在我们中心，使用的是 Ensit Velocity 三维电解剖标测系统（EnsitVelocity，Abbott）。首先，在三维系统的导引下，经右侧股静脉送入 6-Fr 10 极电极导管（Inquiry，Ten Ten Diagnostic Catheter，Abbott），同时构建下腔静脉的解剖模型。当 10 极导管的远端出现电位时，提示导管的头端到达下腔静脉和右心房的交界处（如第 14 章所述），继续送入 10 极导管，直至其近端电位消失，提示导管的近端已到达右心房和上腔静脉的交界处，即 10 极导管已全部进入上腔静脉，可构建上腔静脉的解剖模型。然后，将 10 极导管撤回右心房，在 ICE 和三维标测系统的指引下，将其送入冠状窦，并以此作为三维标测系统的参照。

穿刺房间隔进入左心室

在房间隔穿刺之前，根据患者的体重，弹丸式给予负荷量的肝素。手术全程监测活化凝血时间（activated clotting time，ACT），并根据 ACT 结果调整肝素用量，术中使 ACT 保持在 300 ～ 350 s。

从 home view 切面，顺钟向旋转 ICE 导管显示房间隔和左心房，然后打后弯同时轻微逆钟向旋转 ICE 导管，即可显示上腔静脉。下一步，经右侧 8-Fr 股静脉鞘管送入 0.032 英寸的 J 形导引钢丝，直至 ICE 证实导引钢丝进入上腔静脉，撤出 8-Fr 血管鞘，沿导引钢丝送房间隔穿刺鞘（SL-0，Abbott）至上腔静脉，然后撤出导引钢丝，将射频房间隔穿刺针（NRGRF Transseptal Needle，Baylis Medical，Montreal，Canada）经 SL-0 长鞘送入，直至长鞘远端，这时轻微后撤 SL-0 长鞘，暴露 RF 穿刺针圆钝的头端，然后在三维标测系统和 ICE 指引下后撤入右心房，直至 ICE 显示房间隔出现"帐篷征"。同心房颤动消融的房间隔穿刺略有不同（ICE 显示左肺静脉时进行穿刺），左心室室性心律失常消融的房间隔穿刺相对偏前、偏下：首先将穿刺针处于房间隔的中下区域，然后将 ICE 导管从显示左侧肺静脉的切面，轻微逆钟向旋转，并同步操作房间隔穿刺针，使其出现在 ICE 切面上，然后进行房间隔穿刺。结合压力监测和 ICE 实时影像，证

实长鞘进入左心房。

如果使用的是标准的房间隔穿刺针，术者只能通过 ICE 单个影像工具指导房间隔穿刺。这时应注意，在将长鞘和穿刺针整体从上腔静脉后撤至房间隔的过程中，切忌将穿刺针头端暴露于长鞘之外。

房间隔穿刺成功后，在 ICE 的指引下将 2-2-2 间距的可控弯 20 极标测导管（Livewire，Abbott）或 Advisor HDGrid 标测导管，经 SL-0 房间隔穿刺鞘送入左心室（图 18.1）。

逆行主动脉途径

进入左心室之前，根据患者的体重，弹丸式给予负荷量的肝素。手术全程监测 ACT，并根据 ACT 结果调整肝素用量，术中使 ACT 保持在 300 ～ 350 s。

在三维标测系统指引下，将 2-2-2 间距的可控弯 20 极标测导管经右侧股动脉鞘送入，同时构建主动脉的解剖模型。当导管到达主动脉弓时，打弯使导管呈 U 形，可通过三维标测系统上导管近端-远端的电极位置颠倒，证实导管呈 U 弯，然后将呈 U 弯形态的导管前送跨过主动脉瓣，这样可以避免损伤主动脉瓣、撕裂冠状动脉（图 18.2）。也可结合 ICE，导引 20 极电极跨过主动脉瓣：从 home view 切面微微逆钟向旋转 ICE 导管，可显示主动脉、主动脉瓣、左心室的长轴切面（图 18.3）。

标测和消融

无论是穿间隔前向入路还是逆行主动脉法，均需要将 ICE 导管放置在右心室来观察左心室乳头肌。具体操作如下：从 home view 切面，前向打弯将 ICE 导管送入右心室，然后松开前弯，顺钟向旋转，可显示左心室切面。这时切换 ICE 操作面板上的右-左方向键，即可显示类似经胸超声心动图的胸骨旁长轴切面（图 18.4）。

放置在右心室的 ICE 导管，顺钟向旋转即可显示左心室长轴和乳头肌。最先显示的是靠后的结构，继续顺钟向旋转，将显示靠前的结构。因此，我们首先看到的是后内乳头肌（posteromedial papillary muscle，PMPM，图 18.5），继续顺钟向旋转，即可看到前外乳头肌（anterolateral papillary

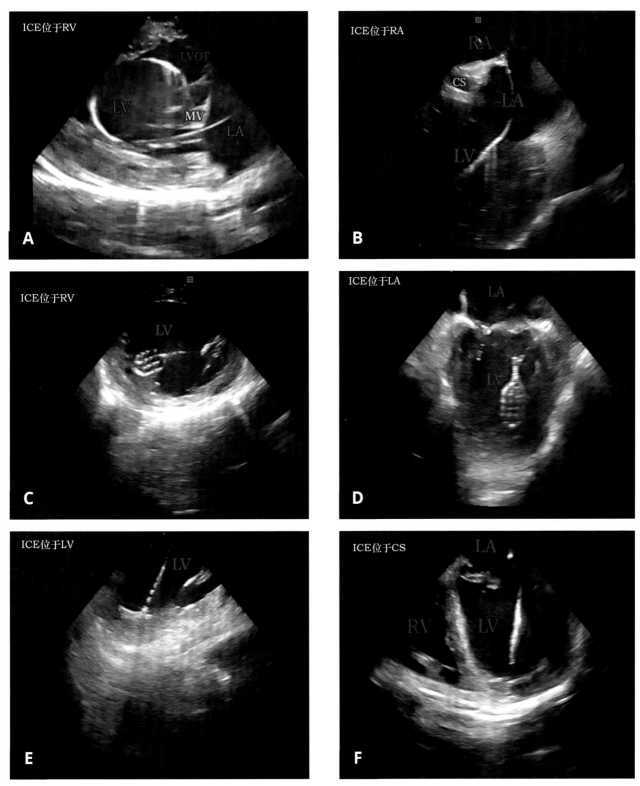

图 18.1　**A.** 将 ICE 放在右心室，显示 2-2-2 间距的可控弯 20 极标测导管经 SL-0 房间隔穿刺鞘跨过二尖瓣（MV）进入左心室。
B. 将 ICE 放在右心房，显示 Advisor HD Grid 标测导管经 SL-0 房间隔穿刺鞘跨过二尖瓣进入左心室。**C.** 将 ICE 放在右心室，
显示 Advisor HD Grid 标测导管经房间隔途径进入左心室。**D.** 将 ICE 放在左心房，显示 Advisor HD Grid 标测导管跨过二尖
瓣进入左心室。**E.** 将 ICE 放在左心室：显示经房间隔进入左心室的 Advisor HD Grid 标测导管。**F.** 将 ICE 放在冠状静脉窦，
显示 Advisor HD Grid 标测导管跨过二尖瓣进入左心室。ICE：心腔内超声；RA：右心房；RV：右心室；LA：左心房；LV：
左心室；CS：冠状窦；LVOT：左心室流出道

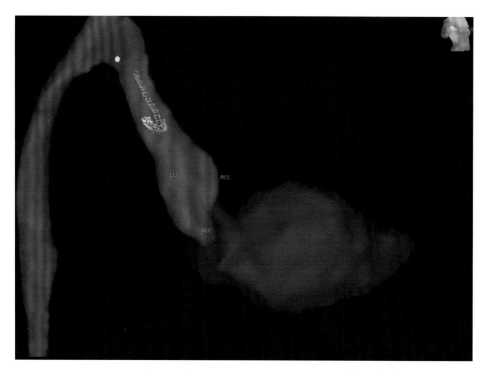

图 18.2　在三维标测系统指引下，将 2-2-2 间距的可控弯 20 极标测导管经逆行法送入，同时构建主动脉的解剖模型。当导管到达主动脉弓时，打弯使导管呈 U 形，可通过三维标测系统上导管近端-远端的电极位置颠倒，证实导管呈 U 弯，然后将呈 U 弯形态的导管前送跨过主动脉瓣，这样可以避免损伤主动脉瓣、撕裂冠状动脉

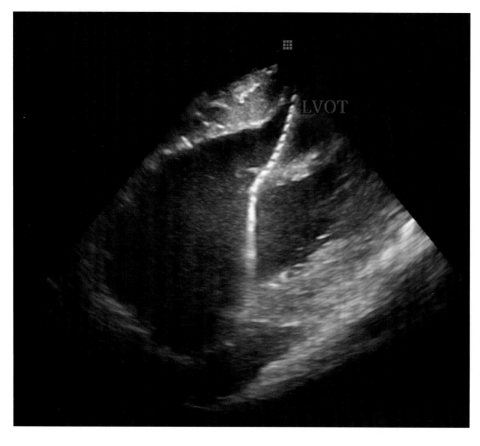

图 18.3　ICE 显示可控弯 20 极标测导管通过主动脉瓣进入左心室

muscle，ALPM，**图 18.6**）。如果使用的是 CARTO-SOUD ICE 导管，可将 ICE 显示的乳头肌影像整合在三维标测系统构建的解剖模型上。

应用 20 极标测导管进行左心室激动标测，找到最早激动点，并在三维标测系统构建的解剖模型上和 ICE 上标记出该点。然后撤出 20 极标测导管，送入 8-Fr 冷盐水灌注消融导管，送入方法与送入 20 极标测导管一样。当消融导管到达最早激动点时，

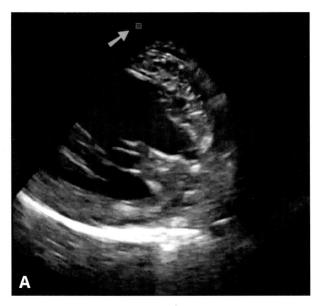
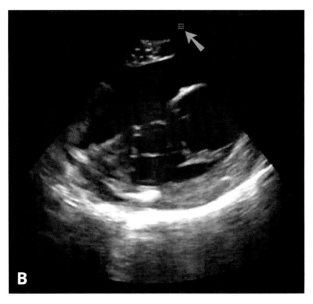
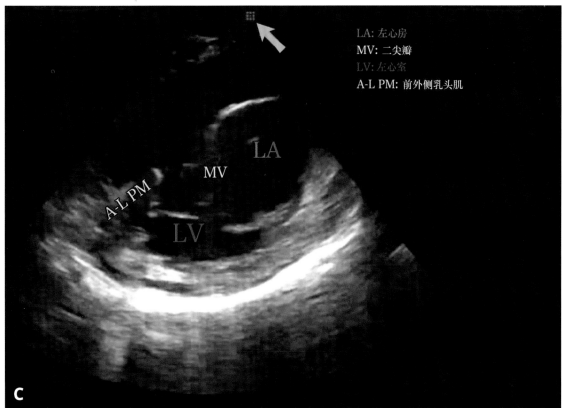

LA: 左心房
MV: 二尖瓣
LV: 左心室
A-L PM: 前外侧乳头肌

图 18.4　**A.** ICE 切面的起始方向；**B.** 切换 ICE 控制面板右－左键，显示类似经胸超声心动图的胸骨旁长轴切面；**C.** 改变 ICE 方向后，显示类似经胸超声心动图的胸骨旁长轴切面

应用功率滴定法（最高 50 W）放电消融，PVC 持续消失 60 s 以上视为消融成功。在放电消融过程中，应持续监测消融导管头端的 2 型 bubbles（stem pop 的前兆），同时应在消融成功位置的周边，再巩固几个点进一步提高手术成功率。

优势和不足

与传统应用 X 线的消融手术相比，无 X 线消融左心室乳头肌室性心律失常手术，无论是对于患者，还是医护人员，均无 X 线相关的放射性损

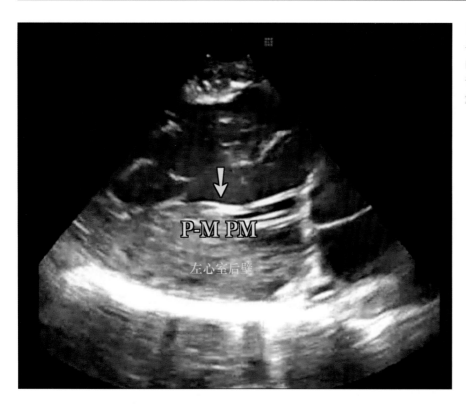

图 18.5 通过放置在右心室的 ICE 导管观察左心室，通常最先显示出的是后内乳头肌（P-M PM），其解剖上更靠近左心室后壁，可通过该解剖特点在 ICE 上区分 2 组乳头肌

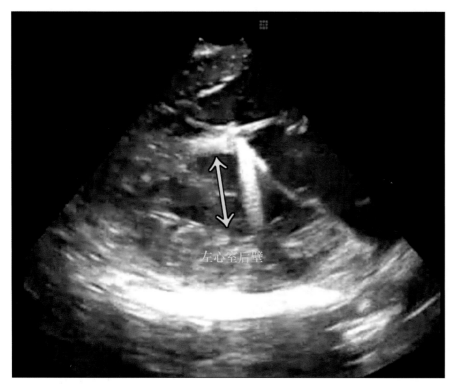

图 18.6 与后内乳头肌不同，前外乳头肌远离左心室后壁

害；无需穿戴沉重的防护装置，可以降低医护人员脊柱、关节损伤的风险。另外，怀孕的医护人员和麻醉团队均可以安全地参与无 X 线导管消融手术。

使用 ICE 技术，可以帮助术者更好地理解乳头肌复杂的解剖结构，清晰地显示出上述解剖结构，有利于简化导管在乳头肌、腱索等周边的操作，并确保更佳的导管贴靠（图 18.7）。

无 X 线导管消融左心室乳头肌室性心律失常的唯一不足可能是 ICE 导管的价格。但是，在许多

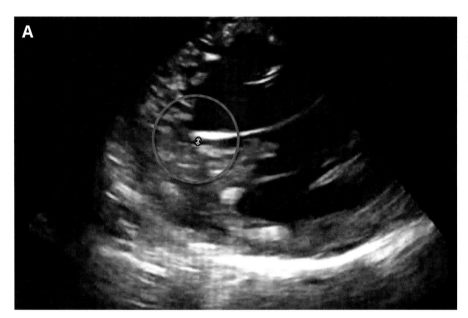

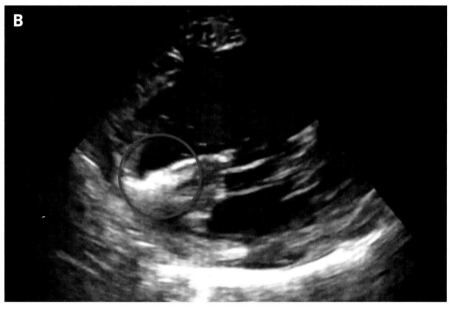

图 18.7　**A.** ICE 影像显示，经逆行送入的消融导管与前外乳头肌贴靠不良；**B.** ICE 影像显示，经房间隔途径送入的消融导管与乳头肌贴靠良好

电生理中心，现已在所有导管消融手术中常规使用 ICE 导管。另外，我们应重视长期的成本收益比，比如避免了医护人员因长期穿戴防护装备所致脊柱损伤的相关花费，比如因脊柱损伤不能工作的误工费、就诊费等。

结论

导管消融术中的 X 线放射损伤，对于患者和医护人员都是确切的，因此我们应尽最大可能去减少或消除不必要的 X 线暴露。目前我们可以结合 ICE 和三维标测系统，于无 X 线下完成左心室乳头肌起源的室性心律失常的导管消融手术。同传统使用 X 线完成导管消融的方法相比，上述方法可以很容易、清晰地显示出复杂的乳头肌解剖结构，轻松导引消融导管在乳头肌周边进行操作，并实时监测消融过程中导管的贴靠，以及损伤灶形成的情况。另外，无 X 线手术避免了患者和医护人员暴露于 X 线下的放射性损害，降低医护人员因长期穿戴防护装备所致脊柱损伤的风险。

视频 **18S** Mansour Razminia 教授逐步讲解本章手术操作
（16 分 2 秒）

参考文献

1. Enriquez A, Supple GE, Marchlinski FE, Garcia FC. How to map and ablate papillary muscle ventricular arrhythmias. *Heart Rhythm*. 2017;14(11):1721–1728.

第 19 章

如何在无 X 线下消融缺血和
非缺血性室性心动过速

Amit Thosani，MD

介绍

目前，梗死和非梗死室性心动过速（VT）的心内电生理检查和导管消融，均可以在少 X 线、无 X 线下安全、有效地完成[1-7]。本章重点介绍如何整合血管超声、心腔内超声、三维电解剖标测系统、心腔内电图等技术，以实现无 X 线下安全、有效地完成导管消融 VT 的手术。本章将重点介绍心内膜的标测和消融。

当编写本章的时候，心包穿刺入路的心外膜标测和消融手术，大多数是在 X 线引导下完成的，但无射线、增强现实技术引导下的心包穿刺已有陆续报道，相信在不久的将来无射线穿刺心包必将是一个重要的发展方向[8]。

术前注意事项

梗死和非梗死 VT 涵盖了一组心律失常特点差异较大的人群，行电生理检查前应仔细分析临床资料，尤其是心动过速时的 12 导联体表心电图，因其目前仍是 VT 最有用的诊断工具[9]，比如可以判断 VT 出口的位置，进而制订术前计划，选择合适

的入路（逆行主动脉或穿刺房间隔入路）。但是多数情况下，很难获得患者 VT 发作时的 12 导联体表心电图，因此电生理检查中尝试诱发临床 VT 显得尤为重要。对于植入 ICD 的 VT 患者，ICD 的腔内电图常常是 VT 发作的唯一证据，可结合近场、远场电图来判断无创程序刺激（noninvasive programmed stimulation，NIPS）或有创电生理检查诱发的 VT 是否为临床 VT。许多梗死和非梗死 VT 病例，发作时常表现为单形性 VT，但在不同次的发作、电生理检查诱发时，可表现为多种不同单一形态的 VT，需要在术中进行更加详尽的标测和消融。

目前，所有 VT 导管消融的主要问题仍然是 VT 发作时的临床状况以及血流动力学是否稳定。血流动力学不稳定的 VT 常见于各种病因所致的左心室收缩功能不全患者。另外，需要注意的是临床情况稳定的 VT 患者，麻醉状态下可能表现为血流动力学不稳定。对于血流动力学不稳定的 VT 患者，术中需要机械辅助循环支持[10-15]，包括①介入医生常规在 X 线下放置的经皮左心室辅助装置、体外膜肺氧合；②外科医生植入的替代或等待心脏移植过程中过渡性的左心室辅助装置，上述装置可在 VT 消融术中提供有效的血流动力学支持，有助于少 X 线、零 X 线的 VT 消融策略[16-18]。

VT 的 12 导联心电图或遥测心电图的心电信息，比如 VT 频率的变化、PVC 后的反应等，可以帮助术者判断心动过速的机制，以决定手术的麻醉方式。一般来说，对于瘢痕相关的折返性 VT，术中诱发的概率较高，可在手术开始即给予全身麻醉；对于自律性或触发性 VT，为增加术中诱发的成功率，一般不会在手术开始时给予全身麻醉。

上述各种注意事项，对于 VT 患者的导管消融来说至关重要。但由于每个患者、每个 VT 病例都是独特的，本章将不再具体详细讨论每一个注意事项。另外，对于具体的电生理检查流程，包括激动标测、重整 / 拖带、起搏标测等[19]，本章不再详细讨论。本章将重点讨论如何整合各种影像技术和标测技术，来实现安全、有效的少 X 线、无 X 线导管消融梗死和非梗死性 VT。

血管入路

推荐应用血管超声安全地进行股静脉、股动脉的穿刺（第 5 章）。由于 VT 消融需要静脉抗凝，因此安全的股静脉、股动脉穿刺是预防穿刺血管出血和血管损伤等并发症的基石。尤其是需多次穿刺股静脉时，血管超声显得更为重要，因其可利用血流多普勒技术避开位于股静脉上方的股动脉分支，避免损伤股动脉。熟练掌握超声引导下的血管穿刺，可减少 X 线在血管穿刺过程中的应用。我们中心的经验表明，超声引导下的血管穿刺，在提高安全性的同时，可明显缩短血管穿刺的时间。

如果选择经主动脉逆行入路，在没有 X 线或血管造影的情况下，血管超声可以有效地评估股动脉的解剖（如是否存在狭窄、钙化），选择最佳的穿刺位点。更为重要的是，超声引导下的穿刺可成功穿刺于股动脉分叉以上的股总动脉前壁，这样在手术结束后可直接进行局部压迫止血或股动脉封堵器闭合，而无需应用 X 线或血管造影明确动脉穿刺口的位置[20]。

ICE 和导管的放置

选择好麻醉的方式（全身麻醉或局部麻醉）、

VT 的诱发策略以及左心室的入路后，下一步就是导管的放置，这也正是传统导管消融手术使用 X 线的主要原因。ICE 不仅可以提高导管放置的安全性、缩短时间，而且可以减少 X 线的使用。

ICE 可以显示出重要的解剖结构，并与三维标测系统（CARTOSOUND，Biosense Webster，Irvine，CA）的影像进行整合，更好地指引导管的放置。ICE 导管可以经由左侧或右侧股静脉送入右心房，我们中心常规选用右侧股静脉入路，这样可以降低静脉分叉所致 ICE 导管送入困难的风险。当前送 ICE 导管时，常会遇到静脉的侧支，这时会感受到前送导管的阻力，在这种情况下，切忌用力前送导管，而应后撤导管，轻微调整方向，轻轻推进，有时需要打弯 ICE 导管，直至前送阻力消失再前送 ICE 导管。三维标测系统可辅助 ICE 导管的放置，具体步骤如下：应用三维标测系统先将标测导管沿下腔静脉送入右心房，然后将 ICE 沿着标测导管的走行送入右心房。下腔静脉与右心房的连接处，常呈轻微的左偏角度，送 ICE 导管入右心房时应注意这一点。

一旦 ICE 导管进入右心房，即可显示包括无冠窦、右冠窦、三尖瓣隔瓣、右心室流出道的 home view 切面。当使用 CARTOSOUD 系统时，把 ICE 影像和三维标测系统整合，将无冠窦和三尖瓣隔瓣的交界处标记为希氏束。在随后手术过程中，该标记点作为导管操作中轴线的参照。

整合 ICE 影像的三维标测系统，同时以左、右前斜位两个体位显示出希氏束标记点的位置。轻微逆钟向旋转 ICE 导管，使其离开间隔面，然后前向打弯 ICE 导管，显示三尖瓣、右心室侧壁切面，结合三维标测系统的右前斜位，ICE 可在无 X 线下跨过三尖瓣环进入右心室。再松开前弯，ICE 导管将进入右心室流出道（**图 19.1A** 和 ▶ **视频 19.1**）。

缓慢顺钟向旋转 ICE 导管，对右心室的游离壁、心尖和心包进行检查。在对左心室进行标测、消融之前，应留取基线的心包影像：是否存在心包积液、心包积液量的大小。进一步顺钟向旋转，可依次显示左心室的关键解剖结构：后内乳头肌、左心室的心内膜边界和肌小梁、前外乳头肌、二尖瓣环及其腱索、LVOT、主动脉瓣、冠状动脉窦、左

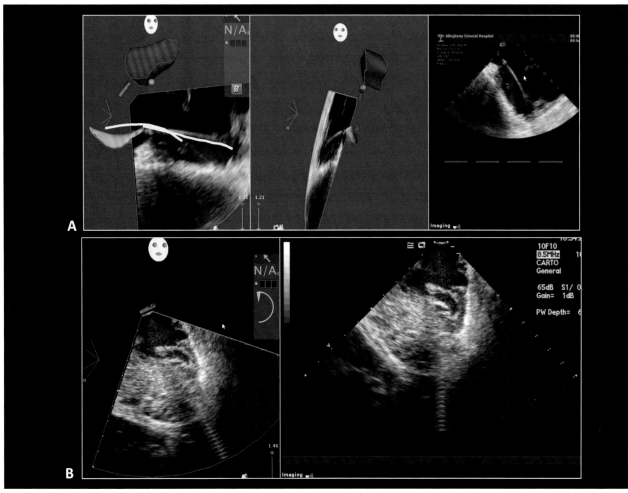

图 19.1　无 X 线下，将 ICE 导管送入右心室。**A.** 整合 ICE 和三维标测系统的左、右前斜影像，**黄色标记**点为希氏束。轻微逆钟向旋转使 ICE 导管离开间隔面，并前向打弯同时前送 ICE 导管，使其跨过三尖瓣环进入右心室。然后松开前弯，将 ICE 导管放置在右心室流出道。在整个过程中，显示右心室的同时，可看到 ICD 电极导线。**B.** 在右心室流出道的位置，缓慢顺钟向旋转 ICE 导管，显示左心室和 LVOT

视频 19.1　ICE 导管零 X 线通过三尖瓣技术（16 秒）

视频 19.2　应用 ICE 探查左心室（31 秒）

主干动脉（**图 19.1B** 和 ▶ **视频 19.2**）。这些结构可以被 ICE 显示，并整合到三维标测系统的影像平台上。进一步顺钟向旋转 ICE 导管，可以显示主动脉弓、无冠窦和右冠窦的长轴切面。轻微调整 ICE，可显示起源于右冠窦的右冠状动脉。

对于已植入起搏器或 ICE 的患者，应予以重视，避免不当的导管操作，造成起搏或除颤电极导线的脱位。ICE 可以沿着右心房电极导线的走行识别上腔静脉、右心房、高位右心房、心耳及其周边，以及沿右心室电极导线的走行识别右心房、跨

三尖瓣环进入右心室，并避免在以后的导管操作过程中影响到上述结构。同样，ICE 也可以识别出冠状窦内的左心室电极，对于此类患者，尽可能避免在冠状窦放置标测和消融导管，从而降低左心室电极导线脱位的风险。

显示右心室已经植入的除颤电极导线，可避免导管操作时影响到它。**图 19.2** 显示的 1 例瘢痕相关的 VT，其出口位于右心室心尖部间隔面，靠近已经植入的右心室除颤电极导线。我们结合 ICE 和三维标测系统，避免操作导管时影响到除颤电极导

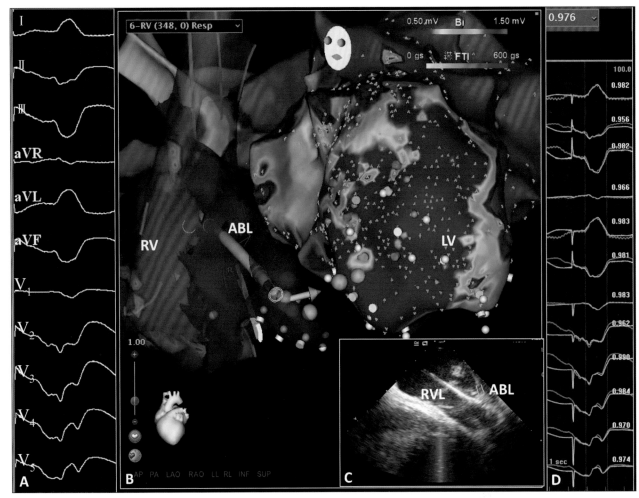

图 19.2　梗死后瘢痕相关 VT 出口靠近右心室除颤电极导线的植入部位。**A.** 表现为类左束支传导阻滞、电轴向上的 VT 心电图；**B.** 三维标测系统提示左心室心尖部间隔面为心肌梗死区域，在该区域进行起搏标测，与临床 VT 图形差别太大；**C.** ICE 显示消融导管邻近右心室除颤电极导线，但避免与之直接接触；**D.** 在右心室间隔面靠近除颤电极导线植入部位，进行起搏标测，与临床 VT 图形相似度高达 98%，并且 VT 可在该区域诱发和终止

线，该患者 VT 成功消融后，右心室除颤电极导线的参数稳定。

如果选择逆行主动脉入路，我们中心常规应用 ICE 将收缩期开放的主动脉瓣平面，在三维解剖模型上标记出来，以利于无 X 线下安全地送入标测和消融导管（**图 19.3** 和 ▶**视频 19.3A ～ C**）。

ICE 一旦识别出心腔内的电极导线，并结合三维标测系统完成右心室、左心室、主动脉瓣的三维解剖重建后，即可在三维标测系统引导下送入诊断用标测导管，并结合局部的腔内电图确认导管的实时位置。

逆行主动脉途径和房间隔穿刺入路

股动脉穿刺成功后，建议置入较硬的导引钢丝以提供更好的支撑力，便于血管鞘通过皮下组织、钙化的股动脉，减少因导引钢丝弯曲、血管鞘前送困难等其他需要 X 线的可能情况。另外，我们中心常规使用长鞘（45 cm 或更长），使鞘管的头端至少位于降主动脉，这样当导管头端打弯需重新伸直时，只需将导管撤入位于降主动脉的长鞘，而无需将导管完全撤出体外（使用短的血管鞘时会出现这种）。

处于无 X 线手术流程学习曲线早期的术者，在导引钢丝、血管鞘的放置过程中，可能需要短暂的 X 线透射，来帮助他们熟悉整个过程，建议增强自信心，以助于逐渐在无 X 线下完成以上操作。当然，对于有经验的 ICE 术者，可利用 ICE 来明确导引钢丝位于主动脉内，进而导引长鞘进入降主动脉。

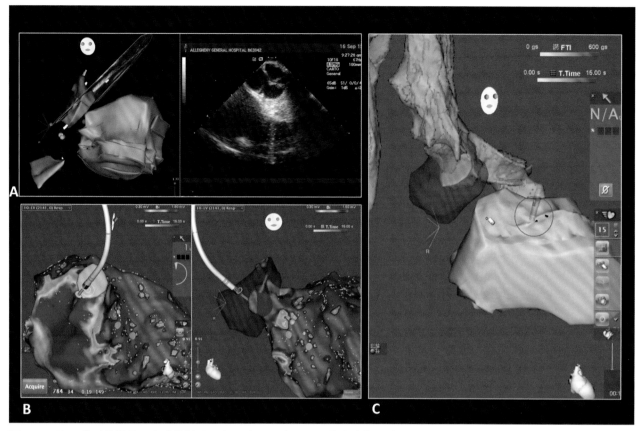

图 19.3　无 X 线下将导管经主动脉瓣送入左心室。**A.** 应用 ICE 将收缩期开放的主动脉瓣平面，在三维解剖模型上标记出来；**B.** 灰色平面即开放的主动脉瓣，无 X 线下将消融导管经开放的主动脉瓣送入左心室；**C.** 无 X 线下将多极标测导管经主动脉瓣送入左心室

视频 19.3A　逆行主动脉入路时，结合 ICE 影像和三维电解剖标测系统构建开放时的主动脉瓣解剖，以利于指引导管的操作（12 秒）

视频 19.3B　零 X 线通过主动脉瓣（8 秒）

视频 19.3C　多极标测导管零 X 线通过主动脉瓣（15 秒）

对于导管消融 VT 来说，许多情况下房间隔穿刺入路是一种有效的手术策略。我们中心常规使用大号的可控弯鞘管（Agilis，Abbott，Abbott Park，IL），术中鞘管的头端可位于二尖瓣或通过二尖瓣平面，这样可以给在左心室操作的标测、消融导管提供更好的支撑力。对于 VT 患者来说，起搏或除颤电极导线的植入并不少见，为避免导管操作影响到上述电极导线，我们常规结合 ICE 影像和三维解剖直接进行房间隔穿刺，而不是传统的经上腔静脉下拉到卵圆孔再穿刺的方法（**图 19.4** 和 ▶视频 19.4A ～ D）[21]。

标测心室

三维电解剖标测系统对于心室心内膜面的详细标测至关重要。传统上，我们是结合 X 线左前斜和右前斜两个体位的影像，试图用二维的影像学信息代表心脏的三维立体结构。三维标测系统不仅可以显示每一个目标心腔的三维立体结构，同样可以

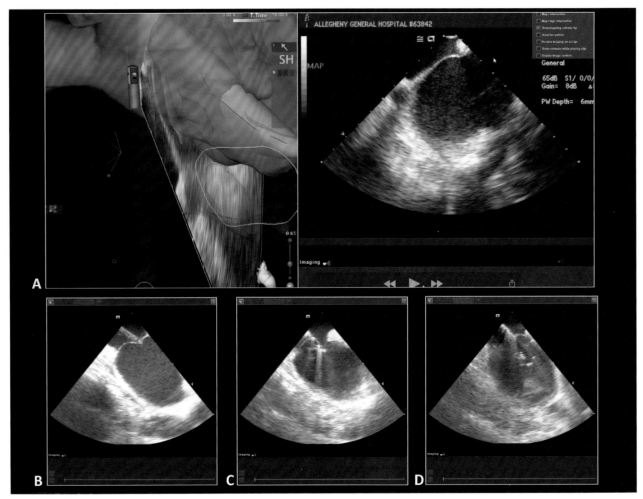

图 19.4　无 X 线直接房间隔穿刺法。**A.** 消融导管经可控弯鞘管进入右心房，结合三维解剖、ICE 影像定位在首选的房间隔穿刺处（**用紫色线表示**），然后撤出消融导管，同时保持可控弯鞘管位于预定的房间隔穿刺处。**B.** 房间隔穿刺针和扩张鞘（可控弯鞘的内鞘）一起经可控弯鞘送入；ICE 影像显示可控弯鞘远端的"双轨征"消失，变得不透明，提示扩张鞘／穿刺针到位，然后后撤可控弯鞘与扩张鞘（可控弯内鞘）锁定；露出房间隔穿刺针。**C.** 房间隔穿刺针头端释放射频能量穿过房间隔，可通过 ICE 证实房间隔穿刺针头端位于左心房。**D.** 在 ICE 的引导下，将 J 形导引钢丝送入左上肺静脉，以提供良好的支撑力，尤其是对于鞘管难以穿过的房间隔，沿钢丝将可控弯鞘穿过房间隔送入左心房更为安全，然后撤出导引钢丝和扩张鞘（可控弯内鞘）

视频 19.4A　利用消融导管将房间隔穿刺鞘置于预定的房间隔穿刺位置（13 秒）

视频 19.4C　射频房间隔穿刺针，释放能量，通过房间隔（4 秒）

视频 19.4B　将扩张鞘和房间隔穿刺针送入已到达房间隔穿刺位置的穿刺鞘内（4 秒）

视频 19.4D　ICE 指引下，将 J 型钢丝送入左上肺静脉内（4 秒）

给出我们熟悉的左前斜、右前斜体位的三维影像，而且还可以根据患者的具体情况，以及术者的需要，显示各种不常见的体位，更有利于术者安全、有效地完成手术。此外，三维标测系统还可以提供其他多种有助于改善手术流程的信息，如：显示消融导管头端和杆身、展现导管头端电极和鞘管的关系、显示多极标测导管、提供导管贴靠压力的数值、高保真心电信号分析等。

对于瘢痕相关的 VT，详细的心内膜面电压标测是必需的，可根据电压的高低区分正常心肌、致

密瘢痕区、瘢痕与正常心肌的交界区。整合 ICE 影像信息的三维解剖模型，可指导标测、消融导管在心腔内的操作，同时实时的 ICE 影像可避免操作导管时，与乳头肌、腱索、二尖瓣等心腔内结构的相互影响。

我们中心常规使用短间距、多极标测导管，因其可以进行高密度标测，更好地显示左心室电压的详细信息[22]（图 19.5A ～ C 和 ▶ 视频 19.5A，▶ 视频 19.5B）。有时我们会选用压力感应导管进行部分或全部心内膜的标测，因三维标测系统可以

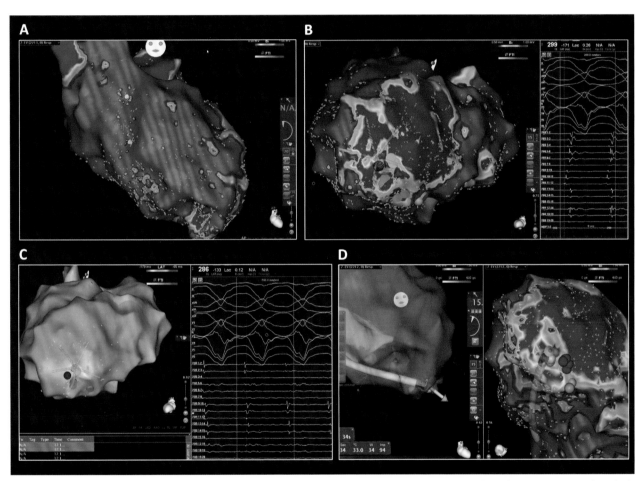

图 19.5　1 例先天性心脏病患者瘢痕相关 VT 的标测和消融。**A.** 电压标测提示左心室心尖部侧面存在瘢痕区；**B.** 位于瘢痕区的 Pentaray 多极标测导管，在 VT 发作时可记录到舒张中期电位；**C.** VT 发作时，应用多极导管在瘢痕区和非瘢痕区进行激动标测；**D.** 应用压力感应导管在 VT 出口进行消融，VT 终止

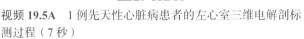

视频 19.5A　1 例先天性心脏病患者的左心室三维电解剖标测过程（7 秒）

视频 19.5B　室性心动过速时，应用多极标测导管进行激动标测（28 秒）

显示导管的头端、杆身、精确的移动位置，以及贴靠组织的压力，上述标测过程同样可以在无射线下完成。三维解剖可视化和压力感应技术，对于已诱发的 VT 进行激动标测和拖带标测来说，同样重要甚至更为重要，因为该过程常需要快速、精确地到达特定的解剖位置（如关键峡部）。尤其是压力感应技术，有利于明确导管是否与组织贴靠，以及贴靠的程度，以消除上述过程中 X 线的应用（图 **19.5D** 和 ▶视频 **19.5C**）。

瘢痕相关 VT 的标测、消融工具和手术流程，同样适用于非梗死相关 VT 和特发性 VT。**图 19.6** 显示的是 1 例室性早搏（PVC）二联律诱发的心律

失常性心肌病患者，PVC 的形态类似于后间隔旁路的显性预激图形，提示 PVC 可能起源于左心室心外膜后十字交叉区域。应用三维标测系统、ICE、导管可视化等影像学技术，以及单、双极电图的采集和分析，于无射线下定位 PVC 起源于冠状窦内，并消融成功。

视频 **19.5C** 应用压力感应导管进行消融，室性心动过速终止（7 秒）

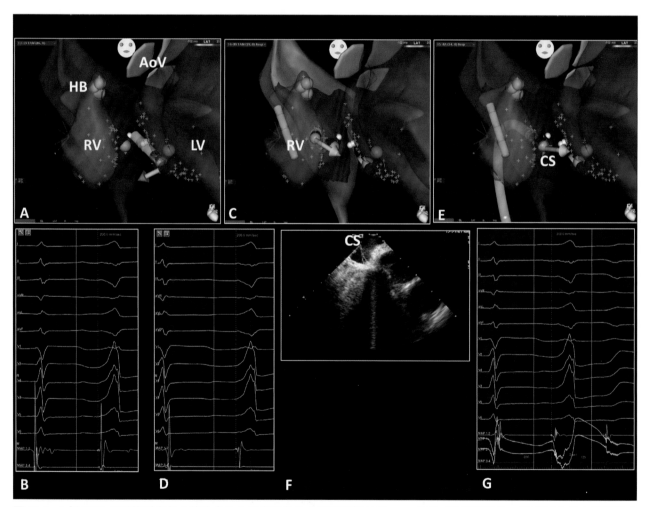

图 19.6 1 例 PVC 二联律诱发的心律失常性心肌病患者的电解剖标测过程。**A.** 应用三维标测系统，导引压力感应导管到达左心室基底部间隔区域，压力方向指向左心室心外膜；**B.** 消融导管远端（MAP1-2，**蓝色**）的双极电位与 PVC 时 QRS 波起始的关系；**C.** 消融导管位于右心室基底部；**D.** 消融导管远端（MAP1-2，**蓝色**）最早的右心室双极电位与 PVC 时 QRS 波起始的关系；**E.** 消融导管位于冠状窦口，压力方向指向左心室后壁心外膜区域；**F.** ICE 实时显示消融导管在冠状窦口的位置（**绿色所示**）；**G.** 消融导管远端（MAP1-2，**蓝色**）双极电图领先 QRS 波起始 20 ms，单极电图呈 QS 型（MAP1：导管远端单极电图，**白色**；MAP2：导管近端单极电图，**白色**）。于冠状窦内消融 PVC 成功，随后患者左心室收缩功能完全恢复正常

结论

　　患者术中的安全、手术的效果，以及临床的预后仍是我们追求的最终目标，零 X 线不应成为导管消融 VT 的主要目标。只要我们能够利用好本章和此前章节介绍的各种影像工具和方法，优化 VT 导管消融的手术流程，少 X 线 / 零 X 线地完成手术是随之而来的结果，而不应成为我们追求的主要手术目标。

参考文献

1. Razminia M, Manankil MF, Eryazici PL, et al. Non-fluoroscopic catheter ablation of cardiac arrhythmias in adults: feasibility, safety, and efficacy. *J Cardiovasc Electrophysiol.* 2012;23:1078–1086.
2. Cano Ó, Andres A, Osca J, et al. Safety and feasibility of a minimally fluoroscopic approach for ventricular tachycardia ablation in patients with structural heart disease: Influence of the ventricular tachycardia substrate. *Circ Arrhythm Electrophysiol.* 2016;9(2):e003706. doi:10.1161/CIRCEP.115.003706
3. Lamberti F, Di Clemente F, Remoli R, et al. Catheter ablation of idiopathic ventricular tachycardia without the use of fluoroscopy. *Int J Cardiol.* 2015;190:338–343. doi: 10.1016/j.ijcard.2015.04.146
4. Von Bergen NH, Bansal S, Gingerich J, et al. Non-fluoroscopic and radiation-limited ablation of ventricular arrhythmias in children and young adults: A case series. *Pediatr Cardiol.* 2011;32:743–747.
5. Giaccardi M, Del Rosso A, Guarnaccia V, et al. Near zero x-ray in arrhythmia ablation using a 3-dimensional electro-anatomic mapping system: a multicenter experience. *Heart Rhythm.* 2016;13(1):150–156. doi:10.1016/j.hrthm.2015.09.003
6. Aryana A, d'Avila A, Heist EK, et al. Remote magnetic navigation to guide endocardial and epicardial catheter mapping of scar-related ventricular tachycardia. *Circulation.* 2007;115(10):1191–200.
7. Skoda J, Arya A, Garcia F, et al. Catheter ablation of ischemic ventricular tachycardia with remote magnetic navigation: STOP-VT Multicenter Trial. *J Cardiovasc Electrophysiol.* 2016;27 Suppl 1:S29–S37. doi:10.1111/jce.12910
8. Ector J, David W, Willems J, De Buck S, et al. An augmented reality approach to epicardial access during catheter ablation procedures (P302). *EP Europace.* 2018;20(1 Suppl):i44.
9. Josephson ME, Horowitz LN, Waxman HL, et al. Sustained ventricular tachycardia: role of the 12-lead electrocardiogram in localizing site of origin. *Circulation.* 1981;64:257–272.
10. Abuissa H, Roshan J, Lim B, Asirvatham SJ. Use of the Impella microaxial blood pump for ablation of hemodynamically unstable ventricular tachycardia. *J Cardiovasc Electrophysiol.* 2010;21(4):458–461. doi:10.1111/j.1540-8167.2009.01673.x
11. Shavelle DM, Clavijo L, Matthews RV. Percutaneous devices to support the left ventricle. *Expert Rev Med Devices.* 2011;8(6):681–694. doi:10.1586/erd.11.50
12. Bunch TJ, Mahapatra S, Reddy YM, Lakkireddy D. The role of percutaneous left ventricular assist devices during ventricular tachycardia ablation. *Europace.* 2012;14(Suppl. 2):ii26–ii32.
13. Bunch TJ, Darby A, May HT, et al. Efficacy and safety of ventricular tachycardia ablation with mechanical circulatory support compared with substrate-based ablation techniques. *Europace.* 2012 May;14(5):709–714. doi:10.1093/europace/eur347
14. Miller MA, Dukkipati SR, Koruth JS, et al. How to perform ventricular tachycardia ablation with a percutaneous left ventricular assist device. *Heart Rhythm.* 2012;9(7):1168–1176. doi:10.1016/j.hrthm.2012.02.005
15. Miller MA, Dukkipati SR, Chinitz JS, et al. Percutaneous hemodynamic support with Impella 2.5 during scar-related ventricular tachycardia ablation (PERMIT 1). *Circ Arrhythm Electrophysiol.* 2013;6(1):151–159. doi:10.1161/CIRCEP.112.975888
16. Cantillon DJ, Bianco C, Wazni OM, et al. Electrophysiologic characteristics and catheter ablation of ventricular tachyarrhythmias among patients with heart failure on ventricular assist device support. *Heart Rhythm.* 2012 Jun;9(6):859–864. doi: 10.1016/j.hrthm.2012.01.018
17. Sacher F, Reichlin T, Zado ES, et al. Characteristics of ventricular tachycardia ablation in patients with continuous flow left ventricular assist devices. *Circ Arrhythm Electrophysiol.* 2015;8(3):592–597. doi:10.1161/CIRCEP.114.002394
18. Moss JD, Flatley EE, Beaser AD, et al. Characterization of ventricular tachycardia after left ventricular assist device implantation as destination therapy: A single-center ablation experience. *JACC Clin Electrophysiol.* 2017;3(12):1412–1424. doi:10.1016/j.jacep.2017.05.012
19. Josephson ME. *Josephson's Clinical Cardiac Electrophysiology: Techniques and Interpretations.* 5th ed. Philadelphia: Lippincott Williams & Wilkins; 2015.
20. Manolis AS, Georgiopoulos G, Stalikas D, Koulouris S. Simplified swift and safe vascular closure device deployment without a local arteriogram: Single center experience in 2074 consecutive patients. *Indian Heart J.* 2016 Jul-Aug;68(4):529–538. doi:10.1016/j.ihj.2015.11.036
21. Baykaner T, Thosani A, Yasmeh B, et al. Safety and efficacy of zero fluoroscopy transseptal puncture (PO02-126). *Heart Rhythm.* 2018;15(5):S232.
22. Tschabrunn CM, Roujol S, Dorman NC, et al. High-resolution mapping of ventricular scar: Comparison between single and multielectrode catheters. *Circ Arrhythm Electrophysiol.* 2016;9(6). pii: e003841. doi:10.1161/CIRCEP.115.003841

第五篇

特殊人群

第 20 章

如何完成孕妇患者的导管消融：特殊注意事项

John D. Ferguson，MBChB，MD

介绍

心律失常是正常妊娠的一种并发症，但并不常见。大多数有症状的心律失常是良性的，最常见的是窦性心动过速[1]；其次是房性早搏，正常妊娠中有高达 50% 的孕妇会出现房性早搏，有症状的患者中，房性早搏大于 100 次 / 天的概率约为 7%[2]。幸运的是，在正常怀孕期间，出现临床情况严重的快速性心律失常是罕见的。室上性心动过速（supraventricular tachycardia，SVT）是妊娠期最常见的持续性心律失常，发生率大概为（13 ~ 24）/1000 例孕妇[3]。心房颤动、心房扑动和室性心动过速（ventricular tachycardia，VT）也有可能发生，但更为少见。妊娠前有心律失常病史或结构性心脏病史的患者，妊娠期心律失常的发生率相对较高。许多有症状的快速性心律失常患者可通过药物得到很好的治疗。但是，妊娠期应用抗心律失常药物必须谨慎，以避免危及胎儿生命安全和影响其发育的风险，同时应权衡不用药所致心律失常反复发作造成的母婴不良事件。事实上，因孕期心律失常使用抗心律失常药物治疗的孕妇中，约 20% 出现胎儿相关并发症，如早产、呼吸窘迫综合征、体型小和先天性心脏病等[4]。

对于非妊娠患者，导管消融现已成为反复发作 SVT 的首选治疗方法，并且该理念已被大众认可。但对于妊娠患者进行导管消融，尚存在争议，毕竟这是一项有创操作，且存在 X 线辐射暴露的风险。近期，最小化 X 线的理念和相关技术，大大减少了导管消融术中的 X 线暴露剂量。这类技术降低了孕妇无 X 线完成导管消融的技术门槛，使更多的孕妇可以通过导管消融治愈心律失常，从而避免使用存在潜在风险的抗心律失常药物。

影响胎儿发育的放射暴露风险

妊娠期进行导管消融的主要问题是：X 线辐射不仅对于母亲，对于发育中的胎儿均存在危害的风险。因此，导管消融手术应尽可能延迟到孕中期之后。辐射对发育中的胎儿有许多潜在的不利影响，包括确定性效应：如胎儿死亡，宫内生长受限，主要器官畸形，认知缺陷和小头畸形。确定性效应是可预测的，通常发生在一定的暴露阈值剂量，其严重程度与辐射剂量和暴露时间直接相关。在妊娠 17 周之前，胎儿的电离辐射剂量大于

200 mGy，大多数的辐射确定性效应即可出现[5]。X线辐射的危害还包括概率性的随机效应，其发生在更大的暴露中，随着暴露剂量的增加随机效应发生的风险会随之增加，但随机效应的严重程度与暴露剂量无关。随机效应所致的终身风险相对较低，如果怀孕 15 周以上暴露 50 mGy 的 X 射线，终身可归因的癌症风险为 2%[6]。病例对照研究表明，产前低至 10 mGy 的暴露可能会增加儿童期患癌症的风险[7]。此处描述的放射剂量以 milli-Grays（mGy）表示，它是对空间中某一点辐射剂量的测量。吸收的辐射剂量以 Sieverts 或 rems 表示。对于成年患者来说，一台典型的导管消融手术，患者吸收的辐射剂量约 8.3 mSv/h[8]。前文所述的辐射剂量是指与母亲相关的辐射剂量。由于导管消融术中放射线直接指向胸部而不是腹部，预计胎儿的吸收量将少于母亲。母亲使用覆盖整个腹部的 X 线防护设备，可以减少但不能完全消除胎儿的辐射暴露，大多数已发表的研究中都采用了这种方法。针对怀孕的血管外科医师使用腹部 X 线防护设备的研究结果表明，胎儿平均的暴露量低于剂量测定法的检测极限[9]。

患者的选择

美国心脏协会 / 美国心脏病学会的诊治指南，推荐导管消融作为妊娠中后期，反复发作、症状严重、药物难治性 SVT 的 Ⅱ B 指征[10-11]。鉴于大多数 X 线暴露来自于射线的辐射散射，孕妇腹部的铅防护设备并不能完全可靠地屏蔽胎儿。因此，相关指南强调了三维电解剖标测技术、心腔内超声（intracardiac，echocardiography，ICE）对于减少或消除 X 线辐射的重要性。

手术注意事项

妊娠患者的导管消融手术，给电生理医生及相关工作人员带来了特殊的安全问题和技术挑战。首先，必须与经验丰富的产科和麻醉团队合作，以确保母亲和胎儿的安全。麻醉方式的选择应结合每个孕妇和胎儿的具体临床情况，以孕妇和胎儿的安全为先来制订个性化的麻醉策略。适当限制麻醉药的

使用剂量，有利于电生理检查术中更好地诱发临床心动过速，而另一方面全身麻醉（全麻）有助于产妇的气道和血流动力学的管理，另外还可以增加导管的稳定性。具体病例麻醉方式的选择，必须权衡以下两个方面：①全麻的潜在风险；②因手术时间延长或不能完成导管消融治疗对孕妇的潜在风险。

导管消融术中，孕妇应采取左侧卧位，以避免仰卧位时妊娠子宫压迫下腔静脉。术中应尽可能降低快速起搏的频率、缩短心动过速的持续时间，以避免低血压的发生。在不影响手术安全性和有效性的情况下，应尽可能缩短手术时间、简化手术流程。

有些病例，术中需要进行胎心监护[12]，尤其是对于孕期 ≥ 24 周、存在紧急剖宫产可能的孕产妇，术中应持续进行胎心监护。通过胎儿心率模式的变化可以反映孕妇的生理状态，例如孕妇低血压时，胎儿心率减慢，低血压纠正后，胎儿减慢的心率将恢复正常。当术中胎儿心率模式发生严重改变时，是否紧急分娩取决于以下几个方面：①胎龄；②孕妇消融术中的状态是否稳定；③孕妇自己的意愿，该点最为重要，我们需确定该意愿是孕妇于术前与产科、新生儿科专家充分沟通后做出的决定。对于孕期小于 23 ～ 24 周的患者是否行胎心监测存在争议，因为这时的胎儿紧急分娩的存活率低、不作为选择，通常产科医生不会建议放弃或终止对母体严重疾病的治疗。

孕妇导管消融的血管入路一般选择股静脉，但是受孕期子宫压迫的影响，导管送入时可能存在一定的困难。有研究表明，可通过颈内静脉入路完成手术，从而避免股静脉入路前送导管的困难[13]。

术中用药

由于孕产妇患者的特殊性，术中的用药情况应予以重视，尤其是镇静和镇痛类药物。下文（**表 20.1**）介绍了导管消融术中使用的常见药物及其在怀孕期间的风险情况。对于所有术中用药而言，最为重要的是权衡两方面的风险：①使用该药物对胎儿的潜在风险；②不使用该药物，术中母亲和胎儿可能存在的风险。一般来说，在孕期 10 周胎儿器官发育完成之后，药物对胎儿潜在影响的风险较低。另外，孕期是静脉血栓形成的高风险期，与未

表 20.1　常见的抗心律失常药物或围术期用药，对胎儿的生命和发育的影响（包括确定的和可能的）

药物	妊娠药物分级	不良反应
咪达唑仑	D	不增加先天畸形的风险；但孕期母体长时间使用，存在新生儿戒断综合征的潜在风险
劳拉西泮	D	低致畸风险；如在孕晚期使用，可能导致新生儿镇静或呼吸抑制；孕期母体长时间使用，存在新生儿戒断综合征的潜在风险
芬太尼	C	在大鼠中观察到胚胎毒性；如在分娩前使用，可能会导致新生儿呼吸抑制
利多卡因	B	剂量＜ 30 mg/kg
肝素	C	不能通过胎盘，无致畸、流产风险
异丙肾上腺素	C	27% 可通过胎盘，影响子宫收缩。动物实验表明，存在胚胎丢失、先天异常；有限的人类使用尚未证实存在上述效应
腺苷	C	无不良反应报告
艾司洛尔	C	急性用药可能是安全的
美托洛尔	C	与先天异常无关；孕期母体长时间使用，可能增加胎儿生长受限的风险
维拉帕米	C	动物实验表明，存在发育异常、胚胎丢失；没有人类出生缺陷的报告
伊布利特	C	动物实验表明，存在致畸、杀胚胎作用；没有人类相关数据
胺碘酮	D	先天性甲状腺肿，甲状腺功能减退或亢进
地尔硫䓬	C	动物实验表明可能存在致畸作用，但缺乏人类相关数据
地高辛	C	血清水平不可靠；不增加胎儿发生不良反应的风险
普鲁卡因胺	C	未知

妊娠药物分级：A：有证据证实孕期使用此类药物是安全的；
　　　　　　　B：没有证据表明孕期使用此类药物存在风险；
　　　　　　　C：孕期使用此类药物的风险未知；
　　　　　　　D：有证据证实孕期使用此类药物存在风险；
　　　　　　　X：有证据证实孕期使用此类药物存在风险，应禁止使用

怀孕女性相比，孕期的风险比前者高 4 ～ 5 倍。制动时间长、肥胖和吸烟会进一步增加静脉血栓的风险，因此孕妇患者导管消融术中应考虑予以抗凝治疗，以减少静脉血栓栓塞的风险。

孕妇患者的心肺复苏

如果孕妇患者在心脏电生理检查过程中发生心搏骤停，应和未怀孕患者一样积极进行心肺复苏，抢救措施包括电击除颤和高级心脏复苏用药。对于妊娠 20 周以上的患者，其心肺复苏流程有所调整。比如，妊娠期的子宫可压迫下腔静脉，阻止静脉回流，从而导致心肺复苏时的心输出量下降。为避免这种情况，孕妇应处于左侧倾斜 10° ～ 30° 的位置，或仰卧位，但需由助手手动将妊娠子宫推向左侧，以减少对下腔静脉的压迫[14]。一些研究结果表明，电击除颤可引起子宫过早收缩。对于接近足月妊娠的孕妇患者，通常建议在心肺复苏后 4 ～ 5 分钟后紧急进行剖宫产手术，以提高体外心脏按压的有效

性并改善下肢的静脉回流，以提高孕妇的心肺复苏成功率；此外，紧急剖宫产手术还可以从濒临死亡的母亲体内挽救胎儿的生命。

孕妇患者的无 X 线导管消融

近年来，相关技术的不断发展促使了少 X 线、甚或无 X 线的导管消融手术的出现。相关技术在本书的其他章节均有详细介绍。此前，大多数数据来自于非妊娠患者的少 X 线 SVT 导管消融，但目前有关孕妇患者进行导管消融的报道越来越多[15]。

我们检索文献发现，目前已发表的 20 篇相关研究报告中，共有 41 例孕妇完成了导管消融手术（表 20.2）。所有研究均为回顾性病例报告，其中病例数最多的报告共涉及 11 例孕妇患者。在大多数病例报告中，SVT 患者居多，具体分布如下：6 例房性心动过速、7 例房室折返性心动过速、4 例房室结折返性心动过速、1 例心房扑动合并心房

表 20.2　相关病例报告的患者特征

参考文献	作者和发表时间	患者	心动过速机制	孕妇年龄（岁）	孕程（周）	X 线曝光时间（秒）/剂量	标测系统
18	Gras 1992	1	AFL，AF	27	22	NR	未提及使用
19	Dominguez 1999	1	R AP	31	20	70（NR）	未提及使用
16	Bombelli 2003	3	AVNRT，LL AP，R AP	27～32	29～30	408（1.2 mGy）～1176（5.2 mGy）	未提及使用
20	Pagad 2004	1	RAT	24	26	240（NR）	未提及使用
21	Kanjwal 2005	1	LL AP	32	22	457（NR）	未提及使用
22	Berruezo 2007	1	RAT（RAA）	30	30	481（0.25 mGy）	未提及使用
33	Szumowski 2006	1	LL AP	22	12	109（0.1 mGy）	未提及使用
23	Bongiorni 2008	1	AVNRT	32	10	0	ICE
12	Szumowski 2008	9	RAT（2），PJRT（3），AVNRT（1），LLAP（3）	24～31	12～38	0～120（NR）	使用但未明确哪个系统
24	Manjaly 2011	1	R AP（CS OS）	33	15	0	NavX
25	Wu 2011	1	RAT（RAA）	32	14	55（<0.1 mGy）	NavX
26	Ferguson 2011	1	LAT	20	27	0	NavX/ICE
27	Stec 2013	1	RV VT	26	23	90（0.1 mGy）	CARTO
28	Clark 2014	1	AVNRT	27	22	0	NavX
29	Hogarth 2014	1	RVOT VT	36	31	60（9.9 mGy）	NavX
30	Leiria 2014	1	LL AP	33	26	0	NavX
31	Zuberi 2014	1	RAT	48	30	0	NavX
17	Yang 2014	2	AT（2）	30～32	17～21	360（15.1 mGy）	NavX
32	Bigelow 2015	1	AVNRT	27	22	0	NavX
13	Kozluk 2017	11	WPW（3），AVNRT（2），PJRT（1），AT（3），PVC（2）	15～50	16～32	0	CARTO，NavX

AFL：心房扑动；AF：心房颤动；AT：房速；L AT：左心房房速；R AT：右心房房速；R AT(RAA)：右心房房速（右心耳）；R AP：右侧旁路；R AP(CS OS)：右侧旁路（冠状窦口）；AVNRT：房室结折返性心动过速；LL AP：左侧旁路；WPW：预激综合征；PJRT：无休止性交界区心动过速；RV VT：右心室室速；RVOT VT：右心室流出道室速；PVC：室性早搏；ICE：心腔内超声；NavX：NavX 三维标测系统；CARTO：CARTO 三维标测系统

颤动、3 例反复性无休止性交界区心动过速；仅有 4 例室性心动过速（室速）患者：1 例右心室流出道室速、2 例室性早搏、1 例致心律失常性右心室心肌病。完成导管消融手术的孕妇患者平均年龄为 29 岁（16～50 岁），导管消融的手术时机平均为孕 25 周（10～38 周），导管消融的手术指征大多数为药物难治性、反复发作的症状性心悸不适，少数手术指征为晕厥、充血性心力衰竭、左心室收缩功能障碍、心搏骤停。共有 9 例患者存在左心室收缩功能障碍。

上述报告中的病例均成功完成导管消融手术，其中有 2 例使用的冷冻能量消融，其他均为射频能量。所有患者在随后的孕期中，无心律失常复发、无再

次手术。其中 15 例报告提到了导管消融手术的总时间，其中最大一组病例的手术总时间为（56±8）分钟，最长的手术总时间为 186 分钟。没有 1 例报告涉及电生理检查和导管消融术中心动过速发作的持续时间。大多数导管消融手术是在 X 线辅助下完成的，27 例手术中有 20 例报告了 X 线曝光的总时间，其中 1 例的 X 线曝光时间为 30 分钟，其他病例 X 线的曝光时间不超过 9 分钟（28～516 秒），平均 X 线曝光时间为 141 秒，但其中仅有 8 例手术报告了 X 线的放射剂量。41 例手术中有 18 例是应用无 X 线技术完成的，报告发表时间均为 2007 年以后。

上述报告中很少有母婴问题的报道。大多数

病例报告未介绍导管消融围术期产科治疗的相关细节；少数患者进行了胎心监护。另外，除了 1 例明确不涉及麻醉或镇静的病例外，其他病例并没有对手术的麻醉和镇静方式进行讨论。所有报告的病例最终成功分娩 29 例婴儿，其中 2 例妊娠为双胞胎。就所报道的产科并发症而言，有 1 例在婴儿 4 个月大时被诊断为小头畸形[16]，另外 1 例因母体先兆子痫和胎盘早剥，在成功导管消融后第 5 周，胎龄第 27 周时进行了剖宫产早产手术，随后新生儿出现了早产儿视网膜病变，但其他方面健康。另 1 例 32 岁的孕妇在妊娠 21 周时，因频繁发作频率 160 次 / 分的无休止性房性心动过速，进而导致肺水肿，后成功行右心房房速的导管消融，但由于术中没有应用肝素抗凝，她在手术后立即出现呼吸困难，需要机械辅助通气，此后母亲恢复良好，但她的婴儿自然流产了[17]。

结论

对于妊娠中后期的患者，当前的指南支持将导管消融作为药物难治性、症状不能耐受的 SVT 的 Ⅱ B 适应证[1,12]。在已发表的报告中，大多数妊娠患者导管消融的适应证为危及生命或药物难治性心律失常。对于仅发作 1 次且无生命危险的 SVT 孕妇患者，不考虑进行导管消融。然而，考虑到当前的技术进步，以及在少 X 线或无 X 线情况下成功完成导管消融的报道不断增加，孕妇导管消融的适应证可能会放宽，更加趋向于与非怀孕患者相同。实际上，由于大多数抗心律失常药物疗效欠佳且具有潜在毒性，因此对于大多数反复发作的症状性 SVT 患者，导管消融正逐渐取代抗心律失常药物，成为首选的治疗方式。需要强调的是，应避免在妊娠早期进行导管消融手术（胎儿未发育完全，紧急分娩成活率低）；当然也应注意，在妊娠后期进行行导管消融则可能更具挑战性（妊娠后期的子宫压迫下腔静脉，前送导管困难）。

对于妊娠期心律失常患者，在缺乏明确指南的情况下，是否行导管消融治疗的决定将取决于妊娠患者所在医院的心脏电生理水平。此外，应在多学科联合会诊的基础上，与患者进行充分的沟通、讨论，在其详细了解导管消融手术获益和风险的情况下，选择最佳的个体化治疗方案。

参考文献

1. Li JM, Nguyen C, Joglar JA, Hamdan MH, Page RL. Frequency and outcome of arrhythmias complicating admission during pregnancy: Experience from a high-volume and ethnically-diverse obstetric service. *Clin Cardiol.* 2008;31(11):538–541.

2. Shotan A, Ostrzega E, Mehra A, Johnson JV, Elkayam U. Incidence of arrhythmias in normal pregnancy and relation to palpitations, dizziness, and syncope. *Am J Cardiol.* 1997;79(8):1061–1064.

3. Robins K, Lyons G. Supraventricular tachycardia in pregnancy. *Br J Anaesth.* 2004;92(1):140–143.

4. Silversides CK, Harris L, Haberer K, Sermer M, Colman JM, Siu SC. Recurrence rates of arrhythmias during pregnancy in women with previous tachyarrhythmia and impact on fetal and neonatal outcomes. *Am J Cardiol.* 2006;97(8):1206–1212.

5. ACOG Committee on Obstetric Practice. ACOG Committee Opinion. Number 299, September 2004 (replaces No. 158, September 1995). Guidelines for diagnostic imaging during pregnancy. *Obstet Gynecol.* 2004;104(3):647–651.

6. National Council on Radiation Protection and Measurements (NCRP). Considerations regarding the unintended radiation exposure of the embryo, fetus or nursing child. *NCRP Commentary* 1994;9.

7. Doll R, Wakeford R. Risk of childhood cancer from fetal irradiation. *Br J Radiol.* 1997;70:130–139.

8. Perisinakis K, Damilakis J, Theocharopoulos N, Manios E, Vardas P, Gourtsoyiannis N. Accurate assessment of patient effective radiation dose and associated detriment risk from radiofrequency catheter ablation procedures. *Circulation* 2001;104(1):58–62.

9. Chandra V, Dorsey C, Reed AB, Shaw P, Banghart D, Zhou W. Monitoring of fetal radiation exposure during pregnancy. *J Vasc Surg.* 2013 Sep;58(3):710–714.

10. Page RL, Joglar JA, Caldwell MA, et al. 2015 ACC/AHA/HRS guideline for the management of adult patients with supraventricular tachycardia: A report of the American College of Cardiology/American Heart Association Task Force on Clinical Practice Guidelines and the Heart Rhythm Society. *Heart Rhythm.* 2016;13:e136–e221.

11. European Society of Gynecology (ESG), Association for European Paediatric Cardiology (AEPC), German Society for Gender Medicine (DGesGM), Regitz-Zagrosek V, Blomstrom Lundqvist C, Borghi C, et al. ESC Guidelines on the management of cardiovascular diseases during pregnancy: The Task Force on the Management of Cardiovascular Diseases during Pregnancy of the European Society of Cardiology (ESC). *Eur Heart J.* 2011;32(24):3147–3197.

12. Szumowski Ł, Szufladowicz E, Orczykowski M, et al. Ablation of severe drug-resistant tachyarrhythmia during pregnancy. *J Cardiovasc Electrophysiol.* 2010;21(8):877–882.

13. Kozluk E, Piatkowska A, Kiliszek M, et al. Catheter ablation of cardiac arrhythmias in pregnancy without

fluoroscopy: A case control retrospective study. *Adv Clin Exp Med.* 2017;26(1):129–134.

14. Lavonas EJ, Drennan IR, Gabrielli A, Heffner AC, et al. Part 10: Special Circumstances of Resuscitation: 2015 American Heart Association Guidelines Update for Cardiopulmonary Resuscitation and Emergency Cardiovascular Care. *Circulation.* 2015;132[suppl 2]:S501–S518.

15. Driver K, Chisholm CA, Darby AE, Malhotra R, DiMarco JP, Ferguson JD. Catheter ablation of arrhythmia during pregnancy. *J Cardiovasc Electrophysiol.* 2015;26(6):698–702.

16. Bombelli F, Lagona F, Salvati A, Catalfamo L, Ferrari AG, Pappone C. Radiofrequency catheter ablation in drug refractory maternal supraventricular tachycardias in advanced pregnancy. *Obstet Gynecol.* 2003;102(5 Pt 2):1171–1173.

17. Yang P, Park J, Pak H. Radiofrequency catheter ablation of incessant atrial tachycardia in pregnant women with minimal radiation exposure: Lessons from two case studies. *J Cardiol Cases.* 2014;9:213–216.

18. Gras D, Mabo P, Kermarrec A, Bazin P, Varin C, Daubert C. Radiofrequency ablation of atrioventricular conduction during the 5th month of pregnancy. *Arch Malad Coeur Vaiss.* 1992;85(12):1873–1877.

19. Dominguez A, Iturralde P, Hermosillo AG, Colin L, Kershenovich S, Garrido LM. Successful radiofrequency ablation of an accessory pathway during pregnancy. *Pacing Clin Electrophysiol.* 1999;22(1 Pt 1):131–134.

20. Pagad SV, Barmade AB, Toal SC, Vora AM, Lokhandwala YY. 'Rescue' radiofrequency ablation for atrial tachycardia presenting as cardiomyopathy in pregnancy. *Indian Heart J.* 2004;56(3):245–247.

21. Kanjwal Y, Kosinski D, Kanj M, Thomas W, Grubb B. Successful radiofrequency catheter ablation of left lateral accessory pathway using transseptal approach during pregnancy. *J Interv Card Electrophysiol.* 2005 Sep;13(3):239–242.

22. Berruezo A, Diez GR, Berne P, Esteban M, Mont L, Brugada J. Low exposure radiation with conventional guided radiofrequency catheter ablation in pregnant women. *Pacing Clin Electrophysiol.* 2007;30(10):1299–1302.

23. Bongiorni MG, Di Cori A, Soldati E, et al. Radiofrequency catheter ablation of atrioventricular nodal reciprocating tachycardia using intracardiac echocardiography in pregnancy. *Europace* 2008;10(8):1018–1021.

24. Manjaly ZR, Sachdev B, Webb T, Rajappan K. Ablation of arrhythmia in pregnancy can be done safely when necessary. *Eur J Obstet Gynecol Reprod Biol.* 2011;157(1):116–117.

25. Wu H, Ling LH, Lee G, Kistler PM. Successful catheter ablation of incessant atrial tachycardia in pregnancy using three-dimensional electroanatomical mapping with minimal radiation. *Intern Med J.* 2012;42(6):709–712.

26. Ferguson JD, Helms A, Mangrum JM, DiMarco JP. Ablation of incessant left atrial tachycardia without fluoroscopy in a pregnant woman. *J Cardiovasc Electrophysiol.* 2011;22(3):346–349.

27. Stec S, Krynski T, Baran J, Kulakowski P. "Rescue" ablation of electrical storm in arrhythmogenic right ventricular cardiomyopathy in pregnancy. *BMC Cardiovasc Disord.* 2013;58(13):1471–2261.

28. Clark JM, Bigelow AM, Crane SS, Khoury FR. Catheter ablation of supraventricular tachycardia without fluoroscopy during pregnancy. *Obstet Gynecol.* 2014;123 Suppl 1:44S–45S.

29. Hogarth AJ, Graham LN. Normal heart ventricular tachycardia associated with pregnancy: Successful treatment with catheter ablation. *Indian Pacing Electrophysiol J.* 2014; 14(2):79–82.

30. Leiria TLL, Pires LM, Kruse ML, de Lima GG. Supraventricular tachycardia and syncope during pregnancy: A case for catheter ablation without fluoroscopy. *Portug J Cardiol.* 2014;pii: S0870-2551(14)00253-4.

31. Zuberi Z, Silberbauer J, Murgatroyd F. Successful non-fluoroscopic radiofrequency ablation of incessant atrial tachycardia in a high risk twin pregnancy. *Indian Pacing Electrophysiol J.* 2014;14(1):26–31.

32. Bigelow, AM, Crane, SS, Khoury F, Clark, JM. Catheter ablation of supraventricular tachycardia without fluoroscopy during pregnancy. *Obstet Gynecol.* 2015;125:1338–1341.

33. Szumowski Ł, Walczak F, Dangel J, et al. Ablation of atypical, fast atrio-ventricular nodal tachycardia in a pregnant woman—a case report. *Kardiol Pol.* 2006;64(2):221–224.

第 21 章

如何在无 X 线下完成儿童患者的
导管消融手术

Nicholas H. Von Bergen，MD；Ian H. Law，MD

介绍

儿科电生理学家在导管消融无 X 线化的历史进程中发挥了重要的作用。第一例无 X 线导管消融手术正是由一位儿科电生理学家报道的，他使用单导管，并结合早期的三维标测系统，对 1 例右侧显性旁路患儿成功进行了无 X 线导管消融手术[1]。该研究报告发表于 2002 年，当时 X 线指导下的 SVT 导管消融手术，平均的 X 线曝光时间是（47±40）分钟，因此该例无 X 线导管消融的报告，对于 X 线辅助下的导管消融时代，具有里程碑式的意义[2]。

几年后，儿科电生理学家们发表了无 X 线完成所有电生理手术（包括基质复杂的室性心律失常）的研究报告[3-4]，再次推动了少 X 线运动的历史进程[5]。

之所以是儿童电生理学家最早关注无 X 线电生理手术，以及出现大量以儿童患者为主的无 X 线研究项目和相关文章的发表，其主要原因为：同成人相比，X 线对儿童的危害更大。特别是，因为儿童的生命周期长，且对放射线的敏感性高，使得放射线对儿童造成损伤的风险较成人更高[6-9]。基

于 2000 年代早期，儿童和成人电生理检查以及导管消融术中的 X 线暴露水平，计算出患者终身发生致命性癌症的风险约为 0.08%～0.1%[10-12]。尤其是对于患有先天性心脏病的儿童，因其存在多次导管介入治疗的可能，其放射损伤和持久性染色体损伤的风险明显增加[13-14]。另外，缺乏专门为儿童患者设计的 X 线检查设备，且针对成人的曝光模式，不可避免地会进一步加剧 X 线对儿童损伤的风险。

对于患者和医护人员，尽可能低剂量原则（as low as reasonably achievable，ALARA）被认为是放射防护安全的金标准。就目前的导管消融相关技术而言，符合 ALARA 原则的更高目标应为：争取无 X 线完成相关操作。然而，在儿童患者中进行无 X 线导管消融仍存在一定的挑战，比如儿童身材小，体表面积不足以放置必要的三维标测贴片，或者血管细小、相关解剖结构小，这可能会限制 ICE 等无 X 线技术的使用。

本章将讨论儿童患者行无 X 线导管消融的一些基本技术，以及这些技术的优点和不足。由于无 X 线导管消融的手术流程，儿童与成人类似，因此本章不再像此前章节那样，完整地讨论整个手术流程，本章将重点讨论如何减少儿童患者 X 线的相关流

程。另外，本章将会对先天性心脏病患儿如何完成无 X 线导管消融的一些基本注意事项进行阐述。

改良的无 X 线技术在儿童患者中的应用

三维标测系统

当前的三维标测系统主要基于磁场和（或）阻抗，来定位并显示位于血管、心腔内导管的三维空间位置。无论哪种三维系统，都需要在患儿体表［通常在胸部和（或）背部周围］放置贴片来辅助导管定位。不幸的是，由于儿童体表面积有限，在放置三维体表贴片的同时，还需要放置除颤电极贴片和 ECG 导联，因此，如果不改良体表贴片的尺寸，对于太小的儿童患者，可能没有足够的皮肤区域放置上述贴片。幸运的是，尽管目前的三维标测系统工作原理有所不同，但大多数三维系统的体表贴片都可以在不影响其功能的情况下适当缩减尺寸，以便于儿童患者的应用。

三维系统的体表贴片通常包含与中心导线系统相连的导电部分，以我们中心的经验而言，裁剪贴片时应至少保留连接线的周边区域，不要暴露导电部分，并把身体另一侧的贴片保持近似的尺寸（如 3 cm 左右的圆形电极），体表贴片就可以正常工作。图 21.1 所示的即为裁剪改良后的 EnSite 体表贴片（Abbott，Abbott Park，IL）。由于不同三维标测系统的工作原理不同，建议对其他三维标测系统的贴片进行改良时，应与其制造商进行讨论后，再确定如何改良三维体表贴片。值得高兴的是，新版本的三维标测系统，都在开发尺寸更小的体表贴片，使得将来裁剪改良体表贴片的需求越来越少。

经食管超声心动图在儿童患者中的应用

电生理术中使用经食管超声心动图（transeso-phageal echocardiograms，TEE）的报告最早发表于 1991 年[15]。随着导管技术、三维标测系统和相关影像技术的发展，TEE 是第一个被电生理学家用来减少术中 X 线的辅助工具[16]。TEE 的应用场景与 ICE 有所重叠，大多数情况下，术中应用 TEE 是

为了穿刺房间隔，但 TEE 也可以用来评估冠状动脉等高危消融部位、确认导管的贴靠、评估消融靶点的解剖特点，以及评估心脏功能和心包积液。需要指出的是，TEE 有成人和儿童两种不同尺寸的超声探头，儿童专用 TEE 探头直径更细、杆身硬度也有所减弱。应用 TEE 进行房间隔穿刺的具体流程，同前述章节介绍的 ICE 类似，整个穿刺过程中 TEE 可以实时、清晰、精确地识别房间隔穿刺针头端。另外，TEE 还可以辅助复杂先天性心脏病的介入治疗，例如引导板障穿刺，或引导在结构复杂的心腔内进行导管操作（**图 21.2**）。

在介入术中使用 TEE 的一个显著缺点，是需要额外的工作人员来操作 TEE，这可能会延长手术的时间。TEE 操作非常安全，但并非完全没有风险，其操作相关的重大并发症风险通常＜ 1%，其他诸如擦伤或吞咽困难等轻度损伤的并发症相对常见[17-18]。另外，一些并发症（如食管损伤），可能直到患者出院后才被发现。

通常，对于活动性上消化道出血或气管食管瘘修复的患者，禁用 TEE。对于年幼的患儿，TEE 相关并发症的风险略有升高，这可能与其体型小有关，另外对于特别小的患儿，TEE 探头可能会造成气道或纵隔结构的受压。尽管 TEE 在上述人群的并发症略有增加，但另一方面，就导管消融的手术安全而言，TEE 对这些患儿的意义更大，尤其是对于缺乏房间隔穿刺经验的术者[19-21]。

心腔内超声

随着心腔内超声（intracardiac echocardiography，ICE）导管的直径越来越细，以及价格的下降，ICE 在儿童患者中的应用可能会越来越多。但目前最小的 ICE 探头直径是 8 ～ 10 Fr，应用时需要单独的股静脉入路，这样大小的 ICE 导管仍然限制了许多儿科电生理医生对年幼患儿使用 ICE 的需求。当然，对于血管直径足够的患者，ICE 可以发挥很好的作用，完全替代 X 线，在无 X 线下完成房间隔穿刺、主动脉瓣消融，以及其他传统需要 X 线辅助完成的手术（**图 21.3**）[22-23]。

由于担心 ICE 导管所致患儿血管损伤的风险，对于小于 10 ～ 12 岁的患儿，许多儿科电生理学家

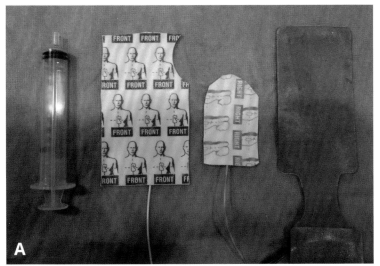

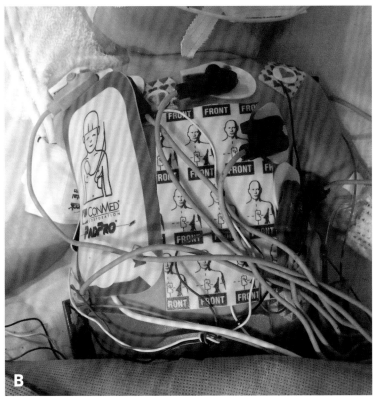

图 21.1 1 例体重 4 kg 的心动过速性心肌病婴幼儿患者使用经改良（尺寸缩小）的 Ensite 体表贴片。**A.** 通过与 10 ml 注射器对比，显示缩减尺寸后的 2 个胸前、1 个背部体表贴片大小。**B.** 患儿体表放置的改良（尺寸缩小）的 Ensite 体表贴片、除颤电极贴片、ECG 贴片。（Reprinted with permission from Von Bergen NH，Lozier J，Law IH. Three-dimensional mapping system modification to allow a near fluoroless ablation of atrial ectopic tachycardia in an infant with tachycardia induced heart failure. J Innov Card Rhythm Manag. 2013；4，1127-1132.）

会首选 TEE 或小剂量 X 线辅助下完成手术，而不是 ICE。但是，介入心脏病学家已在 6 岁及以下的患儿中成功使用 ICE[24-25]。在极小的患儿和婴儿中，ICE 可在食管内使用，类似于 TEE。尽管这种方法有时成像效果欠佳，但据报道食管内使用 ICE，在多数情况下成像效果可以满足手术的需要[26]。此外，对于先天性心脏病的患儿，将 ICE 影像与三维标测系统整合的 CARTOSOUND（Biosense Webster，Irvine，CA）可能会特别有用[27-28]（**图 21.4**）。尽管有些儿童患者受限于血管直径的大小，可能无法使用

ICE，但对于能够使用 ICE 的儿童患者，其使用方法，与成人类似。因此，请参阅本书前面章节有关 ICE 技术，及其如何使用的详细介绍。

无 X 线房间隔穿刺技术

儿童患者的房间隔穿刺流程大体上与成人患者非常类似，但略有不同。例如，儿童患者卵圆孔未闭的概率高于成人，术前的经胸超声心动图可能发现，也可能没有识别。因此，我们中心在进行房间

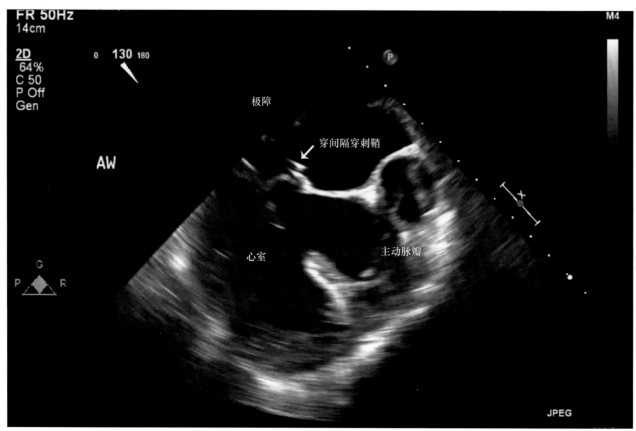

图 21.2　1 例单心室、右位心行 Fontan 术后的患者，因房室结折返性心动过速和房内折返性心动过速行 TEE 辅助下的导管消融手术。上图是 TEE 引导板障穿刺后的图像。图中标记的是位于肺静脉心房中的房间隔穿刺鞘，这有助于确认鞘的位置

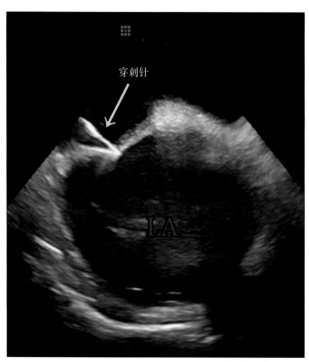

图 21.3　ICE 引导下的房间隔穿刺，可见房间隔穿刺针顶在房间隔上。LA：左心房

隔穿刺之前，会先使用电生理导管尝试经未闭的卵圆孔进入左心房。具体流程如下：首先构建右心房电解剖模型，经电生理检查确认心律失常起源于左侧心腔，然后使用可控弯的电生理导管尝试通过房间隔。有时，将导管置于右心房三维模型的卵圆窝处，轻轻向后旋转导管并给予适当压力，即可顺利通过卵圆孔。根据我们的经验，应用该技术，无需穿刺房间隔，就可以进入 27% 的儿童和年轻成人患者的左心房[29]。由于卵圆孔位置和角度的原因，通过卵圆孔进入左心房的导管有时难以到达左侧后间隔区域，这时使用可控弯长鞘可轻松解决该问题。

大多数三维标测系统，在房间隔穿刺时，可用鳄鱼夹的一端连接房间隔穿刺针的尾端或穿刺导丝的后面（例如 SafeSept wire），另一端连接三维标测系统，三维标测系统可根据穿刺针 / 导丝头端的单极电图，在已建好的右心房三维模型上实时显示穿刺针 / 钢丝的位置，以辅助完成房间隔穿刺[29]（图 21.5）。

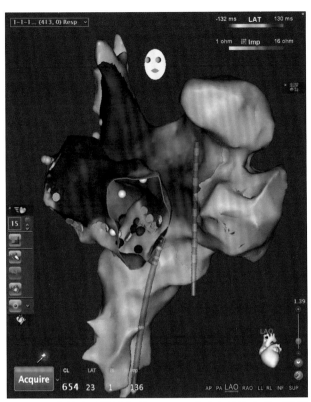

图 21.4　右旋大动脉转位行 Mustard 术后患者的心房三维解剖图，该图是应用 CARTOSOUND 技术，将 ICE 影像与三维标测系统构建的电解剖模型整合而成。图中可见上腔、下腔静脉连接左心室。食管内可见电极导管（Courtesy of David Bradley，MD.）

已有研究结果表明，导管在左心房操作时间越长，患者术后出现亚急性认知功能下降和潜在微血栓的风险就越高[30-31]。因此，一旦完成导管消融治疗，就应当把左心房内的导管撤回到右心房。当回撤导管时，可在三维标测系统构建的解剖模型上，标记导管撤出房间隔的位置，以方便需要时，再次依据该标记进入左心房。该技术可以减少术中抗凝的时间、降低潜在的左心房血栓栓塞风险。**图 21.6** 显示，当需要再次进入左心房时，我们通过三维解剖模型上标记，无需再次穿刺房间隔，即可进入左心房[32]。

先天性心脏病患者的无 X 线手术

对于先天性心脏病患者，无 X 线完成导管消融手术可能存在一定的挑战。先天性心脏病患者本身存在异常的解剖结构、明显的瘢痕、原生或非原生组织的钙化增加或血管狭窄、闭塞（**图 21.7**），

以及他们可能需要通过非传统的血管入路（即肝血管）送入导管。因此，对于先天性心脏病患者，X线是一个重要的辅助工具，建议在必要时使用小剂量 X 线确认导管 / 穿刺针的位置，以提高手术的安全性、有效性。但另一方面，考虑到先天性心脏病患者可能需要经历多次放射学诊断检查、介入导管手术，意味着这类患者长期暴露于 X 线辐射的风险最高，使得先天性心脏病患者对无 X 线完成导管消融的需求更为迫切[9-11]。

对于先天性心脏病患者来说，个体心脏解剖以及心律失常的差异都很大，因此很难推荐一套特定的无 X 线导管消融手术流程。无 X 线完成手术的关键，是熟悉每种特定先天性心脏病的解剖和相关典型心律失常的特点，以及熟悉心脏外科手术的术式与心律失常起源位置的关系。因此，复杂先天性心脏病患者的导管消融手术，推荐由具有先天性心脏病培训经历的电生理医生辅助完成。

即使术者具有先天性心脏病的经验，熟悉相关心律失常的特点（发生机制、可能的消融位点等），但对于这类患者，术前仍应制订详细的手术计划。我们建议术前应回顾既往的外科手术记录、CT/MRI 等影像学检查，以及无创或有创电生理检查结果。另外，理解先天性心脏病患者的心脏血管通路也很重要。上述术前准备工作可以指导术者整合必要的相关技术，以最大程度地减少或消除术中 X 线的使用。

在许多病例中，术者可能需要创造性地选择最佳的血管入路，以便于更好地完成导管消融手术，例如肝静脉、颈内静脉、锁骨下静脉、肱静脉等非常规消融导管入路。另外，当血管入路有限或受限时，于食管放置电极导管是不错的选择，可同时记录心房电图和起搏心房，进行电生理检查。

对于复杂先天性心脏病患者，TEE 和（或）ICE均是非常有用的辅助手段，有时甚至是必不可少的。尤其是整合了三维建模功能的 CARTOSOUD，可以在实时显示 ICE 影像的同时构建三维解剖模型，对复杂先天性心脏病患者特别有帮助[28]。此外，三维标测系统还可以导入 MRI 或 CT 影像数据，提前构建患者的心脏三维解剖模型，便于术中使用（**图 21.8**）。

心房调转术或 Fontan 术后的患者，可能需要

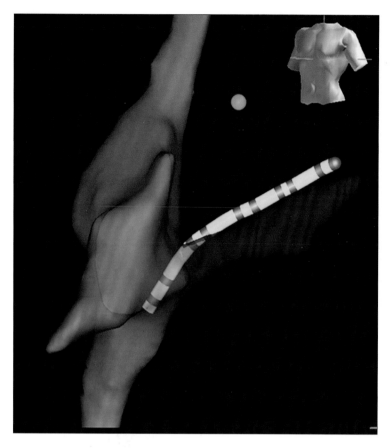

图 21.5 　使用 EnSite NavX 三维标测系统显示房间隔穿刺针头端的实时位置，指导房间隔的穿刺。图中所示为应用三维标测系统构建的右心房和冠状窦的三维解剖模型（左前斜影像）：**黄色**的冠状窦电极导管位于冠状窦内。将鳄鱼夹的一端连接房间隔穿刺针的尾端，三维系统可通过穿刺针头端形成的单极电图，将其（**绿色小圆球**）显示在预先构建的三维解剖模型上，以此来指导房间隔穿刺（Reprinted with permission from Von Bergen NH, Lozier J, Law IH. Three-dimensional mapping system modification to allow a near fluoroless ablation of atrial ectopic tachycardia in an infant with tachycardia induced heart failure. J Innov Card Rhythm Manag. 2013；4，1127-1132.）

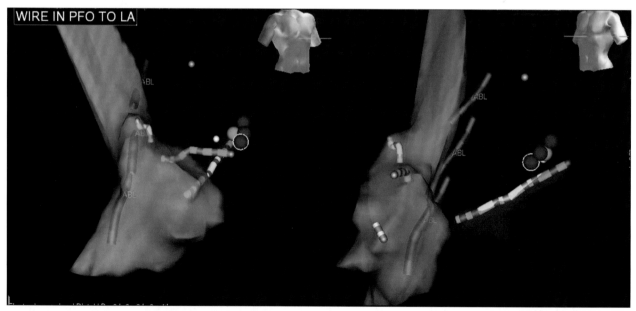

图 21.6 　左侧旁路消融的三维解剖模型。结合 SafeSept wire 头端形成的单极电图，可在无 X 线下引导鞘管 / 电极导管经未闭的卵圆孔进入左心房。**灰色小圆球**为穿过房间隔进入左心房后 SafeSept wire 的头端。**红色、绿色小圆球**为消融靶点，完成消融后将消融导管由左心房经未闭的卵圆孔撤回右心房，整个过程可在三维解剖模型上标记出来，以便于需要再次进入左心房时使用。**红色的**导管位置即为消融导管撤出左心房的移动轨迹。**黄色的**是冠状窦电极导管，**绿色的**是希氏束 / 右心室电极导管，**浅蓝色的**是高位右心房电极导管

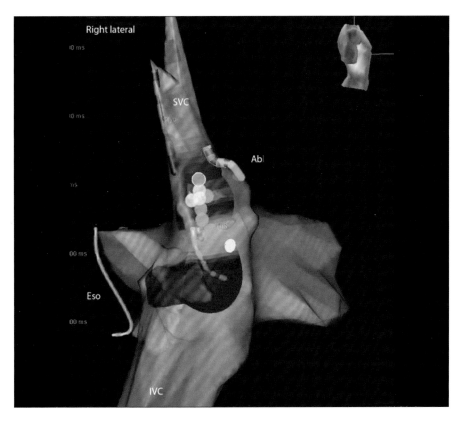

图 **21.7**　1 例右旋大动脉转位合并股静脉闭塞青少年患者的右心房三维模型（右侧位）。因股静脉闭塞，分别经右侧颈内静脉、右侧肱静脉、食管送入电极导管。因该患者房速起源点靠近窦房结、膈神经，后行冷冻消融。（Reprinted with permission from Kemmet CK，Maginot KM，Teelin，T，Von Bergen NH. Complex 3D mapping in a young adult with D-TGA，atrial tachycardia，and limited venous access. J Innov Card Rhythm Manag. 2012；3，637-641.）

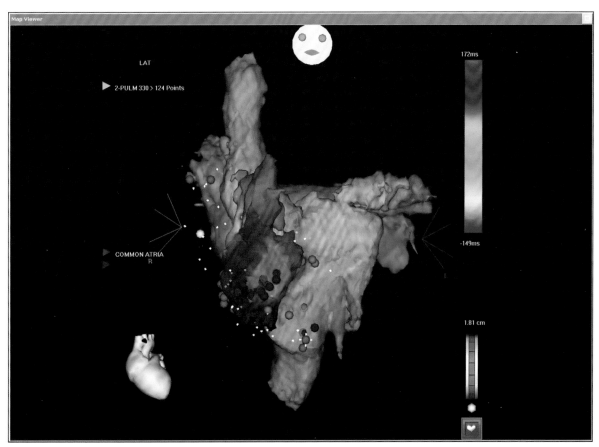

图 **21.8**　1 例右旋大动脉转位 Mustard 术后患者的心脏三维影像，由 MRI 影像和 CARTO 标测系统构建的模型整合而成（Courtesy of David Bradley，MD.）

行板障穿刺 / 经导管穿刺。对于这些患者，术前尽可能明确板障的材质：是取自自体的心包还是使用聚四氟乙烯（Gore-tex）材质的工业制品。如果板障使用的是聚四氟乙烯材质的工业制品，穿刺可能相对困难，需要射频穿刺针和血管造影术中所用的扩张球囊来辅助穿刺。由于 Fontan 手术管道的位置原因，获得稳定贴靠的板障穿刺点有时非常困难，并且穿刺针会沿着管道滑动。如果存在板障漏，则可以利用板障漏进行穿刺；如果没有，可使用 Snare 圈套器抓住房间隔穿刺鞘的远端起到稳定的作用，可避免穿刺针沿 conduit 滑动[33]。幸运的是，对于心房调转术的患者，板障穿刺通常更容易操作和成功，因为穿刺针的前角距典型房间隔穿刺入路约 180°，通常可以在右心房板障的靠下区域成功完成穿刺。此外，结合可控弯鞘管，可以到达三尖瓣 / 下腔静脉峡部，这是该人群发生房内折返性心动过速的常见部位。ICE、TEE 和 X 线透视的相互结合，有助于板障穿刺的完成。对于特别困难的病例（板障材质特别厚），可考虑从其他入路完成导管消融操作。

结论

对于儿童和（或）先天性心脏病患者，如何安全地完成无 X 线手术需要考虑的注意事项，与成人略有不同，比如具体患儿长期的放射暴露风险、体型的大小、先天性心脏病的类型都是需要考虑的因素。基于此，本章重点讨论了上述人群无 X 线的手术流程及相关技术。

参考文献

1. Drago F, Silvetti MS, Di Pino A, Grutter G, Bevilacqua M, Leibovich S. Exclusion of fluoroscopy during ablation treatment of right accessory pathway in children. *J Cardiovasc Electrophysiol*. 2002;13(8):778–782.
2. Kugler JD, Danford DA, Houston K, Felix G. Radiofrequency catheter ablation for paroxysmal supraventricular tachycardia in children and adolescents without structural heart disease. Pediatric EP Society, Radiofrequency Catheter Ablation Registry. *Am J Cardiol*. 1997;80(11):1438–1443.
3. Smith G, Clark JM. Elimination of fluoroscopy use in a pediatric electrophysiology laboratory utilizing three-dimensional mapping. *Pacing Clin Electrophysiol*. 2007;30(4):510–518.
4. Tuzcu V. A non-fluoroscopic approach for electrophysiology and catheter ablation procedures using a three-dimensional navigation system. *Pacing Clin Electrophysiol*. 2007;30(4):519–525.
5. Von Bergen NH, Bansal S, Gingerich J, Law IH. Non-fluoroscopic and radiation-limited ablation of ventricular arrhythmias in children and young adults: A case series. *Pediatric Cardiol*. 2011.
6. Clay MA, Campbell RM, Strieper M, Frias PA, Stevens M, Mahle WT. Long-term risk of fatal malignancy following pediatric radiofrequency ablation. *Am J Cardiol*. 2008;102(7):913–915.
7. Justino H. The ALARA concept in pediatric cardiac catheterization: Techniques and tactics for managing radiation dose. *Pediatric Radiol*. 2006;36 Suppl 2:146–153.
8. Limacher MC, Douglas PS, Germano G, et al. ACC expert consensus document. Radiation safety in the practice of cardiology. American College of Cardiology. *J Am Coll Cardiol*. 1998;31(4):892–913.
9. Wagner LK. Minimizing radiation injury and neoplastic effects during pediatric fluoroscopy: What should we know? *Pediatric Radiol*. 2006;36 Suppl 2:141–145.
10. Bacher K, Bogaert E, Lapere R, De Wolf D, Thierens H. Patient-specific dose and radiation risk estimation in pediatric cardiac catheterization. *Circulation*. 2005;111(1):83–89.
11. McFadden SL, Mooney RB, Shepherd PH. X-ray dose and associated risks from radiofrequency catheter ablation procedures. *Br J Radiol*. 2002;75(891):253–265.
12. National Research Council (U.S.). Committee to Assess Health Risks from Exposure to Low Level of Ionizing Radiation. Health risks from exposure to low levels of ionizing radiation: BEIR VII Phase 2. Washington, D.C.: National Academies Press; 2006.
13. Ait-Ali L, Andreassi MG, Foffa I, Spadoni I, Vano E, Picano E. Cumulative patient effective dose and acute radiation-induced chromosomal DNA damage in children with congenital heart disease. *Heart*. 2010;96(4):269–274.
14. Andreassi MG, Ait-Ali L, Botto N, Manfredi S, Mottola G, Picano E. Cardiac catheterization and long-term chromosomal damage in children with congenital heart disease. *Eur Heart J*. 2006;27(22):2703–2708.
15. Goldman AP, Irwin JM, Glover MU, Mick W. Transesophageal echocardiography to improve positioning of radiofrequency ablation catheters in left-sided Wolff-Parkinson-White syndrome. *Pacing Clin Electrophysiol*. 1991;14(8):1245–1250.
16. Clark J, Bockoven JR, Lane J, Patel CR, Smith G. Use of three-dimensional catheter guidance and trans-esophageal echocardiography to eliminate fluoroscopy in catheter ablation of left-sided accessory pathways. *Pacing Clin Electrophysiol*. 2008;31(3):283–289.
17. Muhiudeen-Russell IA, Miller-Hance WC, Silverman NH. Unrecognized esophageal perforation in a neonate during transesophageal echocardiography. *J Am Soc Echocardiogr*. 2001;14(7):747–749.
18. Lennon MJ, Gibbs NM, Weightman WM, Leber J, Ee HC, Yusoff IF. Transesophageal echocardiography-related gastrointestinal complications in cardiac surgical patients.

J Cardiothorac Vasc Anesth. 2005;19(2):141–145.

19. Bayrak F, Chierchia GB, Namdar M, et al. Added value of transoesophageal echocardiography during transseptal puncture performed by inexperienced operators. *Europace.* 2012;14(5):661–665.

20. Stevenson JG, Sorensen GK. Proper probe size for pediatric transesophageal echocardiography. *Am J Cardiol.* 1993;72(5):491–492.

21. Hilberath JN, Oakes DA, Shernan SK, Bulwer BE, D'Ambra MN, Eltzschig HK. Safety of Transesophageal Echocardiography. *J Am Soc Echocardiogr.* 2010;23(11): 1115–1127.

22. Proietti R, Rivera S, Dussault C, et al. Intracardiac echo-facilitated 3D electroanatomical mapping of ventricular arrhythmias from the papillary muscles: Assessing the 'fourth dimension' during ablation. *Europace.* 2017;19(1): 21–28.

23. Clark BC, Sumihara K, Berul CI, Moak JP. Off the pedal: Fluoroless transseptal puncture in pediatric supraventricular tachycardia ablation. *Pacing Clin Electrophysiol.* 2017;40(11):1254–1259.

24. Hijazi Z, Wang Z, Cao Q, Koenig P, Waight D, Lang R. Transcatheter closure of atrial septal defects and patent foramen ovale under intracardiac echocardiographic guidance: Feasibility and comparison with transesophageal echocardiography. *Catheter Cardiovasc Interv.* 2001;52(2):194–199.

25. Patel A, Cao QL, Koenig PR, Hijazi ZM. Intracardiac echocardiography to guide closure of atrial septal defects in children less than 15 kilograms. *Catheter Cardiovasc Interv.* 2006;68(2):287–291.

26. Watanabe S, Yoshida Y, Suzuki T, Nakamura Y. Successful catheter ablation using real-time ultrasound-assisted 3-D electroanatomical mapping system for atrioventricular accessory pathway in a 1-year-old girl with criss-cross heart. *Heart Rhythm Case Rep.* 2016;2(4): 351–355.

27. den Uijl DW, Blom NA, Wijnmaalen AP, Bax JJ, Schalij MJ, Zeppenfeld K. Real-time integration of intracardiac echocardiography to facilitate atrial tachycardia ablation in a patient with a Senning baffle. *Circ Arrhythm Electrophysiol.* 2009;2(5):e28–30.

28. Kean AC, Gelehrter SK, Shetty I, Dick M, 2nd, Bradley DJ. Experience with CARTOSOUND for arrhythmia ablation in pediatric and congenital heart disease patients. *J Interv Card Electrophysiol.* 2010;29(2):139–145.

29. Knoedel C, Dexter BC, Lampe J, law IH, Von Bergen NH. Utilizing 3D NavX for transseptal puncture as an additional safeguard: A case series. *J Innov Cardi Rhythm Mgt.* 2016;7:4.

30. Gaita F, Leclercq JF, Schumacher B, et al. Incidence of silent cerebral thromboembolic lesions after atrial fibrillation ablation may change according to technology used: Comparison of irrigated radiofrequency, multipolar nonirrigated catheter and cryoballoon. *J Cardiovasc Electrophysiol.* 2011;22(9):961–968.

31. Medi C, Evered L, Silbert B, et al. Subtle post-procedural cognitive dysfunction after atrial fibrillation ablation. *J Am Coll Cardiol.* 2013;62(6):531–539.

32. Unnithan AG, Dexter BC, Law IH, Von Bergen NH. Limiting left-sided catheter dwelling time using 3-D NavX to mark and reaccess the left atrium via prior transseptal puncture site. *J Interv Card Electrophysiol.* 2014;40(2): 125–128.

33. Uhm JS, Kim NK, Kim TH, Joung B, Pak HN, Lee MH. How to perform transconduit and transbaffle puncture in patients who have previously undergone the Fontan or Mustard operation. *Heart Rhythm.* 2018;15(1):145–150.